内科护理要点解析

魏丽萍 ◎著

黑龙江科学技术出版社

图书在版编目(CIP)数据

内科护理要点解析 / 魏丽萍著. -- 哈尔滨：黑龙
江科学技术出版社，2022.6
ISBN 978-7-5719-1394-6

Ⅰ.①内… Ⅱ.①魏… Ⅲ.①内科学-护理学 Ⅳ.①R473.5

中国版本图书馆CIP数据核字(2022)第079164号

内科护理要点解析
NEIKE HULI YAODIAN JIEXI

作　　者	魏丽萍	
责任编辑	陈元长	
封面设计	刘彦杰	
出　　版	黑龙江科学技术出版社	
地　　址	哈尔滨市南岗区公安街70-2号　邮编：150001	
电　　话	（0451）53642106　传真：（0451）53642143	
网　　址	www.lkcbs.cn www.lkpub.cn	
发　　行	全国新华书店	
印　　刷	哈尔滨双华印刷有限公司	
开　　本	185mm×260mm　1/16	
印　　张	14.75	
字　　数	350千字	
版　　次	2022年6月第1版	
印　　次	2022年6月第1次印刷	
书　　号	ISBN 978-7-5719-1394-6	
定　　价	65.00元	

前　言

医学的发展推动了护理学的发展,通过国内外护理界的广泛交流,许多先进护理模式被国内护理工作人员接受和引用。同时,随着社会经济的飞速发展,医疗科技的迅速进步,生活水平的不断提高,人们对护理的依赖日益明显,对护理工作人员亦提出了更高的要求。因此,护理工作者必须不断学习,交流临床护理经验,熟悉并掌握新的护理学进展,这样才能跟上护理学发展的步伐,更好地为患者服务,为人类健康提供可靠的保障。

为了在广大护理工作人员中普及和更新内科护理学的知识,进一步满足护理相关专业人员的临床需求,帮助广大临床护理工作人员在工作中更好地认识、了解内科相关疾病,正确进行护理诊断和提供相应的护理措施,并最终提高临床内科常见疾病和多发疾病的治愈率,编者结合护理实践特编写了本书,希望对护理工作人员、护理教育人员有所帮助。

本书首先介绍了内科常见症状护理等护理基础内容与操作,然后对神经内科护理、心内科护理、呼吸内科护理、消化内科护理、内分泌疾病护理、泌尿内科护理等内容作了详细的阐述。本书内容翔实,重点突出,结构严谨,层次分明,可操作性强,注重科学性、实用性的有机统一,是一本对护理工作者大有裨益的专业书籍,可供临床护士及相关工作人员使用。

在本书的编写过程中,编者严谨求实,精益求精,对书稿内容反复斟酌、修改,但由于时间和水平有限,难免有疏漏和欠缺之处,望广大读者批评指正。

编　者

目　　录

第一章　内科常见症状护理

第一节　发　热

感染因素和非感染因素均可引起发热。发热是感染性疾病最常见、最突出的症状,非感染性发热常见于血液系统疾病等。传染病的发热过程可分为体温上升期、极期、体温下降期。发热的热型主要包括稽留热、弛张热、间歇热、回归热、不规则热,可通过测量体温并绘制体温曲线鉴别,具有鉴别诊断的意义。

(1)疑似传染性疾病时,先行一般隔离,确诊后按传染病隔离要求隔离。

(2)患者应卧床休息,采取舒适的体位,减少机体消耗,必要时可吸氧。对意识不清、烦躁不安、谵妄、惊厥者,加床档保护,防止坠床,必要时给予约束。

(3)病室应保持适宜的温湿度,并定时通风换气,保持病室内空气清洁。

(4)发热期间监测体温并记录。注意发热的过程、热型、持续时间、伴随的症状,根据发热程度确定体温测量的间隔时间,体温高于 39 ℃者应每 4 小时测一次体温,连续 3 天,必要时进行持续体温监测。体温恢复正常和平稳后按照级别护理要求测量体温,注意意识、脉搏、呼吸的变化。

(5)对高热惊厥者应及时处置,可遵医嘱采用冬眠疗法或亚冬眠疗法。体温降至 38 ℃以下时应停止使用冬眠药物。大量出汗者应防止虚脱并应准确记录 24 小时出入量。

(6)超高热患者遵医嘱给予物理降温。可用冰帽、冰袋放置在头部、腋下与腹股沟等大血管处;用 32～35 ℃的温水擦浴;应用降温毯者应注意温度调节,避免体温骤降,并做好皮肤保护。

(7)应用物理降温者冷敷时避免长时间在同一部位,以防局部冻伤。观察患者周围循环情况。对脉搏细速、面色苍白、四肢厥冷的患者,禁用冷敷。物理降温 30 分钟后复测体温并记录,观察降温效果。降温过程中要保持皮肤清洁、干燥,防止受凉。

(8)经物理降温无效者,遵医嘱给予药物降温。给予退热药物 30 分钟后应测量体温,观察患者的用药反应。但对原因不明的高热,慎用药物降温。年老体弱者及婴幼儿应注意药物剂量。有高热惊厥史的患儿应遵医嘱及时给予药物降温。

(9)保持患者衣着和盖被适中。大量出汗时及时更换衣服。体温骤降时应给予保暖,避免直接吹风,防止着凉。

(10)鼓励患者进食高蛋白、高热量、富含维生素、低脂肪的流质、半流质饮食或软食,并鼓励多饮水,饮水量为每日 2 000～3 000 mL。必要时可遵医嘱静脉补液,维持水和电解质平衡。若为重症贫血并发慢性心力衰竭的患者,则需要限制液体摄入量并严格控制补液速度。

(11)做好口腔和皮肤护理,发热患者易发生口腔感染,应指导并协助患者在餐前、餐后、睡前漱口。病情严重或昏迷患者给予口腔护理。自理能力不足的患者,应协助或给予定时改变体位,每 2 小时翻身一次,防止压疮发生,并协助做好皮肤清洁。

(12)危重症患者应严密监测患者的生命体征变化,同时还应注意观察与感染相关的症状、体征。协助医师做好各种检验标本的采集及送检工作。遵医嘱正确给予抗生素等药物,并密切观察疗效与不良反应。

第二节　咳嗽与咳痰

咳嗽是由咳嗽感受器受刺激引起的一种爆发性的呼气运动,可清除气道分泌物,是一种保护性反射活动。咳痰是借助支气管黏膜上皮的纤毛运动、支气管平滑肌的收缩及咳嗽反射,将呼吸道分泌物经口腔排出体外的动作。咳嗽和咳痰常见于呼吸系统疾病,如上呼吸道感染、支气管炎、支气管扩张、肺炎、肺结核等,还常见于肺癌、过敏反应、胃食管反流等。

(1)保持病室整洁、安静、舒适,空气新鲜,维持合适的温湿度。避免花粉、异味、刺激性气味等,减少对呼吸道黏膜的刺激。

(2)给予患者舒适体位,在无禁忌的情况下可采取坐位或半坐位,以助改善呼吸和咳嗽排痰。

(3)避免刺激性诱因,注意保暖。观察患者咳嗽的性质、持续时间及伴随症状,如发热、胸痛、呼吸困难等。

(4)慢性咳嗽患者饮食上应补充足够热量,适量增加蛋白质、维生素,尤其是维生素 C 及维生素 E 的摄入。避免油腻、辛辣刺激饮食。如患者无心、肾功能障碍,应给予充足的水分,每天饮水 1 500～2 000 mL,有利于呼吸道黏膜的湿润,使痰液稀释以促进排痰。

(5)密切观察咳嗽、咳痰的情况,详细记录痰液的颜色、性质、量,正确留取痰标本并及时送检。支气管扩张患者应记录 24 小时痰量,注意痰液的性质、颜色、气味。出现咯血应及时通知医师,执行咯血常规护理。

(6)促进患者有效排痰,根据痰液性质遵医嘱给予湿化和雾化疗法,可配合采用有效咳嗽、胸背部叩击、胸壁震荡、体位引流及机械吸痰等胸部物理治疗方法促进痰液排出。

有效咳嗽:适用于意识清楚、一般状况良好、能够配合的患者。患者尽可能采取坐位,先进行深而慢的腹式呼吸 5～6 次,然后深吸气至膈肌完全下降,屏气 3～5 秒,继而缩唇,缓慢经口腔将肺内的气体呼出,再深吸一口气,屏气 3～5 秒,身体前倾,从胸腔进行 2～3 次短促有力的咳嗽,同时收缩腹肌,或用手按压上腹部帮助痰液咳出。

气道湿化:适用于痰液黏稠不易咳出者,最常用的方法是雾化吸入和湿化疗法。在进行雾化和湿化治疗时应注意观察患者反应及分泌物性质。湿化温度宜控制在 35～37 ℃。雾化设备应专人专用,避免医院感染。

胸部叩击:适用于久病体弱、长期卧床、排痰无力者。禁用于未经引流的气胸、肋骨骨折、病理性骨折、咯血、低血压及肺水肿等患者。胸部叩击宜安排在餐前 30 分钟和餐后 2 小时进行,每次叩击时应观察患者反应,时间以 5～15 分钟为宜。

体位引流:利用重力作用使肺、支气管内分泌物排出体外,适用于肺脓肿、支气管扩张等有大量痰液排除不畅者,禁用于呼吸困难、发绀、出血、心血管疾病及不能耐受者。

　　机械吸痰:适用于痰液黏稠无力咳出、意识不清或者建立人工气道者,吸痰时注意每次不能超过15秒,动作轻柔且迅速,无菌操作,避免呼吸道医院感染。

　　(7)遵医嘱给予抗生素、止咳及祛痰药物,用药期间观察药物疗效和不良反应。

　　(8)指导患者保持健康生活方式,忌烟酒,避免着凉。

第三节　咯　血

　　咯血指喉及喉以下呼吸道及肺组织的血管破裂导致出血并经口腔咯出,主要由呼吸系统疾病引起,也见于循环系统及其他系统疾病。根据咯血量,临床将咯血分为痰中带血、少量咯血(每天小于100 mL)、中等量咯血(每天100～500 mL)和大咯血(每天大于500 mL,或一次大于300 mL)。

　　(1)少量咯血患者以静卧休息为主,大咯血患者应绝对卧床休息,避免搬动患者。取患侧卧位,可减少患侧胸部的活动度,防止病灶向健侧扩散,同时有利于健侧肺的通气功能。出血部位不明者采取仰卧位,头偏向一侧,防止误吸及窒息。躁动不安者,加床档保护。

　　(2)大咯血时应禁食,少量咯血患者宜进少量温凉流质饮食,因过冷或过热的食物均可诱发或加重咯血。咯血停止后可给予温热的流质或半流质食物,避免进食刺激性强和粗糙的食物。多饮水,多食富含维生素的食物。

　　(3)保持呼吸道通畅,痰液黏稠无力咳出者,可经鼻腔或口腔吸痰。重症患者在吸痰前后适当提高吸氧浓度,咯血时嘱患者不要屏气,轻拍健侧背部,以免诱发喉头痉挛,使血液引流不畅导致窒息。

　　(4)大咯血患者应快速建立静脉通路,遵医嘱给予止血剂并补充血容量。垂体后叶素可收缩小动脉,减少肺血流量,从而减轻咯血。静脉点滴时应注意速度勿过快,以免引起恶心、便意、心悸、面色苍白等不良反应。重症患者和肺功能不全患者慎用镇静剂和镇咳药,用后密切观察患者呼吸情况。

　　(5)密切观察患者咯血的量、性质及出血的速度,观察生命体征及意识状态变化,并做好记录。咯血量的评估应考虑患者吞咽、唾液和痰液因素。

　　(6)遵医嘱给予合理氧疗,必要时给予心电监护,监测生命体征变化。

　　(7)密切观察患者有无胸闷、呼吸急促、发绀、面色苍白、烦躁不安、濒死感、口中有血块等窒息征象。发现异常及时通知并配合医师进行抢救。给予患者头低足高位,头偏向一侧,轻拍背部,促使血凝块排出,必要时负压吸引患者口鼻腔血液和血凝块,若吸引无效立即准备和配合气管插管或气管切开。

　　(8)保持口腔清洁,咯血后为患者漱口,擦净血迹,及时清洗污染的衣物、被褥,防止因口咽部异物刺激引起剧烈咳嗽诱发咯血。

　　(9)安排专人护理并安慰患者,做好心理护理,缓解患者紧张、恐惧心理,避免因精神过度紧张而加重病情。必要时可遵医嘱给予小剂量镇静剂和止咳药。

第四节 呕血、便血

呕血与便血见于上消化道(如食管、胃、十二指肠、胆和胰腺)疾病或全身性疾病导致的上消化道出血,上消化道出血者均有黑便,但不一定有呕血。出血部位在幽门以上者常见呕血和黑便,在幽门以下者可仅表现为黑便。发生呕血和黑便时要积极抢救,及时发现问题并护理。

(1)患者应卧床休息,呕血者宜取侧卧位。评估呕血或黑便的量及性状,必要时留置胃管,准确判断活动性出血情况,及时通知医师予以相应处理。呕血呈鲜红色或血块提示出血量大且速度快,呕血呈棕褐色咖啡渣样则表明血液在胃内停留时间长,提示慢性出血。

(2)及时清理呕吐物,必要时行负压吸引,防止窒息和误吸,必要时给予吸氧。做好口腔护理,及时清除口腔内血液,增加患者的舒适感,避免继发口腔感染,及时清除患者床单及衣物上的血液,避免造成患者恐慌。

(3)便血患者及时清理排泄物并注意肛周皮肤的清洁及保护。

(4)建立有效的静脉通道,遵医嘱配血、输血、补液,严格遵医嘱用药,熟练掌握所用药物的注意事项及不良反应,如滴注垂体后叶素止血时速度不宜过快,以免引起腹痛、心律失常或诱发心肌梗死等。输血患者严格落实输血查对制度,观察不良反应。

(5)给予持续心电监护,严密监测患者的心率、血压、呼吸、尿量、面色及意识变化。观察皮肤和甲床色泽,准确记录出入量。根据病情和医嘱,做好内镜治疗配合准备。

(6)活动性出血期间应禁食,出血停止后,按顺序给予温凉流质、半流质及易消化的软食,给予相应饮食指导。

(7)关注病情变化,判断有无再出血的症状与体征。安抚患者及家属,给予心理支持,减轻恐惧,稳定情绪。一旦出现反复呕血并呈鲜红色,或出现黑便次数增多、粪质稀薄或呈暗红色,应考虑再出血,立即通知医师。

第五节 贫 血

贫血是指外周血单位容积内血红蛋白、红细胞计数及血细胞比容低于正常参考值,临床上常以血红蛋白(Hb)浓度来判断。在海平面地区,成年男性Hb<120 g/L,成年女性(非妊娠)Hb<110 g/L,孕妇Hb<100 g/L,即为贫血。贫血可由红细胞生成减少、红细胞破坏过多或失血造成。临床表现为疲乏、困倦、软弱无力,皮肤黏膜苍白,头晕、头痛、失眠、记忆力下降,呼吸困难、心悸、气促,活动后明显加重,腹胀、食欲减退等。贫血是一种常见症状,而非疾病。治疗以病因治疗、对症治疗及支持治疗为主。

(1)预防感染,保持室内空气清新,物品洁净,适当保护性隔离,加强口腔、皮肤、肛周等感染的预防。

(2)贫血患者机体组织缺氧,根据患者的贫血程度、病情发展及基础疾病等,指导患者合理休息运动,预防跌倒、坠床等不良事件。轻度贫血者(Hb 为 90～110 g/L),无须限制,避免劳累;中度贫血者(Hb 为 60～89 g/L),增加卧床休息时间,鼓励生活自理,活动量应以不加重症状为度;重度贫血者(Hb 为 30～59 g/L)静息状态仍感心悸气促;极重度贫血者(Hb<30 g/L)多伴有贫血性心脏病,缺氧症状明显,应予舒适体位(如半坐位)休息。贫血严重者给予氧气吸入。

(3)贫血患者注意纠正偏食,给予高蛋白、高维生素、易消化食物,保证足够的营养支持。

(4)密切观察患者生命体征、血常规及网织红细胞的变化。观察患者有无呼吸困难、心悸、气促、活动后明显加重等症状,如出现及时通知医师。观察意识、头痛情况,呕吐者注意瞳孔及肢体活动情况,警惕颅内出血的发生。

(5)遵医嘱正确、规律给药。口服铁剂的主要不良反应为胃肠道刺激症状,如恶心、胃部烧灼反应、胃肠痉挛及腹泻等,应餐中或餐后服用。此外,治疗期间应注意饮食结构,鱼、肉、维生素 C 可促进铁的吸收,同时避免与牛奶、茶、咖啡同服,以免抑制铁的吸收。口服铁剂期间大便呈黑色,此由铁与肠内硫化氢作用生成黑色的硫化铁所致,应做好解释。注射铁剂应做好急救准备,以防过敏性休克。

(6)合并贫血性心脏病时,患者应卧床休息(半坐位),给予氧气吸入。合并口腔炎、舌炎时保持口腔清洁,增加 B 族维生素摄入。合并末梢神经炎时局部注意保暖,避免受伤。出现共济失调者,行走要有人陪伴。

(7)指导患者生活规律,注意不偏食,不过度素食,不酗酒,避免进食刺激性强的食物;保证日常饮食中有足够的铁和维生素;注意烹调方法,避免温度过高、时间过长;避免与抑制铁吸收的食物、饮料或药物同服(如牛奶、浓茶、咖啡等),可食用弱酸类食物;家庭烹饪建议使用铁制器皿。日常生活应保证充足的睡眠、保暖和适当的活动,保持心情舒畅,避免情绪激动。

第六节　呼吸困难

呼吸困难是指呼吸时有异常的不舒适感,患者主观上感到空气不足、呼吸费力,客观上可有呼吸频率、节律改变及辅助呼吸肌参与呼吸运动等体征。常见的有肺源性呼吸困难、心源性呼吸困难等。肺源性呼吸困难是由呼吸系统疾病引起通气和(或)换气功能障碍,造成机体缺氧和(或)二氧化碳潴留所致,可分为吸气性呼吸困难、呼气性呼吸困难及混合性呼吸困难。心源性呼吸困难是各种心血管疾病引起的呼吸困难,最常见原因是左心衰竭引起的肺淤血,常见类型有劳力性呼吸困难、夜间阵发性呼吸困难、端坐呼吸。

(1)密切观察病情变化,判断呼吸困难类型,并动态评估患者意识、呼吸频率、节律、深浅度,口唇及指(趾)端皮肤颜色,必要时监测血氧饱和度及动脉血气分析。若病情加重或血氧饱和度降低至 90 % 以下,立即通知医师。

(2)病房保持安静、舒适、整洁、温湿度适宜,适当开窗通风。

(3)呼吸困难时应卧床休息,患者宜松解衣领、盖被,取舒适的坐位或半坐位,改善通气,减轻心脏负荷。劳力性呼吸困难者应减少活动量,以不引起症状为度。对夜间阵发性呼吸困难者给予高枕卧位或半卧位,加强夜间巡视。对端坐呼吸者可采用床上小桌,让患者扶桌休息,必要时双腿下垂。

(4)保持呼吸道通畅,痰液不易咳出者采用辅助排痰法,协助患者有效排痰。必要时应给予吸痰,做好气管插管或气管切开的急救准备。

(5)根据病情及危重程度,选择合理的氧疗或机械通气,密切观察氧疗效果及不良反应,记录吸氧方式(鼻塞/鼻导管、面罩、呼吸机)、吸氧浓度及吸氧时间,若吸入高浓度氧或纯氧,则要求严格控制吸氧时间,一般连续给氧不超过 24 小时,避免造成氧中毒。对需要机械通气患者加强气道管理,选择合适的呼吸机模式、湿化方式,做好气囊管理,正确有效地吸痰。

(6)遵医嘱应用支气管舒张剂、抗菌药物、呼吸兴奋剂等,观察药物疗效和不良反应。控制输液速度和总量,心源性呼吸困难应严格控制输液速度在 20～30 滴/分。

(7)指导患者进行呼吸功能训练。指导慢性阻塞性肺疾病患者做腹式呼吸和缩唇呼吸。确定活动目标和计划,根据患者身体状况和活动时的反应,循序渐进地增加活动量和改变运动方式。

(8)饮食应摄取足够的热量,避免刺激性强、易产气的食物,做好口腔护理。

(9)呼吸困难会使人产生烦躁不安、焦虑甚至恐惧等不良情绪,从而进一步加重呼吸困难,应做好对患者的安慰,保持其情绪稳定,降低交感神经兴奋性,以减轻呼吸困难。

第七节 休 克

休克是各种严重致病因素(创伤、感染、低血容量、心源性和过敏等)引起有效血容量不足而导致的以急性微循环障碍,组织和脏器灌注不足,组织与细胞缺血、缺氧、代谢障碍和器官功能受损为特征的综合征。

(1)休克患者宜给予休克卧位(中凹位),抬高头胸部 20°～30°,抬高下肢 15°～20°,以促进静脉回流,增加回心血量。尽量减少对患者的搬动,保持安静,注意保暖。对躁动患者使用床档或约束带,防止坠床。

(2)保持气道通畅,早期给予氧疗。监测患者的氧合状况,给予合适的氧疗方式或呼吸机辅助呼吸。及时清除呼吸道分泌物,防止窒息及吸入性肺炎发生。

(3)密切观察患者的意识状态,给予持续心电监测,准确记录出入量。根据需要给予有创血压及中心静脉压监测。动态观察血压、中心静脉压数值及压力波形变化,准确测量并及时记录。对无创血压监测患者,注意血压变化趋势及脉压的变化。

(4)对大失血患者应立即采取有效的止血措施,需要进行手术的患者做好术前准备。

(5)迅速建立两条以上的静脉通道,保持静脉通畅,以保障扩容治疗和各类药物的及时使用。使用外周静脉输注升压药时注意输液处皮肤情况,防止液体外渗。根据血流动力学监测结果及时调整补液量及速度,观察输液反应。输血患者严格落实输血查对制度,观察不良反应。

(6)留置尿管,监测尿量。尿量是反映肾脏血液灌流情况的重要指标之一。必要时监测每小时尿量,测定尿液比重,根据医嘱及时留取尿标本进行实验室检查。若尿量每小时少于25 mL,比重增加,表明仍存在肾血管收缩或血容量仍不足。若血压正常,但尿量少,比重降低,警惕急性肾功能衰竭的发生,应控制补液量。如尿量稳定在每小时 30 mL 以上,表示休克状态逐渐被纠正。

(7)观察患者末梢循环,观察皮肤黏膜色泽及温湿度,进行毛细血管再充盈试验,了解休克改善情况。

(8)休克患者卧床时间长,末梢循环差,应注意保持床单清洁、平整、干燥,协助患者定时变换体位,认真评估患者皮肤情况,采取适当措施预防压疮发生。

(9)保持口腔清洁、舒适,避免发生口腔溃疡及感染。

(10)注意四肢和躯干的保暖,适当加盖棉被、毛毯,勿用体表加温。高热患者应降温,以物理降温为主,以免药物降温导致出汗过多而加重休克,尤其对低血压和低血容量者禁用药物降温。头部可用冰袋、冰帽,以降低脑代谢,保护脑细胞。

(11)及时做好血、尿标本的收集和送检,监测白细胞计数和分类情况,做好伤口、静脉切口、静脉留置导管、导尿管、气管插管、气管切开等的护理。

(12)剧烈疼痛可引起和加重休克,对创伤性休克、神经源性休克、急性心肌梗死引起的心源性休克患者,应控制疼痛,遵医嘱使用相应镇痛药物。

(13)随时备好抢救物品及药品,做好抢救准备。

第八节　昏　迷

昏迷是指人对外界环境刺激缺乏反应的一种精神状态,主要表现为意识完全丧失,随意运动消失,对外界刺激反应迟钝或丧失,是觉醒程度改变的意识障碍。昏迷多由中枢神经系统原发病变或继发病变引起。常见原因为心脑血管疾病或内分泌系统疾病。除脑血管疾病外,急性心肌梗死、肝性脑病、肺性脑病、糖尿病引起的酮症酸中毒,或者药物、气体等刺激均可引起昏迷。昏迷又分为浅昏迷、中度昏迷和深昏迷。

(1)患者取平卧位,头偏向一侧,取下活动义齿,开放气道,保持呼吸道通畅。对舌后坠患者可留置口咽通气管,防止舌根后坠阻碍呼吸。必要时做好气管插管准备。

(2)应用床档保护。对躁动不安、谵妄患者,必要时使用约束带,防止坠床,密切观察约束肢体情况。慎用热水袋,防止烫伤。

(3)密切观察患者意识及瞳孔变化,采用格拉斯哥昏迷评分动态评价患者昏迷程度。监测生命体征,发现异常及时通知医师处理。

(4)眼睑不能闭合者,遵医嘱给予眼药水、眼膏点眼或用生理盐水浸湿纱布覆盖双眼,以防止异物入眼和角膜溃疡的发生。

(5)不能经口进食者,应每日口腔护理 2～3 次,防止口腔感染,酌情选用漱口水。口唇干裂者,涂油保护。

(6)保持床单平整、清洁、干燥,保持患者体位舒适。定时翻身、拍背。有条件者给予气垫床预防压疮。做好大小便护理,保持外阴部、肛周皮肤清洁,预防尿路感染。床上擦浴每天一次,保持全身皮肤清洁。病情允许的情况下,给予肢体被动活动,防止肢体萎缩、足下垂和静脉血栓的形成。

(7)给予高热量、高维生素、易消化的饮食,补充足够的水分。遵医嘱鼻饲流质者可采用定时喂食或持续泵入方式,保证足够的营养供给。无禁忌证患者喂食时及喂食后 30 分钟应抬高床头,避免搬动患者,防止发生反流误吸。做好鼻饲管路的护理。

(8)保持大小便通畅,准确记录 24 小时出入量。

(9)备好抢救物品和药品,发现异常及时通知医师并配合抢救。

第九节 抽 搐

抽搐是神经系统常见疾病的症状,发病时常伴有意识障碍,表现为感觉、运动、意识、精神、行为、自主神经功能障碍。抽搐发作时危及患者生命,及时发现、及时处理尤为重要,并要做好一系列抢救及护理措施。

(1)立即将患者置于平卧位或侧卧位,头偏向一侧,移除可能损伤患者的物品,切忌用力按压患者抽搐肢体,以防骨折和脱臼。将压舌板或开口器置于患者口腔一侧上下臼齿之间,防止舌、口唇和颊部咬伤,如有义齿应取出。解开衣扣、裤带,用棉垫或软垫对易擦伤的部位进行保护。

(2)打开气道,备好负压吸引器,及时清除口腔分泌物与呕吐物。

(3)专人守护,加床档保护,必要时使用约束带保护。遵医嘱给予镇静剂治疗,注意观察用药效果和有无呼吸抑制等不良反应。

(4)抽搐严重及发绀患者,应及时给予氧疗。随时做好气管插管或气管切开等急救准备。

(5)观察患者抽搐发作时的病情及生命体征、意识、瞳孔变化,注意发作过程中有无心率增快、血压升高、呼吸减慢或暂停、瞳孔散大、牙关紧闭、大小便失禁等,并做好记录。观察并记录发作的类型、频率与持续时间。观察抽搐发作停止后患者意识完全恢复时间,有无疼痛、疲乏及行为异常等。

(6)发作间歇期病室宜安静,光线柔和、稍暗,避免声光刺激。放置警示牌,随时提醒患者、家属及医护人员做好防止意外发生的准备,集中安排患者的各种检查、治疗和护理,以免诱发抽搐。

(7)密切观察患者的心理反应,关心、理解、尊重患者,鼓励患者表达自己的内心感受,寻找并避免诱因。需要时应配合长期药物治疗,向患者和家属指导遵医嘱用药的必要性,嘱其勿自行减量、停药和更换药物,提高患者用药依从性。

(8)指导有抽搐病史的患者单独外出时应携带注明病情及家属联系方式的卡片,以便急需时所用。

第十节　胸　痛

多种疾病可导致胸痛,常见病因包括各种类型的心绞痛、急性心肌梗死、梗阻性肥厚型心肌病、急性主动脉夹层、急性心包炎、心血管神经症、胸膜炎等。

(1)保持病室安静,协助患者取舒适体位,卧床休息,减轻疼痛。胸膜炎患者取患侧卧位,以减少局部胸壁与肺的活动,缓解疼痛。

(2)积极做好心理疏导,指导患者分散注意力,解除紧张不安的情绪,以减少心肌耗氧量,缓解疼痛。

(3)鼻导管给氧,氧流量2～5 L/min,以增加心肌供氧。

(4)评估患者疼痛的部位、性质、程度、持续时间,对循环系统疾病导致的胸痛给予心电监测,描记疼痛发作时的心电图,严密监测心率、心律、血压变化,观察患者有无面色苍白、大汗、恶心、呕吐等。

(5)疼痛剧烈时,可遵医嘱使用镇静剂,注意有无呼吸抑制等不良反应,并及时评估疼痛缓解的程度。如使用硝酸甘油,则应注意是否出现低血压、心动过速、心悸等不适,发现问题及时处理。

(6)给予任何有创检查或治疗之前,应评估患者的耐受性,向患者说明检查或治疗的目的、操作过程及配合要求,增加患者的安全感。

(7)胸痛发作时应有专人陪护,给予心理支持。向患者解释疾病的发病过程及治疗配合,进行心理疏导,减缓患者的紧张情绪。疼痛缓解后,告知患者保持排便通畅、切忌用力,进清淡易消化饮食,禁烟酒。

第十一节　腹　泻

腹泻指排便次数多于平日习惯的频率,粪质稀薄。其多由肠道疾病引起,其他原因有药物、全身性疾病、过敏和心理因素等。大量腹泻可引起失水、电解质紊乱、营养不良等。

(1)鼓励患者经口补充营养和水分。合理饮食,以少渣、易消化食物为主,避免生冷、多纤维、味道浓烈的刺激性食物。急性腹泻的患者应根据病情和医嘱给予禁食,流质、半流质或软食。

(2)急性起病、全身症状明显的患者应卧床休息,注意腹部保暖,可用热水袋热敷腹部,以减弱肠道运动,减少排便次数,并利于腹痛等症状的减轻。

(3)观察生命体征、意识、尿量、皮肤弹性等,记录排便次数和粪便性状,及时准确采集大便标本。

(4)腹泻治疗以病因治疗为主,应用止泻药时注意观察患者排便情况,腹泻得到控制后应及时停药。应用解痉止痛药时,注意药物的不良反应,如应用阿托品时注意患者是否出现口干、视力模糊、心动过速等。

（5）急性严重腹泻可引起脱水和电解质紊乱，严重时可导致休克。遵医嘱及时补充液体、电解质、营养物质，满足患者的生理需要量，注意输液速度的调节，并及时监测血生化指标。老年人及心、肾功能不全的患者注意补液量及速度。

（6）排便频繁时，因粪便刺激可使肛周皮肤损伤，引起糜烂及感染，故应保持会阴部及肛周皮肤清洁干燥，排便后应用温水清洗肛周，涂无菌凡士林或喷抗菌敷料以保护肛周皮肤。

（7）给予患者心理护理，慢性腹泻治疗效果不明显时，患者往往会出现焦虑情绪，应注意患者的心理状况评估和护理，鼓励患者积极配合检查和治疗，稳定患者情绪。

第二章　神经内科护理

第一节　偏头痛

偏头痛是一类发作性且常为单侧的搏动性头痛。偏头痛多开始于青春期或成年早期,约25%的患者于10岁以前发病,55%的患者发生在20岁以前,90%以上的患者发生于40岁以前。在美国,偏头痛造成的社会经济负担为10亿～17亿美元。我国也有大量患者因偏头痛而影响工作、学习和生活。多数患者有家族史。

一、病因与发病机制

偏头痛的确切病因及发病机制仍处于讨论之中。很多因素可诱发、加重或缓解偏头痛的发作。通过物理或化学的方法,学者也提出了一些学说。

(一)激发或加重因素

对于某些个体而言,很多外部或内部环境的变化可激发或加重偏头痛。

(1)激素变化:口服避孕药可增加偏头痛发作的频度;月经是偏头痛常见的触发或加重因素(周期性头痛);妊娠、性交可触发偏头痛(性交性头痛)。

(2)某些药物:某些易感个体服用硝苯地平、硝酸异山梨酯或硝酸甘油后可出现典型的偏头痛。

(3)天气变化:特别是天气转热、多云或天气潮湿时。

(4)某些食品添加剂和饮料:最常见者是酒精性饮料,如某些红葡萄酒;奶制品,如奶酪,特别是硬奶酪;咖啡;含亚硝酸盐的食物,如汤、热狗;某些水果,如柑橘类水果;巧克力(巧克力性头痛);某些蔬菜;酵母;人工甜食;发酵的腌制品,如泡菜;味精。

(5)运动:头部的微小运动可诱发偏头痛发作或使之加重,有些患者因惧怕乘车引起偏头痛而不敢乘车;踢足球的人以头顶球可诱发偏头痛(足球运动员偏头痛);爬楼梯上楼可出现偏头痛。

(6)睡眠过多或过少。

(7)一顿饭漏吃或延后。

(8)抽烟或置身于烟中。

(9)闪光、灯光过强。

(10)紧张、生气、情绪低落、哭泣(哭泣性头痛);很多女性逛商场或到人多的场合可致偏头痛发作;国外有人骑马时,尽管不到一分钟,也可使偏头痛加重。

在激发因素中,剂量、联合作用及个体差异尚应考虑。如敏感个体,吃一瓣橘子可能不会引起头痛,而吃数瓣橘子则可引起头痛。有些情况下吃数瓣橘子也不会引起头痛发作,但如同时有月经的影响,这种联合作用就可引起偏头痛发作。有的个体在商场中待一会儿即发作,而有的个体仅于商场中久待才出现偏头痛。

偏头痛尚有很多改善因素。有人于偏头痛发作时静躺片刻，即可使头痛缓解；有人于光线较暗淡的房间闭目而使头痛缓解；有人于头痛发作时喜以双手压迫双颞侧，以期使头痛缓解；有人通过冷水洗头使头痛得以缓解；妇女绝经后及妊娠3个月后偏头痛趋于缓解。

（二）有关发病机制的几个学说

1.血管活性物质

在所有血管活性物质中，5-羟色胺（5-HT）学说是学者提及最多的一个。人们发现在偏头痛发作期，血小板中5-HT浓度下降，而尿中5-HT代谢物5-羟吲哚乙酸增加。脑干中5-羟色胺能神经元及去甲肾上腺素能神经元可调节颅内血管舒缩。很多5-HT受体阻滞剂治疗偏头痛有效，以利血平耗竭5-HT可加速偏头痛发生。

2.三叉神经血管脑膜反应

医学专家曾通过刺激啮齿动物的三叉神经使其脑膜产生炎性反应，而治疗偏头痛的药物，如酒石酸麦角胺、双氢麦角碱、琥珀酸舒马普坦等可阻止这种神经源性炎症。在偏头痛患者体内可检测到由三叉神经所释放的降钙素基因相关肽，而降钙素基因相关肽为强烈的血管扩张剂。双氢麦角碱、琥珀酸舒马普坦既能缓解头痛，又能降低降钙素基因相关肽含量。因此，偏头痛的疼痛是由神经血管性炎症产生的无菌性脑膜炎。医学专家认为三叉神经分布于涉痛区域，偏头痛可能就是一种神经源性炎症。另有医学专家在复习儿童偏头痛的研究文献后指出，儿童眼肌麻痹性偏头痛的复视源于海绵窦内颈内动脉的肿胀伴第Ⅲ对脑神经的损害。另一种解释是小脑上动脉和大脑后动脉肿胀造成第Ⅲ对脑神经的损害，也可能为神经的炎症。

3.内源性疼痛控制系统障碍

中脑水管周围及第四脑室室底灰质含有大量与镇痛有关的内源性阿片肽类物质，如脑啡肽、β-内啡肽等。正常情况下，这些物质通过对疼痛传入的调节而起镇痛作用。虽然报告的结果不一，但多数报告显示偏头痛患者脑脊液或血浆中β-内啡肽或其类似物降低，提示偏头痛患者存在内源性疼痛控制系统障碍。这种障碍导致患者疼痛阈值降低，对疼痛感受性增强，易于发生疼痛。鲑降钙素治疗偏头痛的同时可引起患者血浆β-内啡肽水平升高。

4.自主功能障碍

自主功能障碍很早即引起了学者的重视。瞬时心率变异及心血管反射研究显示，偏头痛患者存在交感功能低下。24小时动态心率变异研究提示，偏头痛患者存在交感、副交感神经功能平衡障碍。也有学者报道偏头痛患者存在瞳孔直径不均，提示这部分患者存在自主功能异常。有人认为在偏头痛患者中的猝死现象可能与自主功能障碍有关。

5.偏头痛的家族聚集性及基因研究

偏头痛患者具有肯定的家族聚集性倾向，遗传因素最明显，研究较多的是家族性偏瘫型偏头痛及基底型偏头痛。有先兆偏头痛比无先兆偏头痛具有更高的家族聚集性。有先兆偏头痛和偏瘫发作可在同一个体交替出现，并可同时出现于家族中。基于此，学者认为家族性偏瘫型偏头痛和非复杂性偏头痛可能具有相同的病理生理和病因。神经病学教授罗伯特·巴洛（Robert Baloh，以下简称"巴洛"）等报告了数个家族调查，这些家族中多个成员出现偏头痛性质的头痛，并有眩晕发作或原发性眼震，有的晚年继发进行性周围性前庭功能丧失，有的家族成员发病年龄趋于一致,如均于 25 岁前出现症状。

有报告指出,偏瘫型偏头痛家族基因缺陷与 19 号染色体标志点有关,但也有发现提示有的偏瘫型偏头痛家族与 19 号染色体无关,提示家族性偏瘫型偏头痛存在基因的变异。与 19 号染色体有关的家族性偏瘫型偏头痛患者出现发作性意识障碍的频度较高,这提示在各种与 19 号染色体有关的偏头痛发作的外部诱发阈值较低是由遗传决定的。罗尔·奥波夫(Roel Ophoff,以下简称"奥波夫")报告 34 例与 19 号染色体有关的家族性偏瘫型偏头痛家族,在电压闸门性钙通道 α_1 亚单位基因代码功能区域存在 4 种不同的错义突变。

有一种伴有发作间期眼震的家族性发作性共济失调,其特征是共济失调。眩晕伴以发作间期眼震,为显性遗传性神经功能障碍。这类患者约有 50 ％出现无先兆偏头痛,临床症状与家族性偏瘫型偏头痛有重叠,二者亦均与基底型偏头痛的典型状态有关,且均可有原发性眼震及进行性共济失调。

奥波夫报告了 2 个伴有发作间期眼震的家族性共济失调家族,存在 19 号染色体电压依赖性钙通道基因的突变,这与在家族性偏瘫型偏头痛所探测到的一样。不同的是,其阅读框架被打断,并产生一种截断的 α_1 亚单位,这导致正常情况下可在小脑内大量表达的钙通道密度的减少,由此可能解释其发作性及进行性加重的共济失调。同样的错义突变如何导致家族性偏瘫型偏头痛中的偏瘫发作尚不明确。

巴洛报告了 3 个伴有双侧前庭病变的家族性偏头痛家族。家族中多个成员经历偏头痛性头痛、眩晕发作(数分钟),晚年继发前庭功能丧失,晚期当眩晕发作停止时,双侧前庭功能丧失,导致平衡障碍及走路摆动。

6.血管痉挛学说

颅外血管扩张可伴有典型的偏头痛性头痛发作。偏头痛患者是否存在颅内血管的痉挛尚有争议。以往认为偏头痛的视觉先兆是由血管痉挛引起的,现在有确切的证据表明,这种先兆是由皮层神经元活动由枕叶向额叶的扩布抑制(3 mm/min)造成的。血管痉挛更像是视网膜性偏头痛的始动原因,一些患者经历短暂的单眼失明,于发作期检查可发现视网膜动脉的痉挛。另外,这些患者对抗血管痉挛剂有反应。与偏头痛相关的听力丧失和/或眩晕可基于内听动脉耳蜗和/或前庭分支的血管痉挛来解释。血管痉挛可导致内淋巴管或囊的缺血性损害,引起淋巴液循环损害,并最终发展成为水肿。经颅多普勒超声(TCD)脑血流速度测定发现,无论是在偏头痛发作期还是偏头痛发作间期,均存在血流速度加快,提示这部分患者颅内血管紧张度升高。

7.离子通道障碍

很多偏头痛综合征所共有的临床特征与遗传性离子通道障碍有关。偏头痛患者内耳存在局部细胞外钾的积聚。当钙进入神经元时钾退出。由于内耳的离子通道在维持富含钾的内淋巴和神经元兴奋功能方面是至关重要的,脑和内耳离子通道的缺陷可导致可逆性毛细胞除极及听觉和前庭症状。偏头痛中的头痛则是继发现象,这是细胞外钾浓度增加的结果。偏头痛综合征的很多诱发因素,包括紧张、月经,可能是激素对有缺陷的钙通道影响的结果。

8.其他学说

有人发现偏头痛于发作期存在血小板自发聚集和黏度增加。另有人发现偏头痛患者存在血栓素 A2、前列环素(PGI2)平衡障碍及 P 物质、神经激肽的改变。

二、临床表现

(一)偏头痛发作

克利福德·萨伯尔(Clifford Saper,以下简称"萨伯尔")在描述偏头痛发作时将其分为五期。需要指出的是,这五期并不是每次发作都必备的,大多数患者的发作表现为两期或两期以上,有的仅表现其中的一期。另外,每期特征可以存在很大不同,同一个体的发作也可不同。

1.前驱期

60％的偏头痛患者在头痛开始前数小时至数天出现前驱症状。前驱症状并非先兆,无论是有先兆偏头痛还是无先兆偏头痛均可出现前驱症状。前驱症状可表现为精神、心理改变,如精神抑郁、疲乏无力、懒散、昏昏欲睡;也可表现为情绪激动,如易激惹、焦虑、心烦或欣快感等。尚可表现为自主神经症状,如面色苍白、发冷、厌食或明显的饥饿感、口渴、尿少、尿频、排尿费力、打哈欠、颈项发硬、恶心、肠蠕动增加、腹痛、腹泻、心慌、气短、心率加快、对气味过度敏感等。不同患者的前驱症状具有很大的差异,但每个患者每次发作的前驱症状具有相对稳定性。这些前驱症状可在前驱期出现,也可于头痛发作中出现,甚至持续到头痛发作后成为后续症状。

2.先兆

约有 20％的偏头痛患者出现先兆症状。先兆多为局灶性神经症状,偶为全面性神经功能障碍。典型的先兆应符合下列 4 条特征中的 3 条:重复出现,逐渐发展,持续时间不多于1 小时,并跟随出现头痛;大多数病例先兆持续 5～20 分钟;极少数情况下先兆可突然发作;也有的患者于头痛期间出现先兆性症状。尚有伴迁延性先兆的偏头痛,其先兆不仅始于头痛之前,尚可持续到头痛后数小时至 7 天。

先兆可为视觉性的、运动性的、感觉性的,也可表现为脑干或小脑性功能障碍。最常见的先兆为视觉性先兆,约占先兆的 90％,如闪电、暗点、单眼黑矇、双眼黑矇、视物变形、视野外空白等。闪光可为锯齿样或闪电样闪光、城垛样闪光。视网膜动脉型偏头痛患者眼底可见视网膜水肿,偶可见樱红色黄斑。仅次于视觉现象的常见先兆为麻痹,典型的为影响一侧手和面部,也可出现偏瘫。如果优势半球受累,可出现失语。数十分钟后出现对侧或同侧头痛,多在儿童期发病。这称为偏瘫型偏头痛。偏瘫型偏头痛患者的局灶性体征可持续 7 天以上,甚至在影像学上发现脑梗死。偏头痛伴迁延性先兆和偏头痛性偏瘫以前曾被划入复杂性偏头痛。偏头痛反复发作后出现眼球运动障碍称为眼肌麻痹性偏头痛,多由动眼神经麻痹所致,其次为滑车神经和展神经麻痹。多有无先兆偏头痛病史,反复发作者麻痹可经久不愈。如果先兆涉及脑干或小脑,则称这种状况为基底型偏头痛,又称基底动脉型偏头痛,可出现头昏、眩晕、耳鸣、听力障碍、共济失调、复视,视觉症状包括闪光、暗点、黑矇、视野缺损、视物变形。双侧损害可出现意识抑制,后者尤见于儿童。尚可出现感觉迟钝、偏侧感觉障碍等。

偏头痛先兆可不伴头痛出现,称为偏头痛等位症。多见于儿童偏头痛,有时见于中年以上人群。先兆为偏头痛发作的主要临床表现,头痛很轻或无头痛,也可与头痛发作交替出现,表现为闪光、暗点、腹痛、腹泻、恶心、呕吐、复发性眩晕、偏瘫、偏身麻木及精神心理改变,如儿童良性阵发性眩晕、前庭性梅尼埃病、成人良性阵发性眩晕。有跟踪研究显示,为数不少的以往诊断为梅尼埃病的患者,其症状大多数与偏头痛有关。有报告描述了一组良性阵发性眩晕患者,年龄在 7～55 岁,晨起发病症状表现为反复发作的头晕、恶心、呕吐及大汗,持续数分钟至 4 天不等。发作开始及末期表现为位置性眩晕,发作期间无听觉症状。发作期间几乎所有患者均无症状,这些患者眩晕发作与偏头痛有几个共同的特征,包括可由酒精、睡眠不足、情绪紧张造成及加重,女性多发,常见于经期。

3.头痛

头痛可出现于围绕头或颈部的任何部位,可位于颞侧、额部、眶部。多为单侧痛,也可为双侧痛,甚至发展为全头痛,其中单侧痛者约占 2/3。头痛性质往往为搏动性痛,但也有的患者描述为钻痛。疼痛程度往往为中、重度痛,甚至难以忍受。往往晨起后发病,逐渐发展,达高峰后逐渐缓解。也有的患者于下午或晚上起病。成人头痛大多历时 4 小时至 3 天,而儿童头痛多历时 2 小时至 2 天。尚有持续时间更长者,可持续数周。有人将持续 3 天以上的偏头痛称为偏头痛持续状态。

头痛期间不少患者伴随恶心、呕吐、视物不清、畏光、畏声等,喜独居。恶心为最常见伴随症状,有一半以上,且常为中、重度恶心。恶心可先于头痛发作,也可于头痛发作中或发作后出现。近一半的患者出现呕吐,有些患者的经验是呕吐后发作即明显缓解。其他自主功能障碍也可出现,如尿频、排尿障碍、鼻塞、心慌、高血压、低血压,甚至可出现心律失常。发作累及脑干或小脑者可出现眩晕、共济失调、复视、听力下降、耳鸣、意识障碍。

4.头痛终末期

此期为头痛开始减轻至最终停止阶段。

5.后续症状期

为数不少的患者于头痛缓解后出现一系列后续症状,可表现为怠倦、困顿、昏昏欲睡。有的感到精疲力竭、有饥饿感或厌食、多尿、头皮压痛、肌肉酸痛。也可出现精神心理改变,如烦躁、易怒、情绪高涨或情绪低落、少语、少动等。

(二)儿童偏头痛

儿童偏头痛是儿童期头痛的常见类型。儿童偏头痛与成人偏头痛在一些方面有所不同。在性别方面,发生于青春期以前的偏头痛,男女患者比例大致相等,而成人期偏头痛,女性比例大大增加,约为男性的 3 倍。

儿童偏头痛的诱发及加重因素很多与成人偏头痛一致,如劳累和情绪紧张可诱发或加重头痛,为数不少的儿童可因运动而诱发头痛。儿童偏头痛患者可有睡眠障碍,而有上呼吸道感染及其他发热性疾病的儿童比成人更易加重头痛。

在症状方面,儿童偏头痛与成人偏头痛亦有区别。儿童偏头痛持续时间常较成人短。偏瘫型偏头痛多在儿童期发病,成年期停止,偏瘫发作可从一侧到另一侧,这种类型的偏头痛常较难控制。反复的偏瘫发作可造成永久性神经功能缺损,并可出现病理反射,也可造成认知障碍。基底动脉型偏头痛,儿童也比成人常见,可出现闪光、暗点、视物模糊、视野缺损,也可出现脑干、小脑及耳症状,如眩晕、耳鸣、耳聋、眼球震颤。儿童出现意识恍惚者比成人多,尚可出现跌倒发作。有些偏头痛儿童尚可仅出现反复发作性眩晕,而无头痛发作。一个平时表现完全正常的儿童可突然恐惧、大叫、面色苍白、大汗、步态蹒跚、眩晕、旋转,并出现眼球震颤,数分钟后可完全缓解,恢复如常,称为儿童良性阵发性眩晕,此属于一种偏头痛等位症。这种眩晕发作始于 4 岁以前,可每日数次发作,其后发作次数逐渐减少,多数于 8 岁以后不再发作。与成人不同,儿童偏头痛的前驱症状常为腹痛,有时可无偏头痛发作而代之以腹痛、恶心、呕吐、腹泻,称为腹型偏头痛等位症。在偏头痛的伴随症状中,儿童偏头痛出现呕吐较成人更加常见。

儿童偏头痛的预后较成人要好。6 年后约有一半儿童不再经历偏头痛,约 1/3 的儿童偏头痛得到缓解。而始于青春期以后的成人偏头痛常持续几十年。

三、诊断与鉴别诊断

(一)诊断

偏头痛的诊断应根据详细的病史作出,头痛的性质及相关的症状非常重要,如头痛的部位、性质、持续时间、疼痛严重程度、伴随症状及体征、既往发作的病史、诱发或加重因素等。

对偏头痛患者应进行细致的一般内科查体及神经科检查,以排除外部症状与偏头痛重叠、类似或同时存在的情况。诊断偏头痛虽然没有特异性的实验室指标,但有时给予患者必要的实验室检查非常重要,如血、尿、脑脊液及影像学检查,以排除器质性病变。特别是中年或老年期出现的头痛,更应排除器质性病变。当出现严重的先兆或先兆时间延长时,有学者建议行颅脑 CT 或磁共振成像(MRI)检查。也有学者提议当偏头痛发作每月超过 2 次时,应警惕偏头痛的原因。

国际头痛协会(IHS)头痛分类委员会于 1962 年制定了一套头痛分类和诊断标准,这个旧的分类与诊断标准在世界范围内应用了 20 余年,至今我国尚有部分学术专著仍在沿用或参考这个分类。1988 年国际头痛协会头痛分类委员会制定了新的有关头痛、脑神经痛及面部痛的分类和诊断标准,目前临床及科研多采用这个标准。这个标准将头痛分为 13 个主要类型,包括 129 个头痛亚型。其中常见的头痛类型为偏头痛、紧张性头痛、丛集性头痛和慢性发作性偏头痛,而偏头痛又被分为 7 个亚型(表 2-1～表 2-4)。这 7 个亚型中,最主要的两个亚型是无先兆偏头痛和有先兆偏头痛,其中最常见的是无先兆偏头痛。

表 2-1 偏头痛分类

无先兆偏头痛
有先兆偏头痛
偏头痛伴典型先兆
偏头痛伴迁延性先兆
家族性偏瘫型偏头痛
基底动脉型偏头痛
偏头痛伴急性先兆发作
眼肌麻痹性偏头痛
视网膜性偏头痛
可能为偏头痛前驱或与偏头痛相关联的儿童期综合征
儿童良性发作性眩晕
儿童交替性偏瘫

偏头痛并发症

  偏头痛持续状态

  偏头痛性偏瘫

  不符合上述标准的偏头痛性障碍

表 2-2 国际头痛协会(1988 年)关于无先兆偏头痛的定义

无先兆偏头痛

诊断标准

  1.至少 5 次发作符合第 2～4 项标准

  2.头痛持续 4～72 小时(未治疗或没有成功治疗)

  3.头痛至少具备下列特征中的 2 条

    (1)位于单侧

    (2)搏动性质

    (3)中度或重度(妨碍或不敢从事每日活动)

    (4)因上楼梯或类似的日常体力活动而加重

  4.头痛期间至少具备下列 1 条

    (1)恶心和/或呕吐

    (2)畏光和畏声

  5.至少具备下列 1 条

    (1)病史、体格检查和神经科检查不提示器质性障碍

    (2)病史和/或体格检查和/或神经检查确实提示这种障碍(器质性障碍),但通过适当的观察被排除

    (3)这种障碍存在,但偏头痛发作并非在与这种障碍有密切的时间关系上首次出现

表 2-3 国际头痛协会(1988 年)关于有先兆偏头痛的定义

有先兆偏头痛

  先前用过的术语:经典型偏头痛,典型偏头痛,眼肌麻痹性、偏身麻木型、偏瘫型、失语型偏头痛

  诊断标准

  1.至少 2 次发作符合第 2 项标准

  2.至少符合下列 4 条特征中的 3 条

    (1)1 个或 1 个以上提示局灶大脑皮质或脑干功能障碍的完全可逆性先兆症状

    (2)至少 1 个先兆症状逐渐发展超过 4 分钟,2 个或 2 个以上的症状接连发生

    (3)先兆症状持续时间不超过 60 分钟,如果出现 1 个以上先兆症状,持续时间可相应增加

    (4)继先兆出现的头痛间隔期在 60 分钟之内(头痛尚可在先兆前或与先兆同时开始)

  3.至少具备下列 1 条

    (1)病史:体格检查及神经科检查不提示器质性障碍

    (2)病史和(或)体格检查和(或)神经科检查确实提示这种障碍,但通过适当的观察被排除

    (3)这种障碍存在,但偏头痛发作并非在与这种障碍有密切的时间关系上首次出现

有典型先兆的偏头痛

续表

诊断标准

1.符合有先兆偏头痛诊断标准,包括第2项全部4条标准

2.有1条或1条以上下列类型的先兆症状

(1)视觉障碍

(2)单侧偏身感觉障碍和/或麻木

(3)单侧力弱

(4)失语或非典型言语困难

表2-4 国际头痛协会(1988年)关于儿童偏头痛的定义

1.至少5次发作符合(1)(2)标准

(1)每次头痛发作持续2～48小时

(2)头痛至少具备下列特征中的2条

①位于单侧

②搏动性质

③中度或重度

④可因常规的体育活动而加重

2.头痛期间至少具备下列1条

(1)恶心和/或呕吐

(2)畏光和畏声

　　国际头痛协会的诊断标准为偏头痛的诊断提供了一个可靠的、可量化的诊断标准,对临床和科研的意义是显而易见的,有学者特别提到其对临床试验及流行病学调查有重要意义。但临床上有时遇到的患者并不能完全符合这个标准,学者建议随访及复查,以确定诊断。

　　由于国际头痛协会的诊断标准掌握起来比较复杂,为了便于临床应用,国际上一些知名的学者一直在探讨一种简单化的诊断标准。其中,医学专家介绍了一套简单标准,符合这个标准的患者有99％也符合国际头痛协会关于无先兆偏头痛的诊断标准。这套标准较易掌握,以下内容供参考。

　　(1)具备下列4条特征中的任何2条,即可诊断无先兆偏头痛:①疼痛位于单侧;②搏动性痛;③恶心;④畏光或畏声。

　　(2)另有2条附加说明:①首次发作者不应诊断;②应无器质性疾病的证据。

　　在临床工作中尚能遇到患者有时表现为紧张性头痛,有时表现为偏头痛性质的头痛。为此,有学者查阅了国际上一些临床研究文献后得到答案:紧张性头痛和偏头痛并非截然分开的,其临床上确实存在着重叠。故有学者提出二者可能是一个连续的统一体,有时遇到有先兆偏头痛患者可表现为无先兆偏头痛。同样,学者认为二型之间既可能有不同的病理生理,又可能是一个连续的统一体。

　　(二)鉴别诊断

　　偏头痛应与下列疼痛相鉴别。

1.紧张性头痛

紧张性头痛又称肌收缩性头痛。其临床特点是头痛部位较弥散,可位于前额、双颞、顶、枕及颈部。常呈钝痛,头部压迫感、紧箍感,患者常述犹如戴着一顶帽子。头痛常呈持续性,可时轻时重。多有头皮、颈部压痛点,按摩头颈部可使头痛缓解,多有额、颈部肌肉紧张。多少伴有恶心、呕吐。

2.丛集性头痛

丛集性头痛又称组胺性头痛,表现为一系列密集的、短暂的、严重的单侧钻痛。与偏头痛不同,丛集性头痛部位多局限并固定于一侧眶部、球后和额颞部。发病时间常在夜间,并使患者痛醒。发病时间固定,起病突然而无先兆,开始可为一侧鼻部烧灼感或球后压迫感,继之出现特定部位的疼痛,常疼痛难忍,并出现面部潮红、结膜充血、流泪、流涕、鼻塞。为数不少的患者出现霍纳综合征(Horner syndrome),可出现畏光,不伴恶心、呕吐。诱因可为饮酒、兴奋或服用扩血管药。发病年龄常较偏头痛晚,平均为 25 岁,男女之比约为4:1。罕见家族史。治疗包括:非甾体抗炎药;激素治疗;睾丸素治疗;吸氧疗法(国外介绍为100 %氧,8~10 L/min,共 10~15 分钟,仅供参考);麦角胺咖啡因或双氢麦角碱睡前应用,对夜间头痛特别有效;碳酸锂疗效尚有争议,多数介绍其有效,但中毒剂量有时与治疗剂量很接近,曾有老年患者(精神患者)服一片昏迷,建议有条件者监测血锂水平,不良反应有胃肠道症状、肾功能改变、内分泌改变、震颤、眼球震颤、抽搐等;其他药物尚有钙通道阻滞剂等。

3.痛性眼肌麻痹综合征

痛性眼肌麻痹综合征又称托洛萨-亨特综合征(Tolosa-Hunt syndrome),是一种以头痛和眼肌麻痹为特征,涉及特发性眼眶和海绵窦的炎性疾病。病因可为颅内颈内动脉的非特异性炎症,也可能涉及海绵窦。常表现为球后及眶周的顽固性胀痛、刺痛,数天或数周后出现复视,并可有第Ⅲ、Ⅳ、Ⅵ脑神经受累表现,间隔数月、数年后复发,需行血管造影以排除颈内动脉瘤。皮质类固醇治疗有效。

4.颅内占位所致头痛

占位早期,头痛可为间断性或以晨起为重,但随着病情的发展,多成为持续性头痛,呈进行性加重,可出现颅内高压的症状与体征,如头痛、恶心、呕吐、视盘水肿,并可出现局灶症状与体征,如精神改变、偏瘫、失语、偏身感觉障碍、抽搐、偏盲、共济失调、眼球震颤等,典型者鉴别不难。但须注意,也有表现为十几年的偏头痛,最后被确诊为巨大血管瘤者。

四、防治

(一)一般原则

偏头痛的治疗策略包括两个方面:对症治疗及预防性治疗。对症治疗的目的在于消除、抑制或减轻疼痛及伴随症状。预防性治疗用来减少头痛发作的频度及减轻头痛严重性。对偏头痛患者,是单用对症治疗还是同时采取对症治疗及预防性治疗,要具体分析。一般来说,如果头痛发作频度较小,疼痛程度较轻,持续时间较短,可考虑单纯选用对症治疗。如果头痛发作频度较大,疼痛程度较重,持续时间较长,对工作、学习、生活影响较明显,则在给予对症治疗的同时,给予适当的预防性治疗。总之,既要考虑疼痛对患者的影响,又要考虑药物不良反应对患者的影响,有时还要参考患者个人的意见。萨伯尔的建议是每周发作两次以下者单独给予药物性对症治疗,而发作频繁者应给予预防性治疗。

无论是对症治疗还是预防性治疗均包括两个方面,即药物干预及非药物干预。

非药物干预强调患者自助。嘱患者详细记录前驱症状、头痛发作与持续时间及伴随症状,找出头痛诱发及缓解的因素,并尽可能避免,如避免某些食物,保持规律的作息、饮食。无论是工作日,还是周末或假期,坚持这些方案对减轻头痛发作非常重要,接受这些建议对 30 % 的患者有帮助。另有人倡导有规律的锻炼如长跑等,可有效地减少头痛发作。认知和行为治疗如生物反馈治疗等已被证明有效。另有患者于头痛时进行痛点压迫,于凉爽、安静、阴暗的环境中独处,或以冰块冷敷,均有一定效果。

(二)药物对症治疗

偏头痛对症治疗可选用非特异性药物治疗,包括简单的止痛药、非甾体抗炎药及麻醉剂。对轻、中度头痛,简单的镇痛药及非甾体抗炎药常可缓解头痛的发作。常用的药物有脑清片、对乙酰氨基酚、阿司匹林、萘普生、吲哚美辛、布洛芬、罗通定等。麻醉药的应用是严格限制的,萨伯尔提议主要用于严重发作,其他治疗不能缓解,或对偏头痛特异性治疗有禁忌证且不能忍受的情况。偏头痛特异性 5-HT 受体阻滞剂主要用于中、重度偏头痛。使用偏头痛特异性 5-HT 受体阻滞剂结合简单的止痛剂,大多数头痛可得到有效的治疗。

5-HT 受体阻滞剂治疗偏头痛的疗效是肯定的。麦角胺咖啡因既能抑制去甲肾上腺素的再摄取,又能拮抗其与 β-肾上腺素受体的结合,于先兆期或头痛开始后服用 1 片,常可使头痛发作终止或减轻。如效果不明显,于数小时后加服 1 片,每日不超过 4 片,每周用量不超过 10 片。该药缺点是不良反应较多,并且有成瘾性,有时剂量会越来越大。常见不良反应为消化道症状、心血管症状,如恶心、呕吐、胸闷、气短等。孕妇、心肌缺血、高血压、肝肾疾病等忌用。

麦角碱衍生物酒石酸麦角胺、琥珀酸舒马普坦和双氢麦角碱为偏头痛特异性药物,均为 5-HT 受体阻滞剂。这些药物作用于中枢神经系统和三叉神经中受体介导的神经通路,通过阻滞神经源性炎症而起到抗偏头痛作用。

酒石酸麦角胺主要用于中、重度偏头痛,特别是当简单的镇痛治疗效果不足或不能耐受时。其有多项作用:既是 $5-HT_{1A}$、$5-HT_{1B}$、$5-HT_{1D}$ 和 $5-HT_{1F}$ 受体阻滞剂,又是 α-肾上腺素受体阻滞剂,通过刺激动脉平滑肌细胞 5-HT 受体而产生血管收缩作用;它可收缩静脉容量性血管、抑制交感神经末端去甲肾上腺素再摄取。作为 $5-HT_1$ 受体阻滞剂,它可抑制三叉神经血管系统神经源性炎症,其抗偏头痛活性中最基础的机制可能在此,而非其血管收缩作用。其对中枢神经递质的作用对缓解偏头痛发作亦是重要的。给药途径有口服、舌下及直肠给药。生物利用度与给药途径关系密切。口服及舌下含化吸收不稳定,直肠给药起效快,吸收可靠。为了避免过多应用导致酒石酸麦角胺依赖性或反跳性头痛,一般每周应用不超过 2 次,应避免大剂量连续用药。

萨伯尔总结酒石酸麦角胺在下列情况下慎用或禁用:年龄 55～60 岁(相对禁忌);妊娠或哺乳;心动过缓(中至重度);心室疾病(中至重度);胶原病;心肌炎;冠心病,包括血管痉挛性心绞痛;高血压(中至重度);肝、肾损害(中至重度);感染或高热/败血症;消化性溃疡性疾病;周围血管病;严重瘙痒。另外,该药可加重偏头痛造成的恶心、呕吐。

琥珀酸舒马普坦亦适用于中、重度偏头痛发作,作用于神经血管系统和中枢神经系统,通过抑制或减轻神经源性炎症而发挥作用。曾有人称琥珀酸舒马普坦为偏头痛治疗的里程碑,皮下用药2小时,对约80％的急性偏头痛有效。24～48小时有40％的患者重新出现头痛,这时给予第2剂仍可达到同样的有效率。口服制剂的疗效稍低于皮下给药,起效亦稍慢,通常在4小时内起效。皮下用药后4小时给予口服制剂不能预防再出现头痛,但对皮下用药后24小时内出现的头痛有效。

琥珀酸舒马普坦具有良好的耐受性,其不良反应通常较轻和短暂,持续时间常在45分钟以内,包括注射部位的疼痛、耳鸣、面红、烧灼感、热感、头昏、体重增加、颈痛及发音困难。少数患者于首剂时出现非心源性胸部压迫感,仅有很少的患者于后续用药时再出现这些症状。罕见引起与其相关的心肌缺血。

医学专家总结应用琥珀酸舒马普坦的注意事项及禁忌证:年龄超过55岁(相对禁忌);妊娠或哺乳;缺血性心肌病(心绞痛、心肌梗死病史、记录到的无症状性缺血);不稳定型心绞痛;高血压(未控制);基底型或偏瘫型偏头痛;未识别的冠心病(绝经期妇女,男性40岁以上,心脏病危险因素,如高血压、高脂血症、肥胖、糖尿病、严重吸烟及强阳性家族史);肝肾功能损害(重度);同时应用单胺氧化酶抑制剂或单胺氧化酶抑制剂治疗终止后2周内;同时应用含酒石酸麦角胺或麦角类制剂(24小时内),首次可能需要在医师监护下应用。

双氢麦角碱的效果超过酒石酸麦角胺。大多数患者起效迅速,对中、重度发作特别有用,也可用于难治性偏头痛。其与酒石酸麦角胺有共同的机制,但其动脉血管收缩作用较弱,有选择性收缩静脉血管的特性,可静脉注射、肌内注射及鼻腔吸入。静脉注射途径给药起效迅速。肌内注射生物利用度达100％,鼻腔吸入的绝对生物利用度为40％,应用双氢麦角碱后再出现头痛的频率较其他现有的抗偏头痛剂小,这可能与其半衰期长有关。

双氢麦角碱较酒石酸麦角胺具有较好的耐受性,恶心和呕吐的发生率及程度非常低,静脉注射最高,肌内注射及鼻腔吸入给药低。其极少成瘾和引起反跳性头痛。通常的不良反应包括胸痛、轻度肌痛、短暂的血压上升。不应给予有血管痉挛反应倾向的患者,包括已知的周围性动脉疾病、冠状动脉疾病(特别是不稳定性心绞痛或血管痉挛性心绞痛)或未控制的高血压。注意事项和禁忌证同酒石酸麦角胺。

(三)药物预防性治疗

偏头痛的预防性治疗应个体化,特别是剂量的个体化。可根据患者体重、一般身体情况、既往用药体验等选择初始剂量,逐渐加量,如无明显不良反应,可连续用药2～3天,无效时再接受其他药物治疗。

1.抗组胺药物

苯噻啶为一种有效的偏头痛预防性药物。可每日2次,每次0.5 mg起,逐渐加量,一般可增加至每日3次,每次1.0 mg,最大量不超过6 mg/d。不良反应为嗜睡、头昏、体重增加等。

2.钙通道拮抗剂

盐酸氟桂利嗪,每晚1次,每次5～10 mg,不良反应有嗜睡、锥体外系反应、体重增加、抑郁等。

3.β受体阻滞剂

盐酸普萘洛尔,开始剂量每天3次,每次10 mg,逐渐增加至60 mg/d,也有介绍120 mg/d,

心率小于每分钟 60 次停用。哮喘、严重房室传导阻滞者禁用。

4.抗抑郁剂

盐酸阿米替林每日 3 次,每次 25 mg,逐渐加量。可有嗜睡等不良反应,加量后不良反应明显。盐酸氟西汀(我国商品名百优解)每片 20 mg,每晨 1 片,饭后服,该药初始剂量及有效剂量相同,服用方便,不良反应有睡眠障碍、胃肠道症状等,常较轻。

5.其他

非甾体抗炎药如萘普生,抗惊厥药如卡马西平、丙戊酸钠等,舒必利、盐酸硫必利,中医中药(辨证施治、辨经施治、成方加减、中成药)等皆可试用。

(四)关于特殊类型偏头痛

与偏头痛相关的先兆是否需要治疗及如何治疗,目前尚无定论。通常先兆为自限性的、短暂的,大多数患者于治疗尚未发挥作用时可自行缓解。如果患者经历复发性、严重的、明显的先兆,考虑舌下含化尼莫地平,但头痛有可能加重,且疗效亦不肯定。给予琥珀酸舒马普坦及酒石酸麦角胺的疗效亦尚处观察之中。

(五)关于难治性、严重偏头痛性头痛

这类头痛主要涉及偏头痛持续状态,头痛常不能为一般的门诊治疗所缓解。患者除持续的进展性头痛外,尚有一系列生理及情感症状,如恶心、呕吐、腹泻、脱水、抑郁、绝望,甚至有自杀倾向。用药过度及反跳性依赖、戒断症状常促发这些障碍。这类患者常需收入急症室观察或住院,以纠正患者存在的生理障碍,如脱水等;排除伴随偏头痛出现的严重的神经内科或内科疾病;治疗纠正药物依赖;预防患者于家中自杀;等等。应注意患者的生命体征,可做心电图检查。药物可选用双氢麦角碱、琥珀酸舒马普坦、阿片类及止吐药,必要时亦可谨慎给予盐酸氯丙嗪等。可选用非肠道途径给药,如静脉或肌内注射给药。一旦发作控制,可逐渐加入预防性药物治疗。

(六)关于妊娠妇女的治疗

医学专家建议给予中药双黄连口服液来缓解。还可应用泼尼松,其不易穿过胎盘,在妊娠早期不损害胎儿,但不宜应用太频。如欲怀孕,最好不用预防性药物并避免应用麦角类制剂。

(七)关于儿童偏头痛

儿童偏头痛用药的选择与成人有很多重叠,如止痛药物、钙通道阻滞剂、抗组胺药物等,但也有人质疑酒石酸麦角胺药物的疗效。如能确诊,重要的是对儿童及其家长进行安慰,使其对本病有一个全面的认识,以缓解由此带来的焦虑,对治疗当属有益。

五、护理

(一)护理评估

1.健康史

(1)了解头痛的部位、性质和程度。询问是全头痛还是局部头痛,是搏动性头痛还是胀痛、钻痛,是轻微痛、剧烈痛还是无法忍受的疼痛。偏头痛常描述为双侧颞部的搏动性疼痛。

(2)头痛的规律。询问头痛发病的急缓,是持续性还是发作性,起始与持续时间,发作频率,激发或缓解的因素,与季节、气候、体位、饮食、情绪、睡眠、疲劳等的关系。

(3)有无先兆及伴发症状。如头晕、恶心、呕吐、面色苍白、潮红、视物不清、闪光、畏光、复视、耳鸣、失语、偏瘫、嗜睡、发热、晕厥等。典型偏头痛发作常有视觉先兆并伴有恶心、呕吐、畏光。

（4）既往史与心理社会状况。询问患者的情绪、睡眠、职业情况及服药史，了解头痛对日常生活、工作和社交的影响，患者是否因长期反复头痛而出现恐惧、忧郁或焦虑心理。大部分偏头痛患者有家族史。

2.身体状况

检查意识是否清楚，瞳孔是否等大等圆、对光反射是否灵敏；体温、脉搏、呼吸、血压是否正常；面部表情是否痛苦，精神状态怎样；眼睑是否下垂，有无脑膜刺激征。

3.主要护理问题及相关因素

（1）偏头痛：与发作性神经血管功能障碍有关。

（2）焦虑：与偏头痛长期、反复发作有关。

（3）睡眠形态紊乱：与头痛长期反复发作和/或焦虑等情绪改变有关。

（二）护理措施

1.避免诱因

告知患者可能诱发或加重头痛的因素，如情绪紧张、进食某些食物、饮酒、月经来潮、用力性动作等。保持环境安静、舒适、光线柔和。

2.指导减轻头痛的方法

指导患者缓慢深呼吸，听音乐，生物反馈治疗，引导式想象，冷、热敷，以及理疗、按摩、指压止痛法等。

3.用药护理

告知止痛药物的作用与不良反应，让患者了解药物依赖性或成瘾性的特点，如大量使用止痛剂或滥用麦角胺咖啡因可致药物依赖。指导患者遵医嘱正确服药。

第二节　三叉神经痛

三叉神经痛是指三叉神经分布范围内反复发作的短暂性剧烈疼痛，分为原发性及继发性两种。前者病因未明，可能是某些致病因素使三叉神经脱髓鞘而产生异位冲动或假突触传递。近年来，由于显微血管减压术的开展，多数学者认为主要原因是邻近血管压迫三叉神经根。继发性三叉神经痛常见原因有鼻咽癌颅底转移、颅中窝脑膜瘤、听神经瘤、半月节肿瘤、动脉瘤压迫、颅底骨折、脑膜炎、颅底蛛网膜炎、三叉神经节带状疱疹病毒感染等。

一、病因和发病机制

近年来由于显微血管减压术的开展，多数学者认为三叉神经痛的病因是邻近血管压迫三叉神经根。绝大部分为小脑上动脉从三叉神经根的上方或内上方压迫了神经根，少数为小脑前下动脉从三叉神经根的下方压迫了神经根。血管对神经的压迫使神经纤维挤压在一起，逐渐发生脱髓鞘改变，从而引起相邻纤维之间的短路现象，轻微的刺激即可形成一系列冲动，通过短路传入中枢，引起一阵阵剧烈的疼痛。

二、临床表现

其多发生于 40 岁以上，女略多于男，多为单侧发病。突发闪电样、刀割样、钻顶样、烧灼样剧痛，严格限于三叉神经感觉支配区内，伴有面部抽搐，又称痛性抽搐，每次发作持续数秒钟或 1～2 分钟即骤然停止，间歇期无任何疼痛。在疲劳或紧张时发作较频。

三、治疗原则

三叉神经痛无论原发性或继发性，在未明确病因或难以查出病因的情况下均可用药物治疗或封闭治疗，以缓解症状，一旦确诊病因，应针对病因治疗，除非高龄、身患严重疾患等难以接受者或病因祛除治疗后仍疼痛发作，其他可继续采用药物治疗或封闭疗法。若服药不良，反应大者亦可先选择封闭疗法。

四、治疗

(一)药物治疗

三叉神经痛的药物治疗，主要用于患者发病初期或症状较轻者。经过一段时间的药物治疗，部分患者可达到完全治愈或症状得到缓解，表现为发作程度减轻、发作次数减少。

目前应用最广泛、最有效的药物是抗癫痫药。在用药方面应根据患者的具体情况进行具体分析，各药可单独使用，亦可互相联合应用。在采用药物治疗过程中，应特别注意各种药物不良反应，进行必要的检测，以免发生不良反应。

1. 卡马西平

卡马西平亦称痛痉宁等。该药对三叉神经脊束核及丘脑中央内侧核部位的突触传导有显著的抑制作用。用药达到有效治疗量后，多数患者于 24 小时内发作性疼痛即消失或明显减轻。文献报道，卡马西平可使 70％以上的患者完全止痛，20％的患者疼痛缓解，此药需长期服用才能维持疗效，多数停药后疼痛再现。不少患者服药后疗效有时会逐渐减弱，需加大剂量。此药不能根治三叉神经痛，复发者再次服用仍有效。

用法与用量。口服开始时一次 0.1～0.2 g，每日 1～2 次，然后逐日增加 0.1 g。每日最大剂量不得超过1.6 g，取得疗效后，可逐日逐次地减量，维持在最小有效量。如最大剂量应用 2 周后疼痛仍不消失或减轻，则应停止服用，改用其他药物或治疗方法。

不良反应有眩晕、嗜睡、步态不稳、恶心，数天后消失，偶有白细胞减少、皮疹，可停药。

2. 苯妥英钠

苯妥英钠为一种抗癫痫药，在未开始应用卡马西平时，该药曾被认为是治疗三叉神经痛的首选药物。本药疗效不如卡马西平，止痛效果不完全，长期使用止痛效果减弱，因此目前已列为第二位选用药物。

本品主要通过提高周围神经对电刺激的兴奋阈值及抑制脑干三叉神经脊髓束的突触间传导而起作用。疗效仅次于卡马西平，文献报道有效率为 88％～96％，但需长期用药，停药后易复发。

用法与用量。成人开始时每次 0.1 g，每日 3 次口服。如用药后疼痛不见缓解，可加大剂量到每日0.2 g，每日 3 次，但最大剂量每天不超过0.8 g。取得疗效后再逐渐递减剂量，以最小量维持。肌内注射或静脉注射：一次 0.125～0.250 g，每日总量不超过 0.5 g。临用时用等渗盐水溶解后方可使用。

不良反应为长期服用该药或剂量过大,可出现头痛、头晕、嗜睡、共济失调及神经性震颤等。一般减量或停药后可自行恢复。本品对胃有刺激性,易引起厌食、恶心、呕吐及上腹痛等症状,饭后服用可减轻上述症状。长期服用可出现黏膜溃疡,多见于口腔及生殖器,并可引起牙龈增生,同时服用钙盐及抗过敏药可减轻。苯妥英钠可引起白细胞减少、视力减退等症状。大剂量静脉注射可引起心肌收缩力减弱、血管扩张、血压下降,严重时可引起心脏传导阻滞,心脏骤停。

3.氯硝西泮

本品为抗癫痫药物,对三叉神经痛也有一定疗效。服药 4～12 天,血浆药浓度达到稳定水平(30～60 μg/mL)。口服氯硝西泮后,30～60 分钟作用逐渐显著,维持 6～8 小时,一般在最初 2 周内可达最大效应,其效果次于卡马西平和苯妥英钠。

用法与用量。氯硝西泮药效强,开始每天 1 mg,分 3 次服,即可产生治疗效果。而后每 3 日调整药量0.5～1.0 mg,直至达到满意的治疗效果,维持剂量为每天 3～12 mg。最大剂量为每天 20 mg。

不良反应有嗜睡、行为障碍、共济失调、眩晕、言语不清、肌张力低下等,对肝肾功能也有一定的损害,有明显肝脏疾病者禁用。

4.氢溴酸山莨菪碱

氢溴酸山莨菪碱为从我国特产茄科植物山莨菪中提取的一种生物碱的氢溴酸盐,其作用与阿托品相似,可使平滑肌松弛,解除血管痉挛(尤其是微血管),同时具有镇痛作用。本药对治疗三叉神经痛有一定疗效,近期效果满意,据文献报道有效率为 76.1 ％～78.4 ％,止痛时间一般为 2～6 个月,个别达 5 年之久。

用法与用量。①口服:每次 5～10 mg,每日 3 次,或每次 20～30 mg,每日 1 次。②肌内注射:每次10 mg,每日 2～3 次,待疼痛减轻或疼痛发作次数减少后改为每次 10 mg,每日一次。

不良反应有口干、面红、轻度扩瞳、排尿困难、视近物模糊及心率增快等。以上反应多在 1～3小时内消失,长期用药不会蓄积中毒。有青光眼和心脏病者忌用。

5.巴氯芬

巴氯芬是抑制性神经递质 γ 氨基丁酸的类似物,临床试验研究表明本品能缓解三叉神经痛。用法:巴氯芬开始每次 10 mg,每日 3 次,隔日增加每日 10 mg,直到治疗的第 2 周结束,将用量递增至每日 60～80 mg。每日平均维持量:单用者为 50～60 mg,与卡马西平或苯妥英钠合用者为 30～40 mg。文献报道治疗三叉神经痛的近期疗效,巴氯芬与卡马西平几乎相同,但远期疗效不如卡马西平,巴氯芬与卡马西平或苯妥英钠均具有协同作用,且比卡马西平更安全,这一特点使巴氯芬在治疗三叉神经痛方面颇受欢迎。

6.盐酸麻黄碱

本品可以兴奋脑啡肽系统,因而具有镇痛作用,其镇痛程度为吗啡的 1/12～1/7。用法:每次 30 mg,肌内注射,每日 2 次。甲亢、高血压、动脉硬化、心绞痛等患者禁用。

7.硫酸镁

本品在眶上孔或眶下孔注射可治疗三叉神经痛。

8.维生素 B$_{12}$

文献报道,大剂量维生素 B$_{12}$ 对治疗三叉神经痛确有较好疗效。方法:维生素 B$_{12}$ 4 000 μg,加维生素 B$_1$ 200 mg,加 2 ％盐酸普鲁卡因 4 mL,对准扳机点上下左右四点式注药,对放射的始端做深层肌下进药,放射的终点做浅层四点式进药,可根据疼痛轻重适量进入。但由于药物作用扳机点可能变位,治疗时可酌情根据变位更换进药部位。

9.哌咪清(匹莫齐特)

文献报道用其他药物治疗无效的顽固性三叉神经痛患者用本品有效,且其疗效明显优于卡马西平。开始剂量为每日 4 mg,逐渐增加至每日 12～14 mg,分 2 次服用。不良反应以锥体外系反应较常见,亦可有口干、无力、失眠等。

10.维生素 B$_1$

维生素 B$_1$ 在神经组织蛋白合成过程中起辅酶作用,参与胆碱代谢,止痛效果差,只能作为辅助药物。

用法与用量。①肌内注射:每天 1 mg,每日 1 次,10 天后改为每周 2～3 次,持续 3 周为 1 个疗程。②三叉神经分支注射:根据疼痛部位可作眶上神经、眶下神经、上颌神经和下颌神经注射。剂量为每次 500～1 000 μg,每周 2～3 次。③穴位注射:每次 25～100 μg,每周 2～3 次。常用颊车、下关、四白及阿是穴等。

11.激素

原发性三叉神经痛和继发性三叉神经痛的病例,其病理改变在光镜和电镜下都表现为三叉神经后根有脱髓鞘改变。在临床治疗中发现,许多用卡马西平、苯妥英钠等治疗无效的患者改用泼尼松、地塞米松等治疗有效。这种激素治疗的原理与治疗脱髓鞘疾病相同,利用激素的免疫抑制作用来达到治疗三叉神经痛的目的。由于各学者报告的病例少,只是对一部分卡马西平、苯妥英钠治疗无效者应用有效,其长期效果和机制有待进一步观察。

剂量与用量。①泼尼松(强的松),每次 5 mg,每日 3 次。②地塞米松(氟美松),每次 0.75 mg,每日 3 次。注射剂:每支 5 mg,每次 5 mg,每日一次,肌内或静脉注射。

(二)神经封闭法

神经封闭法主要包括三叉神经半月节及其周围支酒精封闭术和半月节射频热凝法,其原理是酒精的化学作用或热凝的物理作用于三叉神经纤维,使其发生坏变,从而阻滞神经传导,达到止痛目的。

1.三叉神经酒精封闭法

封闭用酒精一般浓度在 80 ％左右(因封闭前注入局部麻醉,故常用 98 ％浓度)。

(1)眶上神经封闭。适用于三叉神经第一支痛。方法为患者取坐或卧位,位于眶上缘中内 1/3 交界处触及切迹,皮肤消毒及局麻后,用短细针头自切迹刺入皮肤直达骨面,找到骨孔后刺入,待患者出现放射痛时,先注入 2 ％利多卡因 0.5～1.0 mL,待眶上神经分布区针感消失,再缓慢注入酒精 0.5 mL 左右。

(2)眶下神经封闭。在眶下孔封闭三叉神经上颌支的眶下神经。适用于三叉神经第二支痛(主要疼痛局限在鼻旁、下眼睑、上唇等部位)。方法为患者取坐或卧位,位于距眶下缘约 1 cm,距鼻中线 3 cm,触及眶下孔,该孔走向与矢状面成 40°～45°角,长约 1 cm,故穿刺时针头由眶下孔 40°～45°向外上、后进针,深度不超过 1 cm,患者出现放射痛时,以下操作同眶上神经封闭。

(3)后上齿槽神经封闭。在上颌结节的后上齿槽孔处进行。适用于三叉神经第二支痛(痛区局限在上臼齿及其外侧黏膜者)。方法为患者取坐或卧位,头转向健侧,穿刺点在颧弓下缘与齿槽嵴成角处,即相当于过眼眶外缘的垂线与颧骨下缘相交点,局部消毒后,先用左手指将附近皮肤向下前方拉紧,继之以4～5 cm长穿刺针自穿刺点稍向后上方刺入直达齿槽嵴的后侧骨面,然后紧贴骨面缓慢深入 2 cm 左右,即达后上齿槽孔处,先注入 2 ％利多卡因,再注入酒精。

(4)颏神经封闭。在下颌骨的颏孔处进行,适用于三叉神经第三支痛(主要局限在颏部、下唇)。方法为在下颌骨上、下缘间之中点(相当于咬肌前缘和颏正中线间之中点)找到颏孔,然后自后上方并与皮肤成 45°角向前下进针刺入骨面,插入颏孔,以下操作同眶上神经封闭。

(5)上颌神经封闭。用于三叉神经第二支痛(痛区广泛及眶下神经封闭失效者)。上颌神经主干自圆孔穿出颅腔至翼腭窝。常用侧入法,穿刺点位于眼眶外缘至耳道间连线中点下方,穿刺针自该点垂直刺入深约 4 cm,触及翼突板,继之退针 2 cm 左右稍改向前方 15°重新刺入,滑过翼突板前缘,再深入 0.5 cm,即入翼腭窝内,患者有放射痛时,回抽无血后,先注入2 ％利多卡因,待上颌部感觉麻后,注入酒精 1 mL。

(6)下颌神经封闭。用于三叉神经第三支痛(痛区广泛及眶下神经封闭失效者)。下颌神经主干自卵圆孔穿出。常用侧入法,穿刺点同上颌神经封闭穿刺点,垂直进针达翼突板后,退针 2 cm 再改向上后方 15°进针,患者出现放射痛后,注药同上颌神经封闭。

(7)半月神经节封闭。用于三叉神经二、三支痛或一、二、三支痛,方法常用前入法,穿刺点在口角上方及外侧约 3 cm 处,自该点进针,方向后、上、内即正面看应对准向前直视的瞳孔,从侧面看朝颧弓中点,约进针 5 cm,达颅底触及试探,当刺入卵圆孔时,患者即出现放射痛(下颌区),则再推进 0.5 cm,上颌部亦出现剧痛,即确入半月节内。回抽无血、无脑脊液,先注入 2 ％利多卡因 0.5 mL,同侧面部麻木后,再缓慢注入酒精 0.5 mL。

以上酒精封闭法的治疗效果差异较大,短者数月,长者可达数年。复发者可重复封闭,但难以根治。

2.三叉神经半月节射频热凝法

1974 年,医学专家首次提出通过穿刺半月节插入电极后用电刺激确定电极位置,从而有选择地用射频温控定量灶性破坏法达到止痛目的。方法如下。

(1)半月节穿刺:同半月节封闭术。

(2)电刺激:穿入成功后,插入电极,通入 0.2～0.3 V,50～75 w/s 的方波电流,这时患者感觉有刺激区的蚁行感。

(3)射频温探破坏:电刺激准确定位后,打开射频发生器,产生射频电场,此时为进一步了解电极位置,可将温度控制在 42～44 ℃,这种电流可造成可逆性损伤并刺激产生疼痛,一旦电极位置无误,则可将温度增高,每次 5 ℃,增高至 60～80 ℃,每次 30～60 秒,在破坏第一支时,则稍缓慢加热并检查角膜反射。此方法有效率在 85 ％左右,但疾病仍会复发而不得根治。

3.三叉神经痛的 γ 放射疗法

1991 年,有学者利用 MRI 定位像输入 HP-9000 计算机,使用放射疗法进行定位和定量计算,选择三叉神经感觉根进脑干区为靶点照射,达到缓解症状目的,其疗效尚不明确。

五、护理

(一)护理评估

1.健康史评估

(1)原发性三叉神经痛是一种病因尚不明确的疾病,但三叉神经痛可由脑桥、小脑脚占位病变压迫三叉神经,多发硬化等所致。因此,应询问患者是否患有多发硬化,检查有无占位性病变,每次面部疼痛有无诱因。

(2)评估患者年龄。此病多发生于中老年人。40 岁以上起病者占 70 %～80 %,女性略多于男性,比例为3：1。

2.临床观察与评估

(1)评估疼痛的部位、性质、程度、时间。疼痛通常无预兆,大多数人单侧,开始和停止都很突然,间歇期可完全正常。发作表现为电击样、针刺样、刀割样或撕裂样的剧烈疼痛,每次数秒至 2 分钟。疼痛以面颊、上下颌及舌部最为明显;口角、鼻翼、颊部和舌部为敏感区,轻触即可诱发,称为扳机点。当碰及触发点如洗脸、刷牙时,疼痛发作,或由咀嚼、哈欠和讲话等引起疼痛,以致患者不敢做这些动作。表现为面色憔悴、精神抑郁和情绪低落。

(2)严重者伴有面部肌肉的反复性抽搐、口角牵向患侧,称为痛性抽搐,并可伴有面部发红、皮温增高、结膜充血和流泪等。严重者可昼夜发作,夜不成眠或睡后痛醒。

(3)病程可呈周期性。每次发作期可为数日、数周或数月不等,缓解期亦可数日至数年不等。病程越长,发作越频繁、越重。神经系统检查一般无阳性体征。

(4)心理评估。使用焦虑量表评估患者的焦虑程度。

(二)患者问题

1.疼痛

面颊、上下颌及舌疼痛主要由三叉神经受损引起。

2.焦虑

其与疼痛反复、频繁发作有关。

(三)护理目标

(1)患者自感疼痛减轻或缓解。

(2)患者述舒适感增加,焦虑症状减轻。

(四)护理措施

1.治疗护理

(1)药物治疗。原发性三叉神经痛首选卡马西平治疗。其不良反应为头晕、嗜睡、口干、恶心、皮疹、再生障碍性贫血、肝功能损害、智力和体力衰弱等。护理者必须注意观察,每1～2个月复查肝功和血常规。偶有皮疹、肝功能损害和白细胞减少,须停药。也可按医师建议单独或联合使用苯妥英钠、氯硝西泮、巴氯芬、野木瓜片等治疗。

(2)封闭治疗。三叉神经封闭是注射药物于三叉神经分支或三叉神经半月节上,阻滞其传导,导致面部感觉丧失,获得一段时间的止痛效果。注射药物有无水乙醇、甘油等。封闭术的止痛效果往往不够满意,远期疗效较差,还有可能引起角膜溃疡、失明、脑神经损害、动脉损伤等并发症,且对三叉神经第一支疼痛不适用,但对全身状况差不能耐受手术的患者、鉴别诊断,以及为手术创造条件的过渡性治疗仍有一定的价值。

(3)经皮选择性半月神经节射频电凝治疗。在 X 线监视下或经 CT 导向将射频电极针经皮插入半月神经节,通电加热至 65~75 ℃维持 1 分钟,可选择性地破坏节后无髓鞘的传导痛温觉的 Aβ 和 C 细纤维,保留有髓鞘的传导触觉的 Aα 和粗纤维,有效率可在 90 ％以上,但有面部感觉异常、角膜炎、咀嚼无力、复视和带状疱疹等并发症。长期随访复发率为 21 ％~28 ％,但重复应用仍有效。本方法尤其适用于年老体弱不适合手术治疗的患者、手术治疗后复发者,以及不愿意接受手术治疗的患者。

射频电凝治疗后并发症的观察护理:观察患者的恶心、呕吐反应,随时处理污物,遵医嘱补液补钾;询问患者有无局部皮肤感觉减退,观察其是否有同侧角膜反射迟钝、咀嚼无力、面部异样不适感觉,并注意给予患者软食,洗脸水温要适宜。如术中穿刺方向偏内、偏深误伤视神经引起视力减退、复视等并发症,应积极遵医嘱给予治疗,并防止患者活动摔伤、碰伤。

(4)外科治疗。①三叉神经周围支切除及抽除术:两者手术较简单,因神经再生而容易复发,故有效时间短,目前较少采用,仅限于第一支疼痛者使用。②三叉神经感觉根切断术:经枕下入路三叉神经感觉根切断术,三叉神经痛均适用此种入路,手术操作较复杂,危险性大,术后反应较多,但常可发现病因,可很好地保护运动根及保留部分面部和角膜触觉,复发率低,至今仍广泛使用。③三叉神经脊束切断术:此手术危险性太大,术后并发症严重,现很少采用。④微血管减压术:已知有 85 ％~96 ％的三叉神经痛患者为三叉神经根存在血管压迫所致,用手术方法将压迫神经的血管从三叉神经根部移开,疼痛则消失,这就是微血管减压术,由于微血管减压术针对三叉神经痛的主要病因进行治疗,祛除血管对神经的压迫后,约90 ％的患者疼痛可以完全消失,面部感觉完全保留,而达到根治的目的。微血管减压术可以保留三叉神经功能,运用显微外科技术进行手术,减小了手术创伤,很少遗留永久性神经功能障碍,术中手术探查可以发现引起三叉神经痛的少见病因,如影像学未发现的小肿瘤、蛛网膜增厚及粘连等,因而其成为原发性三叉神经痛的首选手术治疗方法。

三叉神经微血管减压术的手术适应证:正规药物治疗一段时间后,药物效果不明显或疗效明显减退的患者;药物过敏或有严重不良反应且不能耐受的患者;疼痛严重,影响工作、生活和休息的患者。

微血管减压术治疗三叉神经痛的临床有效率为 90 ％~98 ％,影响其疗效的因素很多,其中压迫血管的类型、神经受压的程度及减压方式的不同对其临床治疗和预后的判断有着重要的意义。微血管减压术治疗三叉神经痛也存在 5 ％~10 ％的复发率,不同术者和不同手术方法差异很大。研究表明,患者的性别、年龄、疼痛的支数、疼痛部位、病程、近期疗效及压迫血管的类型可能与复发存在一定的联系。三叉神经痛术后复发的主要原因有:①病程在 8 年以上;②静脉为压迫因素;③术后无即刻症状消失者。三叉神经痛复发最多见于术后 2 年内,2 年后复发率明显降低。

2.心理支持

由于本病为突然发作的反复阵发性剧痛，故患者易出现精神抑郁和情绪低落等，护士应关心、理解、体谅患者，帮助其减轻心理压力，增强战胜疾病的信心。

3.健康教育

指导患者规律生活，合理休息、娱乐；鼓励患者运用指导式想象、听音乐、阅读报刊等分散注意力，消除紧张情绪。

第三节　特发性面神经麻痹

特发性面神经麻痹又称贝尔麻痹(Bell palsy)，系面神经在茎乳孔以上面神经管内段的急性非化脓性炎症。

一、病因

病因不明，一般认为特发性面神经麻痹由面部受冷风吹袭或病毒感染、自主神经功能紊乱造成面神经的营养微血管痉挛，引起局部组织缺血、缺氧所致。近年来，也有专家认为其可能是一种免疫反应。疱疹性膝状神经节炎则由带状疱疹病毒感染，使膝状神经节及面神经发生炎症所致。

二、临床表现

其无年龄和性别差异，多为单侧，偶见双侧，多为急性炎症性脱髓鞘性多发性神经病(简称“格林-巴利综合征”)。发病与季节无关，通常急性起病，数小时至3天达到高峰。病前1～3天，患侧乳突区可有疼痛。同侧额纹消失，眼裂增大，闭眼时，眼睑闭合不全，眼球向外上方转动并露出白色巩膜，称Bell现象。病侧鼻唇沟变浅，口角下垂。不能做噘嘴和吹口哨动作，鼓腮时病侧口角漏气，食物常滞留于齿颊之间。

若病变波及鼓索神经，尚可有同侧舌前2/3味觉减退或消失。镫骨肌支以上部位受累时，出现同侧听觉过敏。膝状神经节受累时除面瘫、味觉障碍和听觉过敏外，还有同侧唾液、泪腺分泌障碍，耳内及耳后疼痛，外耳道及耳郭部位带状疱疹，称疱疹性膝状神经节炎。一般预后良好，通常于起病1～2周后开始恢复，2～3个月内痊愈。发病时伴有乳突疼痛患者、老年患者、患有糖尿病和动脉硬化者预后差。可遗有面肌痉挛或面肌抽搐。可根据肌电图检查及面神经传导功能测定判断面神经受损的程度和预后。

三、诊断与鉴别诊断

根据急性起病的周围性面瘫即可诊断。但须与以下疾病鉴别。

(1)格林-巴利综合征：可有周围面瘫，多为双侧性，并伴有对称性肢体瘫痪和脑脊液蛋白细胞分离。

(2)中耳炎、迷路炎、乳突炎等并发的耳源性面神经麻痹，以及由腮腺炎肿瘤下颌化脓性淋巴结炎等所致者多有原发病的特殊症状及病史。

(3)颅后窝肿瘤或脑膜炎引起的周围性面瘫：起病较慢，且有原发病及其他脑神经受损表现。

四、治疗

(一)急性期治疗

急性期治疗以改善局部血液循环,消除面神经的炎症和水肿为主。如系带状疱疹所致的亨特综合征(Hunt syndrome),可口服阿昔洛韦 5 mg/(kg·d),每日 3 次,连服 7～10 天。①类固醇皮质激素:泼尼松(20～30 mg)每日 1 次,口服,连续 7～10 天。②改善微循环,减轻水肿:706 代血浆(6 %羟乙基淀粉)或低分子右旋糖酐 250～500 mL,静脉滴注,每日 1 次,连续 7～10 天,亦可加用脱水利尿药。③神经营养代谢药物的应用:维生素 B_1 50～100 mg,维生素 B_{12} 500 μg,胞磷胆碱 250 mg,辅酶 Q_{10} 5～10 mg 等,肌内注射,每日 1 次。④理疗:茎乳孔附近超短波透热疗法,红外线照射。

(二)恢复期治疗

恢复期治疗以促进神经功能恢复为主。①口服维生素 B_1、维生素 B_{12} 各 1 至 2 片,每日 3 次;地巴唑 10～20 mg,每日 3 次。亦可用加兰他敏 2.5～5.0 mg,肌内注射,每日 1 次。②中药、针灸、理疗。③采用眼罩、滴眼药水、涂眼药膏等方法保护暴露的角膜。④病后 2 年仍不恢复者,可考虑行神经移植治疗。

五、护理

(一)一般护理

(1)病后两周内应注意休息,减少外出。

(2)本病一般预后良好,约 80 %的患者可在 3～6 周内痊愈,因此应向患者说明病情,使其积极配合治疗,解除心理压力,尤其是年轻患者,应保持健康心态。

(3)给予易消化、高热能的半流质饮食,保证机体足够营养代谢,增加身体抵抗力。

(二)观察要点

特发性面神经麻痹是神经科常见病之一,在护理观察中主要注意以下两方面的鉴别。

1.分清面瘫属中枢性还是周围性

中枢性面瘫由对侧皮质延髓束受损引起,故只产生对侧下部面肌瘫痪,表现为鼻唇沟浅、口角下坠、露齿、鼓腮、吹口哨时出现肌肉瘫痪,而皱额、闭眼仍正常或稍差。哭笑等情感运动时,面肌仍能收缩。周围性面瘫所有表情肌均瘫痪,无论随意或情感活动,肌肉均无收缩。

2.正确判断患病一侧

面肌挛缩时病侧鼻唇沟加深,眼裂缩小,易误认健侧为病侧。让患者露齿时,可见挛缩侧面肌不收缩,而健侧面肌收缩正常。

(三)保护暴露的角膜及防止结膜炎

由于患者不能闭眼,因此必须注意眼的清洁卫生。①外出必须戴眼罩,避免尘沙进入眼内;②每日用抗生素眼药水滴眼,入睡前用眼药膏,以避免角膜炎或暴露性角结膜炎;③擦拭眼泪的正确方法是向上擦拭,以防止加重外翻。④注意用眼卫生,养成良好习惯,不能用脏手、脏手帕擦泪。

(四)保持口腔清洁防止牙周炎

由于患侧面肌瘫痪,进食时食物残渣常停留于患侧颊齿间,故应注意口腔卫生。①经常漱口,必要时使用消毒漱口液;②使用正确的刷牙方法,应采用"短横法"或"竖转动法"两种方法,以去除菌斑及食物残片;③牙齿的邻面与间隙容易堆积菌斑而发生牙周炎,可用牙线紧贴牙齿颈部,然后在邻面上下移动,每个牙齿 4～6 次,直至刮净;④牙龈乳头萎缩和齿间空隙大的情况下可用牙签沿着牙龈的形态线平行插入,不宜垂直插入,以免影响美观和功能。

(五)家庭护理

1.注意面部保暖

夏天避免在窗下睡觉,冬天迎风乘车要戴口罩,在野外作业时注意面部及耳后的保护。耳后及病侧面部给予温热敷。

2.平时加强身体锻炼

增强抗风寒侵袭的能力,积极治疗其他炎性疾病。

3.瘫痪面肌锻炼

因面肌瘫痪后常松弛无力,患者自己可对着镜子,手掌贴于瘫痪的面肌上做环形按摩,每日3～4次,每次 15 分钟,以促进血液循环,并可减轻患者病侧面肌受健侧的过度牵拉。当神经功能开始恢复时,鼓励患者练习病侧的各单个面肌的随意运动,以促进瘫痪面肌的早日康复。

第四节　急性脊髓炎

一、概述

脊髓炎指由感染或毒素侵及脊髓所致的疾病,因其在脊髓的病变常为横贯性,故亦称横贯性脊髓炎。

二、病因

脊髓炎不是一个独立的疾病,它可由许多不同的病因引起,主要包括感染与毒素两类。

(一)感染

感染是脊髓炎的主要病因之一。可以是原发性的,亦可以为继发性的。原发性者最为多见,即病毒所引致的急性脊髓炎。继发性者起病于急性传染病,如麻疹、猩红热、白喉、流行性感冒、丹毒、水痘、肺炎、心内膜炎、淋病与百日咳等病的病程中,疫苗接种后或泌尿系统慢性感染性疾病时。

(二)毒素

无论是外源毒素还是内源毒素,作用于脊髓时均可引致脊髓炎。较为常见的可能引起脊髓炎的外源毒素有下列几种:一氧化碳中毒、二氧化碳中毒、脊髓麻醉与蛛网膜下隙注射药物等。脊髓炎亦偶可发生于妊娠期或产后期。

三、病理

脊髓炎的病理改变主要在脊髓本身。

(一)急性期

脊髓肿胀、充血、发软、灰质与白质界限不清。镜检可见细胞浸润,少量出血,神经胶质增生,血管壁增厚,神经细胞和纤维变性改变。

（二）慢性期

脊髓萎缩、苍白、发硬，镜检可见神经细胞和纤维消失，神经胶质纤维增生。

四、临床表现

病毒所致的急性脊髓炎多见于青壮年，散在发病。起病较急，一般多有轻度前驱症状，如低热、全身不适或上呼吸道感染的症状，脊髓症状急骤发生。可有下肢的麻木与麻刺感，背痛并放射至下肢或围绕躯体的束带状感觉等，一般持续 1～2 日（罕有持续数小时者），长者可至1 周，即显现脊髓横贯性损害症状。脊髓横贯性损害可为完全性，亦可为不完全性。同时，因脊髓罹患部位的不同，故其症状与体征亦各异，胸节脊髓最易罹患，此因胸髓最长与循环功能不全，按脊髓罹患节段，分别论述其症状与体征如下。

（一）胸髓

胸髓脊髓炎患者的最初症状为下肢肌力弱，可迅速进展成完全性瘫痪。病之早期，瘫痪为弛缓性。此时肌张力低下，浅层反射与深层反射消失，病理反射不能引出，是谓脊髓休克，为痉挛性截瘫。与此同时，可出现膀胱与直肠的麻痹，故初为尿与大便潴留，其后为失禁。由于病变的横贯性，所有感觉束皆受损，因此病变水平下的各种感觉皆减退或消失。感觉障碍的程度取决于病变的严重度。瘫痪的下肢可出现血管运动障碍，如水肿与少汗或无汗。阴茎异常勃起偶可见到。

由于感觉消失、营养障碍与污染，故褥疮常发生于骶部、股骨粗隆、足跟等骨骼隆起处。

（二）颈髓

颈髓脊髓炎患者，弛缓性瘫痪见于上肢，而痉挛性瘫痪见于下肢。感觉障碍在相应的颈髓病变水平下，病变若在高颈髓（颈髓 3、4），则为完全性痉挛性四肢瘫痪，并有膈肌瘫痪，可出现呼吸麻痹，并有高热，可导致死亡。

（三）腰骶髓

严重的腰骶髓脊髓炎呈现下肢的完全性弛缓性瘫痪，明显的膀胱与直肠功能障碍，下肢腱反射消失，其后肌肉萎缩。

五、实验室检查

血液中白细胞数增多，以中性多形核者为甚。脑脊髓液压力可正常，除个别急性期脊髓水肿严重者外，一般无椎管阻塞现象。脑脊髓液外观无色透明，白细胞数可增高，主要为淋巴细胞、蛋白质含量增高，糖与氯化物含量正常。

六、诊断与鉴别诊断

确定脊髓炎的部位与病理诊断并不困难，其特点包括起病急骤，有前驱症状，迅即发生的脊髓横贯性损害症状与体征，以及脑脊髓液的异常等。但有时不易确定病因，详细的病史非常重要。例如，起病前不久曾接种疫苗，则其脊髓炎极可能与之有关。

本病须与急性硬脊膜外脓肿、急性多发性神经根神经炎、视神经脊髓炎和脊髓瘤相鉴别。

七、治疗

一切脊髓炎患者在急性期皆应绝对卧床休息。急性期可应用糖皮质激素，如氢化可的松100～200 mg 或地塞米松 5～10 mg 静脉滴注，1 天 1 次，连续 10 天，以后改为口服泼尼松，已有并发感染或为预防感染，可选用适当的抗生素，并应加用维生素 B_1、维生素 B_{12} 等。

有呼吸困难者应注意呼吸道通畅,勤翻身,定时拍背,务必使痰液排出,如痰不能咳出或有分泌物储积,可行气管切开。

必须采取一切措施预防褥疮,患者睡衣与被褥必须保持清洁、干燥、柔软,且无任何皱褶。骶部应置于裹有白布的橡皮圈上,体位应定时变换,受压部分的皮肤亦应涂擦滑石粉。若褥疮已发生,可局部应用氧化锌粉、代马妥软膏或鞣酸软膏。

尿潴留时应使用留置导尿管,每3～4小时放尿一次,每日应以3％硼酸或1％呋喃西林,或者1％高锰酸钾溶液,每次250 mL冲洗灌注,应停留0.5小时再放出,每天冲洗1～2次,一旦有功能恢复迹象,则应取出导尿管,训练患者自动排尿。

便秘时应在食物中增加蔬菜,给予缓泻剂,必要时灌肠。

急性期时应注意避免屈曲性截瘫的发生,以及注意足下垂的预防,急性期后应对瘫痪肢进行按摩、全关节的被动运动与温浴,以改善局部血液循环与防止挛缩。急性期后仍为弛缓性瘫痪时,可应用平流电治疗。

八、护理

(一)评估要点

1.一般情况

了解患者起病的方式、缓急;有无接种疫苗、病毒感染史;有无受凉、过劳、创伤等明显的诱因和前驱症状。评估患者的生命体征有无改变,了解患者对疾病的认识。

2.专科情况

(1)评估患者是否存在呼吸费力、吞咽困难和构音障碍。

(2)评估患者感觉障碍的部位、类型、范围及性质。观察双下肢麻木、无力的范围,持续时间;了解运动障碍的性质、分布、程度及伴发症状。评估运动和感觉障碍的平面是否上升。

(3)评估排尿情况:观察排尿的方式、次数与量,了解膀胱是否膨隆,区分是尿潴留还是充溢性尿失禁。

(4)评估皮肤的情况:有无皮肤破损、发红等。

3.实验室及其他检查

(1)肌电图是否呈失神经改变;下肢体感诱发电位及运动诱发电位是否异常。

(2)脊髓MRI是否有典型的改变,即病变部位脊髓是否增粗。

(二)护理诊断

1.躯体移动障碍

其与脊髓病变所致截瘫有关。

2.排尿异常

其与自主神经功能障碍有关。

3.低效性呼吸形态

其与高位脊髓病变所致的呼吸肌麻痹有关。

4.感知改变

其与脊髓病变、感觉传导通路受损有关。

5.潜在并发症

压疮、肺炎、泌尿系统感染。

(三)护理措施

1.心理护理

双下肢麻木、无力易引起患者情绪紧张,护理人员应给予安慰,向患者及家属讲解疼痛过程。教会患者分散注意力的方法,如听音乐、看书。多与患者进行沟通,树立其战胜疾病的信心,提高疗效。

2.病情观察

(1)监测生命体征:如血压偏低、心率慢、呼吸慢、血氧饱和度低、肌张力低,立即报告医师,同时建立静脉通道,每15分钟监测生命体征1次,直至正常。

(2)观察双下肢麻木、无力的范围,持续时间。

(3)监测血常规、脑脊液中淋巴细胞及蛋白、肝功能、肾功能情况,并准确记录。

3.皮肤护理

每1~2小时翻身1次,并观察受压部位皮肤情况。保持皮肤清洁、干燥,床单柔软、平坦、舒适,受压部位皮肤用软枕、海绵垫悬空,防止压疮形成。保持肢体的功能位置,定时活动,防止关节挛缩和畸形,避免屈曲性痉挛的发生。

4.饮食护理

饮食上给予清淡、易消化、营养丰富的食物,包括新鲜的瓜果和蔬菜,如苹果、梨、香蕉、冬瓜、木耳等,避免刺激性强的食物和油炸食物。

5.预防并发症

(1)预防压疮,做到"七勤"。如已发生压疮,应积极换药治疗。

(2)做好便秘、尿失禁、尿潴留的护理,防止尿路感染。

(3)注意保暖,避免受凉。经常拍背,帮助排痰,防止坠积性肺炎。

(四)应急措施

如患者出现呼吸费力、呼吸动度减小、呼吸浅慢、发绀、吞咽困难,即刻清理呼吸道,给予吸氧,建立人工气道,应用简易呼吸器进行人工辅助呼吸,有条件者给予呼吸机辅助呼吸;建立静脉通路,按医嘱给予抢救用药,必要时行气管插管或气管切开术。

(五)健康教育

1.入院教育

(1)鼓励患者保持良好的心态,关心、体贴、尊重患者,树立战胜疾病的信心。

(2)告知本病的治疗、护理及预后等相关知识。

(3)病情稳定后及早开始瘫痪肢体的功能锻炼。

2.住院教育

(1)指导患者按医嘱正确服药,告知药物的不良反应与服药注意事项。

(2)给予高热量、高蛋白、高维生素饮食,多吃酸性及纤维素丰富的食物,少食易引起胀气的食物。

(3)告知患者及家属膀胱充盈的表现及尿路感染的表现,鼓励患者多饮水,每天2 500~3 000

mL,保持会阴部清洁。保持床单及衣物整洁、干燥。

(4)指导患者早期进行肢体的被动与主动运动。

3.出院指导

(1)坚持肢体的功能锻炼和日常生活动作的训练,忌烟酒,做力所能及的家务和工作,促进功能恢复。

(2)患者出院后,继续遵医嘱服药。

(3)定期门诊复查,一旦发现肢体麻木、乏力、四肢瘫痪等情况,立即就医。

第三章 心内科护理

第一节 风湿性心脏病

风湿性心脏病简称"风心病"。本病多见于 20～40 岁,女性多于男性,约 1/3 的患者无典型风湿热病史。二尖瓣病变最常见,发生率为 95 %～98 %;主动脉瓣病变次之,发生率为 20 %～35 %;三尖瓣病变为 5 %;肺动脉瓣病变仅为 1 %;联合瓣膜病变占 20 %～30 %。非风湿性心脏病见于老年性心脏瓣膜病、二尖瓣脱垂综合征、先天性瓣膜异常、感染性心内膜炎、创伤等。

一、二尖瓣狭窄

(一)病因和发病机制

二尖瓣狭窄(mitral stenosis,MS)几乎均为风湿性,2/3 为女性,急性风湿热一般在 10 年后(最少 2 年后)才出现杂音,常于 25～30 岁时出现症状。先天性 MS 罕见,患儿的存活时间一般不超过 2 年。老年性二尖瓣狭窄患者并不罕见。占位性病变如左心房黏液瘤或血栓形成很少导致 MS。

MS 是一种进行性损害性病变,狭窄程度随年龄增加而逐渐加重。无症状期为 10～20 年。多数患者在风湿热发作后 10 年内无狭窄的临床症状。在之后的 10 年内,多数患者可做出二尖瓣狭窄的诊断,但患者常无症状。正常二尖瓣瓣口面积为 4～6 cm²,当瓣口缩小到 1.5～2.5 cm² 时,才出现明显的血流动力学障碍,患者可感到劳累时心悸气促,此时患者一般在 20～40 岁。再过 10 年,当瓣口缩小到 1.1～1.5 cm² 时,患者就会出现明显的左心衰竭症状。当瓣口小于 1.0 cm² 时,肺动脉压明显升高,患者出现右心衰竭的症状和体征,随后因反复发作的心力衰竭而死亡。

(二)临床表现

1.症状

MS 的临床表现主要有呼吸困难、咯血、咳嗽、心悸,少数患者可有胸痛、晕厥。合并快速性心房颤动、肺部感染等,可发生急性左心衰竭。有胸痛者,常提示合并冠心病、严重主动脉瓣病变或肺动脉高压(致右心室缺血)等。出现晕厥者少见,如反复发生晕厥多提示合并主动脉瓣狭窄、左心房球形血栓、并发肺栓塞或左心房黏液瘤等。由于患者左心房扩大和肺动脉扩张,挤压左喉返神经可引起声音嘶哑,压迫食管可引起吞咽困难。肺水肿为重度二尖瓣狭窄的严重并发症,患者突然出现重度呼吸困难,不能平卧,咳粉红色泡沫样痰,双肺布满啰音,如不及时抢救,往往致死。长期的肺淤血可引起肺动脉高压、右心衰竭而使患者出现颈静脉怒张、肝大、直立性水肿和胸腔积液、腹腔积液等。右心衰竭发生后患者的呼吸困难减轻,发生急性肺水肿和大咯血的危险性减小。

MS 常并发心房颤动(发生率为 20 %～60 %,平均为 50 %),主要见于病程晚期;房颤发生后心输出量减少 20 %左右,可诱发、加重心功能不全,甚至引起急性肺水肿。房颤发生后平均存活年限为 5 年左右,但也有存活 25 年以上者。由于房颤后心房内血流缓慢及淤滞,故易促使心房内血栓形成,血栓脱落后可引起栓塞。其他并发症有感染性心内膜炎(8 %)、肺部感染等。

2.体征

查体可有二尖瓣面容——双颧绀红色,心尖区第一心音(S₁)亢进和开瓣音(如瓣膜钙化僵硬则第一心音减弱、开瓣音消失),心尖区有低调的隆隆样舒张中晚期杂音,常伴舒张期震颤。肺动脉高压时可有肺动脉瓣第二音(P_2)亢进,也可有肺动脉扩张及三尖瓣关闭不全的杂音。心房颤动特别是伴有较快心室率时,心尖区舒张期杂音可发生改变或暂时消失,心率变慢后杂音又重新出现。所谓"哑型 MS"是指有 MS 存在,但临床上未能闻及心尖区舒张期杂音,这种情况可见于快速性心房颤动、合并重度二尖瓣反流或主动脉瓣病变、心脏重度转位、合并肺气肿、肥胖及重度心功能不全等。

(三)诊断

1.辅助检查

(1)X 线:典型表现为二尖瓣型心脏,左心房大、右心室大、主动脉结小,食管下段后移,肺淤血,间质性肺水肿和含铁血黄素沉着等征象。

(2)心电图:可出现二尖瓣型 P 波、PTFV1(＋)、心电轴右偏和右心室肥厚。

(3)超声心动图:可确定狭窄瓣口面积及形态,M 型超声可见二尖瓣运动曲线呈典型城垛样改变。

2.诊断要点

查体发现心尖区隆隆样舒张期杂音、心尖区 S₁ 亢进和开瓣音、P_2 亢进,可考虑 MS 的诊断。辅助检查可明确诊断。

依瓣口大小,将 MS 分为轻、中、重度:其瓣口面积分别为 1.5～2.0 cm²、1.0～1.5 cm²、小于1.0 cm²。

3.鉴别诊断

临床上应与下列情况的心尖区舒张期杂音相鉴别,如功能性 MS、左心房黏液瘤或左心房球形血栓、扩张型或肥厚型心肌病、三尖瓣狭窄、Austin-Flint 杂音、Carey-Coombs 杂音,以及甲状腺功能亢进、贫血、二尖瓣关闭不全、室间隔缺损等流经二尖瓣口的血流增加时产生的舒张期杂音。

(四)治疗

MS 患者左心室并无压力负荷或容量负荷过重,因此没有任何特殊的内科治疗。内科治疗的重点是针对房颤和防止血栓栓塞并发症。对出现肺淤血或肺水肿的患者,可慎用利尿药和静脉血管扩张药,以减轻心脏前负荷和肺淤血。洋地黄仅适用于控制快速性房颤时的心室率。β受体阻滞剂仅适用于心房颤动合并快速心室率或有窦性心动过速时。MS 的主要治疗措施是手术。

二、二尖瓣关闭不全

(一)病因和发病机制

二尖瓣关闭不全(mitral insufficiency,MI)包括急性和慢性两种类型。急性二尖瓣关闭不全起病急,病情重,多由腱索断裂或乳头肌断裂引起。此外,感染性心内膜炎所致的瓣膜穿孔、二尖瓣置换术后发生的瓣周漏、MS 的闭式二尖瓣分离术或球囊扩张术的瓣膜撕裂等也可引起急性 MI。慢性 MI 在我国以风心病为最常见原因,在西方国家则以二尖瓣脱垂为常见原因。其他原因有冠心病、老年性心脏瓣膜病、感染性心内膜炎、左心室显著扩大、先天畸形、特发性腱索断裂、系统性红斑狼疮、类风湿关节炎、肥厚型梗阻性心肌病、心内膜心肌纤维化和左心房黏液瘤等。

急性 MI 时,左心房压急速上升,进而导致肺淤血,甚至急性肺水肿,相继出现肺动脉高压及右心衰竭,而左心室的前向排血量明显减少。慢性 MI 时,左心房顺应性增加,左心房扩大。同时扩大的左心房、左心室在较长时间内适应容量负荷增加,使左心房室压不至于明显上升,故肺淤血出现较晚。持续的严重过度负荷终致左心衰竭,肺淤血、肺动脉高压、右心衰竭相继出现。

(二)临床表现

1.症状

轻度 MI 患者,如无细菌性心内膜炎等并发症,可无症状。最早症状常为活动后易疲乏,或体力活动后心悸、呼吸困难。出现左心衰竭时,可表现为活动后呼吸困难或端坐呼吸,但较少发生肺水肿及咯血。一旦出现左心衰竭,多呈进行性加重,病情多难以控制。急性 MI 起病急,病情重,可有肺淤血,甚至急性肺水肿,相继出现肺动脉高压及右心衰竭。

2.体征

查体于心尖区,可闻及全收缩期吹风样高调一贯型杂音,可伴震颤;杂音一般向左腋下和左肩胛下区传导。心尖搏动呈高动力型;瓣叶缩短所致重度关闭不全者,第一心音常减弱。

二尖瓣脱垂的收缩期非喷射性喀喇音和收缩晚期杂音为本病的特征。凡使左心室舒张末期容积减少的因素,如从平卧位到坐位或直立位、吸入亚硝酸异戊酯等都可以使喀喇音提前和收缩期杂音延长;凡使左心室舒张末期容积增加的因素,如下蹲、握拳、使用盐酸普萘洛尔(心得安)等均可使喀喇音出现晚和收缩期杂音缩短。严重的二尖瓣脱垂可产生全收缩期杂音。

(三)诊断

1.辅助检查

(1)左心室造影为本病半定量反流严重程度的"金标准"。

(2)多普勒超声诊断 MI 敏感性几乎达 100 %,一般左心房内最大反流面积小于4 cm^2 为轻度反流,4～8 cm^2 为中度反流,大于 8 cm^2 为重度反流。

(3)超声心动图可显示二尖瓣形态特征,并提供心腔大小、心功能及并发症等情况。

2.诊断要点

MI 的主要诊断依据为心尖区有响亮而粗糙的全收缩期杂音,伴左心房、左心室增大。确诊有赖于超声心动图等辅助检查。

3.鉴别诊断

因非风湿性 MI 占全部 MI 的 55 %,加之其他心脏疾患也可在心尖区闻及收缩期杂音,故应注意鉴别。非风湿性 MI 杂音可见于房缺合并 MI、乳头肌功能不全或断裂、室间隔缺损、三尖瓣关闭不全、主动脉瓣狭窄及关闭不全、二尖瓣腱索断裂或瓣叶穿孔、二尖瓣脱垂、二尖瓣环钙化、扩张型心肌病、直背综合征等。

(四)治疗

1.二尖瓣关闭不全

无症状的慢性 MI、左心室功能正常时,并无公认的内科治疗。如无高血压,也无应用扩血管药或血管紧张素转化酶抑制剂(angiotensin converting enzyme inhibitor,ACEI)的适应证。主要的治疗措施是手术。

2.二尖瓣脱垂

二尖瓣脱垂不伴有 MI 时,内科治疗主要是预防心内膜炎和防止栓塞。β受体阻滞剂可应用于二尖瓣脱垂患者,伴有心悸、心动过速或伴交感神经兴奋增加症状的患者,以及有胸痛、忧虑的患者。

三、主动脉瓣狭窄

(一)病因和发病机制

主动脉瓣狭窄(aortic stenosis,AS)的主要病因是风湿性、先天性和老年退行性瓣膜病变。风湿性 AS 约占慢性风湿性心脏病的 25 %,男性多见,几乎均伴发二尖瓣病变和主动脉瓣关闭不全。

正常瓣口面积为大于或等于 $3.0 cm^2$。当瓣口面积减少一半时,收缩期无明显跨瓣压差;小于或等于 $1.0 cm^2$ 时,左心室收缩压明显增高,压差显著。左心室对慢性 AS 所致后负荷增加的代偿机制为进行性左心室壁向心性肥厚,顺应性降低,左心室舒张末期压力进行性增高,进而导致左心房代偿性肥厚,最终室壁应力增高、心肌缺血和纤维化导致左心衰竭。严重的 AS 可致心肌缺血。

(二)临床表现

1.症状

AS 可多年无症状,一旦出现症状,患者平均寿命为 3 年。典型的 AS 三联症是晕厥、心绞痛和劳力性呼吸困难。呼吸困难是最常见的症状,见于约90 %的患者,先是劳力性呼吸困难,进而发生端坐呼吸、阵发性夜间呼吸困难和急性肺水肿。心绞痛见于 60 %的有症状患者,多发生于劳累或卧床时,3 %～5 %的患者可发生猝死。晕厥或晕厥先兆可见于1/3 的有症状患者,可发生于用力或服用硝酸甘油时,表明 AS 严重。晕厥也可由心室纤颤引起。少部分患者可发生心律失常、感染性心内膜炎、体循环栓塞、胃肠道出血和猝死等。

2.体征

查体心尖部抬举性搏动十分有力且有滞留感,心尖部向左下方移位。80 %的患者于心底部主动脉瓣区可能触及收缩期震颤,反映跨膜压差>5.3 kPa(40 mmHg)。典型的 AS 收缩期杂音在 3/6 级以上,为喷射性,呈递增-递减型,菱峰位于收缩中期,在胸骨右缘第 2 肋间及胸骨左缘第 3～4 肋间最清楚。主动脉瓣区第二心音减弱或消失。收缩压显著降低,脉压小,脉搏弱。高度主动脉瓣狭窄时,杂音可不明显,而心尖部可闻及第四心音,提示狭窄严重,跨膜压差在9.3 kPa(70 mmHg)以上。

（三）诊断

1.辅助检查

（1）心电图：可表现为左心室肥厚、伴 ST-T 改变和左心房增大。

（2）超声心动图：有助于确定瓣口狭窄的程度和病因诊断。

（3）心导管检查：可测出跨瓣压差并据此计算出瓣口面积，大于 $1.0\ cm^2$ 为轻度狭窄，$0.75\sim1.0\ cm^2$ 为中度狭窄，小于 $0.75\ cm^2$ 为重度狭窄。根据压差判断，平均压差大于 $6.7\ kPa$（50 mmHg）或峰压差大于 $9.3\ kPa$（70 mmHg）为重度狭窄。

2.诊断和鉴别诊断

根据病史、主动脉瓣区有粗糙而响亮的喷射性收缩期杂音和收缩期震颤，诊断多无困难。应鉴别是风湿性、先天性、老年钙化性 AS，还是特发性肥厚性主动脉瓣下狭窄（IHSS）。病史、超声心动图等可助鉴别。

（四）治疗

无症状的 AS 患者并无特殊内科治疗，有症状的 AS 则必须手术。有肺淤血的患者，可慎用利尿药。ACEI 具有血管扩张作用，应慎用于瓣膜狭窄的患者，以免前负荷过度降低致心输出量减少，引起低血压、晕厥等。AS 患者亦应避免应用 β 受体阻滞剂等负性肌力药物。重度 AS 患者应选用瓣膜置换术。经皮主动脉球囊成形术尚不成熟，仅适用于不能手术患者的姑息治疗。

四、主动脉瓣关闭不全

（一）病因和发病机制

主动脉瓣关闭不全（aortic insufficiency，AI）由主动脉瓣和主动脉根部病变引起，分急性与慢性两类。慢性 AI 的病因有风湿、先天性畸形、主动脉瓣脱垂、老年性心脏瓣膜病、主动脉瓣黏液变性、梅毒性 AI、升主动脉粥样硬化与扩张、马方综合征、强直性脊柱炎、特发性升主动脉扩张、严重高血压和（或）动脉粥样硬化等，其中2/3的 AI 由风心病引起，单纯风湿性 AI 少见。

急性 AI 的原因有感染性心内膜炎、主动脉根部夹层或动脉瘤、创伤或其他原因导致的主动脉瓣破裂或急性脱垂、AS 行球囊成形术或瓣膜置换术的并发症。

急性 AI 时，心室舒张期血流从主动脉反流入左心室，左心室同时接受左心房和主动脉反流的血液，左心室急性扩张以适应容量过度负荷的能力有限，故左心室舒张压急剧上升，随之左心房压升高、肺淤血、肺水肿。同时，AI 使心脏前向排血量减少。

慢性 AI 时，常缓慢发展、逐渐加重，故左心室有充足的时间进行代偿，使左心室能够在反流量为输出量 80 % 左右的情况下，多年不出现严重循环障碍的症状。晚期才出现心室收缩功能降低，左心衰竭。

（二）临床表现

1.症状

急性 AI，轻者可无症状，重者可出现急性左心衰竭和低血压。慢性 AI 可多年（5～10 年）无症状，首发症状可为心悸、胸壁冲撞感、心前区不适、头部强烈搏动感；随着左心功能的减退，出现劳累后气急或呼吸困难，左心衰竭逐渐加重后，可随时发生阵发性夜间呼吸困难、肺水肿及端坐呼吸,随后发生右心衰竭。亦可发生心绞痛(较主动脉瓣狭窄少见)和晕厥。在出现左心衰竭后,病情呈进行性恶化,常于 1~2 年内死亡。

2.体征

查体,在胸骨左缘第 3~4 肋间或胸骨右缘第 2 肋间闻及哈气样递减型舒张期杂音。该杂音沿胸骨左缘向下传导,达心尖部及腋前线,取坐位、前倾、深呼气后屏气最清楚。主动脉瓣区第二心音减弱或消失。脉压升高,有水冲脉,周围血管征常见。

(三)诊断

1.辅助检查

(1)X 线胸片:表现为左心室、左心房大,心胸比率增大,左心室段延长及隆突,心尖向下延伸,心腰凹陷,心脏呈主动脉型,主动脉继发性扩张。

(2)心电图:表现为左心室肥厚伴劳损。

(3)超声心动图:可见主动脉增宽,AI 时存在裂隙或瓣膜撕裂、穿孔等,二尖瓣前叶舒张期纤细扑动或震颤(AI 的可靠征象,但敏感性只有 43 %),左心室扩大,室间隔活动增强并向右移动等。

(4)心脏多普勒超声心动图:可显示血液自主动脉反流入左心室。

(5)主动脉根部造影:该法是诊断本病的"金标准"。若注射造影剂后造影剂反流到左心室,可确定 AI 的诊断;若左心室造影剂浓度低于主动脉内造影剂浓度,则提示为轻度 AI;若两者浓度相近,则提示中度反流;若左心室浓度高于主动脉浓度,则提示重度反流。

2.诊断要点

如在胸骨左缘或主动脉瓣区有哈气样舒张期杂音,左心室明显增大,并有周围血管征,则 AI 之诊断不难确立。超声心动图、心脏多普勒超声心动图和主动脉根部造影可明确诊断。风湿性 AI 常与 AS 并存,同时合并二尖瓣病变。

3.鉴别诊断

风湿性 AI 须与老年性和梅毒性 AI、马方综合征及瓣膜松弛综合征、先天性主动脉瓣异常、细菌性心内膜炎、高血压和动脉粥样硬化性主动脉瓣病变、主动脉夹层、动脉瘤,以及创伤等所致的 AI 相鉴别。

(四)治疗

有症状的 AI 患者必须手术治疗,而不进行长期内科治疗。血管扩张药(包括 ACEI)应用于慢性 AI 患者,目的是减轻后负荷,增加前向心输出量而减轻反流,但能否有效降低左心室舒张末容量,增加左心室射血分数(LVEF),尚不肯定。

五、护理措施

注意休息,劳逸结合,避免过重体力活动。但在心功能允许情况下,可进行适量的轻体力活动或轻体力的工作。预防感冒,防止扁桃体炎、牙龈炎等。如果发生感染可选用青霉素治疗。对青霉素过敏者可选用红霉素或林可霉素治疗。心功能不全者应控制水分的摄入,饮食中适量限制钠盐,每天以 10 g 以下为宜,切忌食用盐腌制品。服用利尿剂者应吃些水果,如香蕉、橘子等。房颤的患者不宜做剧烈活动。应定期门诊随访,在适当时期要考虑行外科手术治疗,何时进行应由医师根据具体情况决定。如需拔牙或做其他小手术,术前应采用抗生素预防感染。

第二节　先天性心脏病

先天性心脏病简称"先心病",是胎儿时期心脏血管发育异常而致的畸形,是小儿时期最常见的心脏病。根据左右心腔或大血管间有无直接分流和临床有无发绀,可将先心病分为三大类:①左向右分流型(潜伏发绀型),常见有室间隔缺损、房间隔缺损、动脉导管未闭;②右向左分流型(发绀型),常见有法洛四联症和大动脉移位;③无分流型(无发绀型),常见有主动脉缩窄和肺动脉狭窄。

小儿先天性心脏病中最常见的是室间隔缺损、房间隔缺损、动脉导管未闭、肺动脉狭窄、法洛四联症和大动脉移位。

一、临床特点

(一)室间隔缺损

室间隔缺损(ventricular septal defect,VSD)为小儿最常见的先天性心脏病,缺损可单独存在,亦可为其他畸形的一部分。按缺损部位可分为室上嵴上方、室上嵴下方、三尖瓣后方、室间隔肌部四种类型。临床症状与缺损大小及肺血管阻力有关。大型 VSD(缺损 1~3 cm 者)可继发肺动脉高压,当肺动脉压超过主动脉压时,造成右向左分流而产生发绀,称为艾森门格综合征(Eisenmenger syndrome)。

1.症状

小型室间隔缺损可无症状;中型室间隔缺损易患呼吸道感染,或在剧烈运动时发生呼吸急促,生长发育多正常,偶有心力衰竭;大型室间隔缺损在婴幼儿时期由于缺损较大,左向右分流量多,超过肺循环量的 50 %,体循环内血量显著减少,而肺循环内明显充血,可于出生后1~3个月即发生充血性心力衰竭,平时反复呼吸道感染、肺炎、哭声嘶哑、喂养困难、乏力、多汗等,并有生长发育迟缓。

2.体征

心前区隆起;胸骨左缘 3~4 肋间可闻及Ⅲ~Ⅳ/6 级全收缩期杂音,在心前区广泛传导;肺动脉第二心音显著增强或亢进。

3.辅助检查

(1)X 线检查:肺充血,心脏左室或左右室大;肺动脉段突出,主动脉结缩小。

(2)心电图:小型室间隔缺损,心电图多数正常;中型室间隔缺损,电心图示左心室增大或左右心室增大;大型室间隔缺损或有肺动脉高压时,心电图示左右心室增大。

(3)超声心动图:室间隔回声中断征象,左右心室增大。

(二)房间隔缺损

房间隔缺损按病理解剖分为继发孔(第二孔)缺损和原发孔(第一孔)缺损,以继发孔缺损为多见。继发孔缺损为较常见的先天性心脏病之一,以女性较多见,缺损位于房间隔中部卵圆窝处,血流动力学特点为右心室舒张期负荷过重。原发孔缺损位于房间隔下端,指心内膜垫发育障碍未能与第一房间隔融合,常合并二尖瓣裂缺。

1.症状

该病在初生后及婴儿期大多无症状,偶有暂时性发绀。年龄稍大,症状渐渐明显,患儿发育迟缓,体格瘦小,易反复呼吸道感染,活动耐力减低,有劳累后气促、咳嗽等症状。左胸部常隆起,一般无发绀或杵状指(趾)。

2.体征

胸骨左缘第 2~3 肋间闻及柔和的喷射性收缩期杂音,肺动脉瓣区第二心音可增强或亢进、固定分裂。

3.辅助检查

(1)X 线检查:右心房、右心室扩大,主动脉结缩小,肺动脉段突出,肺血管纹理增多,肺门舞蹈。

(2)心电图:电轴右偏,完全性或不完全性右束支传导阻滞,右心房、右心室增大;原发孔房间隔缺损常见电轴左偏及心室肥大。

(3)超声心动图:右心房、右心室增大,右心室流出道增宽,室间隔与左心室后壁呈同向运动。二维切面可显示房间隔缺损的位置及大小。

(三)动脉导管未闭

动脉导管未闭是临床较常见的先天性心脏病,女性多于男性。开放的动脉导管位于肺总动脉分叉与主动脉之间,有管型、漏斗型和窗型,以漏斗型为多见。

1.症状

导管较细时,临床无症状。导管较粗时,临床表现为反复呼吸道感染、肺炎,发育迟缓,早期即可发生心力衰竭。重症病例常有呼吸急促、心悸。临床无发绀,但若合并肺动脉高压,即出现发绀。

2.体征

胸骨左缘第 2 肋间可闻及粗糙、响亮、机器样的连续性杂音,向心前区、颈部及左肩部传导,肺动脉第二音亢进。脉压增宽,出现股动脉枪击音、毛细血管搏动和水冲脉。

3.辅助检查

(1)X 线检查:分流量小者,心影正常;分流量大者,多见左心房、左心室增大,主动脉结增宽,可有漏斗征,肺动脉段突出,肺血增多,重症病例左右心室均肥大。

(2)心电图:左心房、左心室增大或双心室肥大。

(3)超声心动图:左心房、左心室大,肺动脉与降主动脉之间有交通。

(四)法洛四联症

法洛四联症是临床上最常见的发绀型先天性心脏病,病变包括肺动脉狭窄、室间隔缺损、主动脉骑跨及右心室肥大,其中肺动脉狭窄程度是决定病情严重程度的主要因素。主动脉骑跨及室间隔缺损存在使体循环血液中混有静脉血,临床上出现发绀与缺氧,并代偿性引起红细胞增多现象。

1.症状

发绀是主要症状,它出现的时间和程度与肺动脉狭窄程度有关,多见于毛细血管丰富的浅表部位,如唇、指(趾)甲床、球结膜等。患儿活动后有气促、易疲劳、蹲踞等,并常有缺氧发作,表现为呼吸加快、加深、烦躁不安，发绀加重，持续数分钟至数小时，严重者可表现为神志不清、惊厥或偏瘫、死亡。发作多在清晨，哭闹、吸乳或用力后，发绀严重者常有鼻出血和咯血。

2.体征

生长发育落后，全身发绀，眼结膜充血，杵状指（趾）；多有行走不远时采取自动蹲踞姿势或膝胸位以缓解症状。胸骨左缘第2~4肋间闻及粗糙收缩期杂音；肺动脉第二心音减弱。

3.辅助检查

（1）X线检查：心影呈靴形，上纵隔增宽，肺动脉段凹陷，心尖上翘，肺纹理减少，右心房、右心室肥厚。

（2）心电图：电轴右偏，右心房、右心室肥大。

（3）超声心动图：显示主动脉骑跨及室间隔缺损，右心室流出道、肺动脉狭窄，右心室内径增大，左心室内径缩小。

（4）血常规：血红细胞增多，一般在 $5.0 \times 10^{12}/L$ ~ $9.0 \times 10^{12}/L$，血红蛋白为 170 ~ 200 g/L，血细胞比容为60 %~80 %。当有相对性贫血时，血红蛋白低于 150 g/L。

二、护理评估

（一）健康史

了解母亲妊娠史，孕母在孕期最初 3 个月内有无病毒感染、放射线接触，是否服用过影响胎儿发育的药物、是否有代谢性疾病。患儿出生有无缺氧、心脏杂音，出生后各阶段的生长发育状况，是否有下列常见表现：喂养困难，哭声嘶哑，易气促、咳嗽，发绀，蹲踞现象，突发性晕厥。

（二）症状、体征

评估患儿的一般情况，生长发育是否正常，皮肤发绀程度，有无气急、缺氧、杵状指（趾），有无哭声嘶哑，有无蹲踞现象，胸廓有无畸形。注意听诊心脏杂音位置、性质、程度，尤其要注意肺动脉第二心音的变化。评估有无肺部啰音及心力衰竭的表现。

（三）社会、心理

评估家长对疾病的认知程度和对治疗的信心。

（四）辅助检查

了解并分析 X 线、心电图、超声心动图、血液等检查结果。较复杂的畸形者还应了解心导管检查和心血管造影的结果。

三、常见护理问题

（一）活动无耐力

其与氧的供需失调有关。

（二）有感染的危险

其与机体免疫力低下有关。

（三）营养失调

低于机体需要量与缺氧使胃肠功能障碍、喂养困难有关。

（四）焦虑

其与疾病严重、花费大、预后难以估计有关。

（五）合作性问题

脑血栓、脑脓肿、心力衰竭、感染性心内膜炎、晕厥。

四、护理措施

（1）休息：制定适合患儿活动的生活制度，轻症无症状者可与正常儿童一样生活，但要避免剧烈活动；有症状患儿应限制活动，避免情绪激动和剧烈哭闹；重症患儿应卧床休息，给予妥善的生活照顾。

（2）饮食护理：给予高蛋白、高热量、高维生素饮食，适当限制食盐摄入，并给予适量的蔬菜类粗纤维食品，以保证大便通畅。重症患儿喂养困难，应有耐心，少量多餐，以免导致呛咳、气促、呼吸困难等，必要时从静脉补充营养。

（3）预防感染：病室空气清新，穿着衣服薄厚要适中，防止受凉，应避免与感染性疾病患儿接触。

（4）注意心率、心律、呼吸、血压变化，必要时使用监护仪监测。

（5）防止法洛四联症：患儿哭闹、进食、活动、排便等引起缺氧发作，一旦发生可立即置于胸膝卧位，吸氧，遵医嘱应用盐酸普萘洛尔、吗啡和纠正酸中毒。

（6）发绀型先天性心脏病患儿由于血液黏稠度高，暑天发热、吐泻时体液量减少，加重血液浓缩，易形成血栓，有造成重要器官栓塞的危险，因此应注意多饮水，必要时静脉输液。

（7）合并贫血者可加重缺氧，导致心力衰竭，须及时纠正。

（8）合并心力衰竭者按心力衰竭护理。

（9）做好心理护理，关心患儿，建立良好护患关系，充分理解家长及患儿对检查、治疗、预后的期望心理，介绍疾病的有关知识、诊疗计划、检查过程、病室环境，消除恐惧心理。

（10）健康教育：①向家长讲述疾病的相关护理知识和各种检查的必要性，以取得配合；②指导患儿及家长掌握活动种类和强度；③告知家长如何观察病情变化，一旦发现异常（婴儿哭声无力、呕吐、不肯进食、手脚发软、皮肤出现花纹，较大患儿自诉头晕等），应立即呼叫；④向患儿及家长讲述重要药物如地高辛的作用及注意事项。

五、出院指导

（1）饮食宜高营养、易消化，少量多餐。人工喂养儿用柔软的、奶头孔稍大的奶嘴，每次喂奶时间不宜过长。

（2）根据耐受力确立适宜的活动，以不出现乏力、气短为度，重者应卧床休息。

（3）避免感染，居室空气应新鲜，经常通风，不去公共场所、人群集中的地方。注意气候变化，及时添减衣服，预防感冒。按时接种疫苗。

（4）发热、出汗时要给足水分，呕吐、腹泻时应到医院就诊补液，以免血液黏稠而发生脑血栓。

（5）保证休息，避免哭闹，减少外界刺激以预防晕厥的发生。当患儿在吃奶、哭闹或活动后出现气急、发绀加重或年长儿诉头痛、头晕时应立即将患儿取胸膝卧位，并送医院。

第三节　慢性肺源性心脏病

慢性肺源性心脏病简称"慢性肺心病",是由肺组织、肺血管或胸廓的慢性病变引起的肺组织结构和功能异常导致肺血管阻力增加、肺动脉压力增加,右心室扩张、肥大,伴有或不伴有右心衰竭的心脏病。

慢性肺心病是我国中老年人的常见病、多发病,患病年龄多在 40 岁以上,患病率随年龄增长而增高。我国肺心病的平均患病率约为 0.4 %,农村高于城市,吸烟者比不吸烟者明显增多。急性呼吸道感染是肺心病急性发作的主要诱因,常导致肺、心功能衰竭。目前重症肺心病的病死率仍然较高。

一、病因及发病机制

按原发病的不同部位,其病因分为三类。

(一)支气管、肺疾病

以慢性阻塞性肺疾病最为多见,占 80 %~90 %。支气管哮喘、支气管扩张、重症肺结核、肺尘埃沉着病(又称"尘肺")、慢性弥漫性肺间质纤维化、结节病等次之。

(二)胸廓运动障碍性疾病

较少见,如脊椎后凸或侧凸、脊椎结核、类风湿关节炎等引起的严重胸廓或脊柱畸形。神经肌肉疾患,如脊髓灰质炎、多发性神经炎等,引起胸廓活动受限、肺受压、支气管扭曲或变形,肺功能受损。

(三)肺血管疾病

甚少见,如广泛或反复发生的多发性肺小动脉栓塞及肺小动脉炎,以及原因不明的原发性肺动脉高压等。右心室肥大的病因有很多,但先决条件是肺的结构和功能的不可逆性改变。气道的反复感染、低氧血症和(或)高碳酸血症等一系列体液因子和肺血管的变化,使肺血管阻力增加和肺动脉血管重构、血容量增多和血液黏稠度增加,导致肺动脉高压,而肺动脉高压的形成是肺心病发生的关键因素。

二、临床表现

本病发展缓慢,临床上除原有肺、心疾病的各种症状和体征外,主要是逐步出现的肺、心功能衰竭和其他器官损害的表现。

(一)肺、心功能代偿期

1.症状

咳嗽、咳痰、气促,活动后有心悸、呼吸困难、乏力和活动耐力下降。急性感染可使上述症状加重。少有胸痛或咯血。

2.体征

可有不同程度的发绀和肺气肿体征。偶有干、湿性啰音,心音遥远。肺动脉瓣区第二心音亢进,提示有肺动脉高压。三尖瓣区出现收缩期杂音,或剑突下心脏搏动增强,提示有右心室肥厚。部分患者因肺气肿致胸膜腔内压升高,阻碍腔静脉回流,可见颈静脉充盈。因膈肌下降,可有肝界下移。

(二)肺、心功能失代偿期

1.呼吸衰竭

(1)症状:呼吸困难加重,夜间为甚,常有头痛、失眠、食欲下降,但白天嗜睡,甚至有表情淡漠、神志恍惚、谵妄等肺性脑病的表现。

(2)体征:明显发绀、球结膜充血、水肿,严重时可有视网膜血管扩张、视盘水肿等颅内压升高的表现。腱反射减弱或消失,出现病理反射。由于高碳酸血症,可出现周围血管扩张的表现,如皮肤潮红、多汗。

2.右心衰竭

(1)症状:气促更明显,心悸、气急、腹胀、食欲不振、恶心、呕吐等。

(2)体征:发绀更明显,颈静脉怒张,心率增快,可出现心律失常,三尖瓣区可闻及收缩期杂音,甚至出现舒张期杂音。肝大伴压痛、肝颈静脉回流征阳性、下肢水肿,严重者有腹腔积液。少数患者可出现肺水肿及全心衰竭的体征。

(三)并发症

由于低氧血症和高碳酸血症,多个重要脏器受累,出现严重并发症,如肺性脑病、酸碱失衡及电解质紊乱、心律失常、休克、消化道出血、弥散性血管内凝血等。

三、辅助检查

(一)胸部 X 线检查

除原发病的 X 线征象外,胸部 X 线检查尚有肺动脉高压和右心室肥大的征象。

(二)心电图检查

心电图检查主要为右心室肥大的改变。

(三)血气分析

出现低氧血症、高碳酸血症,当 $PaO_2 < 8.0$ kPa(60 mmHg),$PaCO_2 > 6.6$ kPa(50 mmHg)时,提示呼吸衰竭。

(四)血液检查

血液检查可见红细胞和血红蛋白升高,全血黏度和血浆黏度增加。并发感染时,白细胞总数增高,中性粒细胞增加。部分患者血清学检查有肾功能、肝功能的异常及电解质紊乱。

(五)其他检查

肺功能检查对早期或缓解期肺心病患者有意义。痰细菌学检查对急性加重期肺心病抗生素的选用有指导意义。

四、诊断要点

有慢性支气管、肺、胸疾患的病史,有肺动脉高压、右心室肥大或伴有右心功能不全的表现,结合实验室检查,可做出诊断。但须排除其他心脏病的存在,如冠心病、风心病等。

五、治疗要点

(一)急性加重期

1.控制感染

社区获得性感染以革兰阳性菌为多,医院感染则以革兰阴性菌为主。选用两者兼顾的抗生素,如青霉素类、氨基糖苷类、喹诺酮类及头孢菌素类等控制感染。

2.合理用氧

纠正缺氧和二氧化碳潴留,维持呼吸道通畅,改善呼吸功能。

3.控制心力衰竭

慢性肺心病患者一般在积极控制感染,改善呼吸功能后,便能改善心力衰竭;对治疗无效的重症患者,适当选用利尿、强心或血管扩张药物控制心力衰竭。

(1)利尿药:以缓慢、小量和间歇用药为原则。常用药物有氢氯噻嗪;尿量多时须加用10 %的氯化钾,或选用保钾利尿药如氨苯蝶啶。重度或需要快速利尿者,肌内注射或口服呋塞米。

(2)强心剂:宜选用速效、排泄快的制剂,剂量宜小。常用药物有毒毛花苷 K 0.125～0.25 mg,或毛花苷 C 0.2～0.4 mg,加入 10 %葡萄糖溶液,缓慢静脉推注。

(3)控制心律失常:一般肺心病的感染、缺氧经过治疗后,心律失常可自行消失;如果持续存在,根据心律失常的类型选用药物。

(二)缓解期

以中西医结合的综合措施为原则,防治原发病,祛除诱发因素,避免或减少急性发作,提高机体免疫功能,延缓病情的发展。

六、常用护理诊断

(一)气体交换受损

其与呼吸道阻塞、呼吸面积减少引起通气和换气功能障碍有关。

(二)清理呼吸道无效

其与呼吸道感染、痰液过多而黏稠或咳嗽无力有关。

(三)体液过多

其与右心功能不全、静脉回流障碍、静脉压升高有关。

(四)潜在并发症

肺性脑病。

七、护理措施

(一)一般护理

1.休息与活动

急性发作期卧床休息,取半卧位,减少机体耗氧量,减轻心脏负担。缓解期在医护人员指导下根据肺心功能状况适当活动,增强体质,改善心肺功能。

2.合理氧疗

翻身、拍背排出呼吸道分泌物,使呼吸道保持通畅,是改善通气功能的一项有效措施。在此基础上持续低流量、低浓度给氧,氧流量为 1～2 L/min,浓度在 25 %～29 %,可纠正缺氧,并且防止高浓度吸氧抑制呼吸,加重二氧化碳潴留,导致肺性脑病。

3.饮食护理

摄取低盐、低热量、清淡、易消化和富含维生素及纤维的饮食。限制钠盐摄入,液体摄入量限制在1～1.5 L/d。根据患者饮食习惯,少量多餐。应用排钾利尿剂的患者注意钾的摄入,鼓励患者多吃含钾高的食物和水果,如香蕉、枣等,保持大便通畅。

4.皮肤护理

久病卧床、水肿明显者应加强皮肤护理。避免腿部和踝部交叉受压;保持衣服宽大、柔软;在受压部位垫气圈或海绵垫,有条件者用气垫床;帮助患者抬高下肢,促进静脉回流;定时变换体位,预防压疮。

(二)病情观察

密切观察病情变化,监测生命体征及血气分析。观察呼吸频率、节律、深度及变化特点。如患者出现点头样、提肩样等呼吸,或呼吸由深而慢转为浅而快等不规则呼吸,提示呼吸衰竭。如果患者出现注意力不集中、好言多动、烦躁不安、昼睡夜醒、神志恍惚等,提示肺性脑病的先兆症状,应立即报告医师,并协助抢救。

(三)用药护理

1.利尿剂

尽可能在白天给药,以免因频繁排尿而影响患者夜间睡眠。用药后应观察患者精神症状、痰液黏稠度、有无腹胀、四肢无力等,准确记录液体出入量。过多应用利尿剂可能导致如下情况:①脱水使痰液黏稠不易咳出,加重呼吸衰竭;②低钾、低氯性碱中毒,抑制呼吸中枢,通气量降低,耗氧量增加,加重神经精神症状;③血液浓缩增加循环阻力,且易发生弥散性血管内凝血。

2.强心剂

遵医嘱给药,注意药效并观察毒性反应。由于肺心病患者长期处于缺氧状态,对洋地黄类药物耐受性很低,故强心剂疗效差、易中毒,用药前注意纠正缺氧。

3.呼吸兴奋剂

遵医嘱使用呼吸兴奋剂。注意保持呼吸道通畅,适当增加吸入氧浓度。用药过程中如出现恶心、呕吐、震颤甚至惊厥,提示药物过量,及时通知医师。

(四)心理护理

关爱患者,多与患者交谈,给予患者理解与支持,鼓励患者积极配合治疗与护理,树立信心;教会患者自我护理,避免各种诱发因素,保护肺、心功能;动员患者的家人与亲友多陪护探视,增强患者的支持系统。

(五)健康教育

1.疾病知识指导

教育患者和家属了解疾病的发生、发展过程及防止原发病的重要性,减少反复发作的次数。积极防治原发病,避免和防治各种可能导致病情急性加重的诱因。坚持家庭氧疗。

2.生活指导

加强饮食营养以保证机体康复的需要。病情缓解期应根据肺、心功能及体力情况进行适当的体育锻炼和呼吸功能锻炼,如散步、打太极拳、腹式呼吸、缩唇呼吸等,改善呼吸功能,提高机体免疫力。

3.用药指导

向患者介绍药物的用法和注意事项,观察疗效及不良反应。

4.自我监测指导

告知患者及其家属病情变化的征象,如体温升高、呼吸困难加重、咳嗽剧烈、咳痰不畅、尿量减少、水肿明显或发现患者神志淡漠、嗜睡、躁动、口唇发绀加重等,均提示病情变化或加重,须及时就医诊治。

第四节　原发性高血压

原发性高血压的病因复杂,不是由单个因素引起的,其与遗传有密切关系,是环境因素与遗传相互作用的结果。要诊断高血压,必须根据患者与血压对照规定的高血压标准,以在未服降压药的情况下,测两次或两次以上非同日多次重复的血压所得的平均值为依据,偶然测得一次血压增高不能诊断为高血压,必须重复和进一步观察。测得高血压时,要做相应的检查以排除继发性高血压,若是继发性高血压,未明确病因即当成原发性高血压而长期给予降压治疗,不但疗效差,而且原发性疾病严重发作常可危及生命。

一、一般表现

原发性高血压通常起病缓慢,早期常无症状,可以多年自觉良好而偶于体格检查时发现血压升高,少数患者则在发生心、脑、肾等并发症后才被发现。高血压患者可有头痛、眩晕、气急、疲劳、心悸、耳鸣等症状,但并不一定与血压水平成正比。往往是在患者得知患有高血压后才注意到。

高血压初期只是在精神紧张、情绪波动后血压暂时升高,随后可恢复正常,以后血压升高逐渐趋于明显而持久,但一天之内,白昼与夜间血压水平仍可有明显的差异。

高血压后期的临床表现常与心、脑、肾功能不全或器官并发症有关。

二、实验室检查

(1)为了诊断原发性高血压、了解靶器官(主要指心、脑、肾、血管)的功能状态并指导正确选择药物治疗,必须进行下列实验室检查:血常规、尿常规、肾功能、血尿酸、脂质、糖、电解质、心电图、胸部 X 线和眼底检查。早期患者上述检查可无特殊异常,后期高血压患者可出现尿蛋白增多及尿常规异常,肾功能减退,胸部 X 线可见主动脉弓迂曲延长、左室增大,心电图可见左心室肥大劳损。部分患者可伴有血清总胆固醇、三酰甘油、低密度脂蛋白胆固醇的增高和高密度脂蛋白胆固醇的降低,亦常有血糖或尿酸水平增高。目前认为,上述生化异常可能与原发性高血压的发病机制有一定的内在联系。

(2)眼底检查有助于了解高血压严重程度,眼底分级法标准如下:Ⅰ级,视网膜动脉变细、反光增强;Ⅱ级,视网膜动脉狭窄、动静脉交叉压迫;Ⅲ级,在上述血管病变基础上有眼底出血,棉絮状渗出;Ⅳ级,在上述基础上出现视神经盘水肿。大多数患者仅为Ⅰ、Ⅱ级变化。

(3)动态血压监测(ABPM)与通常血压测量不同,动态血压监测由仪器自动定时测量血压,可每隔15～30分钟自动测压(时间间隔可调节),连续 24 小时或更长。可测定白昼与夜间各时间段血压的平均值和离散度,能较敏感、客观地反映实际血压水平。

正常人血压呈明显的昼夜波动,动态血压曲线呈双峰一谷,即夜间血压最低,清晨起床活动后血压迅速升高,在上午 6~10 时及下午 4~8 时各有一高峰,继之缓慢下降。中、轻度高血压患者血压昼夜波动曲线与正常类似,但血压水平较高。早晨血压升高可伴有血中儿茶酚胺浓度升高,血小板聚集增加及纤溶活性增高等变化,可能与早晨较多发生心脑血管急性事件有关。

血压变异性和血压昼夜节律与靶器官损害及预后有较密切的关系,即伴明显靶器官损害或严重高血压患者的血压昼夜节律可消失。

目前尚无统一的动态血压正常值,但可参照采用以下正常上限标准:24 小时平均血压值小于 17.33/10.66 kPa;白昼均值小于 18/11.33 kPa;夜间小于 16.66/10 kPa。夜间血压均值比白昼降低超过 10 %,如降低不及 10 %,可认为血压昼夜节律消失。

动态血压监测可用于:诊断"白大衣性高血压",即在诊所内血压升高,而诊所外血压正常;判断高血压的严重程度,了解其血压变异性和血压昼夜节律;指导降压治疗和评价降压药物疗效;诊断发作性高血压或低血压。

三、原发性高血压危险度的分层

原发性高血压的严重程度并不单纯与血压升高的水平有关,必须结合患者总的心血管疾病危险因素及合并的靶器官损害做全面的评价,治疗目标及预后判断也必须以此为基础。心血管疾病危险因素包括吸烟、高脂血症、糖尿病、年龄超过 60 岁的男性或绝经后女性、心血管疾病家族史(发病年龄女性小于 65 岁,男性小于55 岁)。靶器官损害及合并的临床疾病包括心脏疾病(左心室肥大、心绞痛、心肌梗死、既往曾接受冠状动脉旁路手术、心力衰竭),脑血管疾病(脑卒中或短暂性脑缺血发作),肾脏疾病(蛋白尿或血肌酐升高),周围动脉疾病,高血压视网膜病变(大于等于Ⅲ级)。危险度的分层是把血压水平、危险因素及合并的器官受损情况相结合分为低、中、高和极高危险组。治疗时不仅要考虑降压,还要考虑危险因素及靶器官损害的预防及逆转。

低度危险组:高血压 1 级,不伴有上列危险因素,治疗以改善生活方式为主,如 6 个月后无效,再给药物治疗。

中度危险组:高血压 1 级,伴 12 个危险因素,高血压 2 级不伴有或伴有不超过 2 个危险因素者。治疗除改善生活方式外,给予药物治疗。

高度危险组:高血压 1~2 级,伴至少 3 个危险因素者,必须药物治疗。

极高危险组:高血压 3 级或高血压 1~2 级,伴靶器官损害及相关的临床疾病者(包括糖尿病),必须尽快给予强化治疗。

四、临床类型

原发性高血压大多起病及进展均缓慢,病程可长达十余年至数十年,症状轻微,逐渐导致靶器官损害。但少数患者可表现为急进重危,或具特殊表现而构成不同的临床类型。

(一)高血压急症

其是指高血压患者血压显著地或急剧地升高[收缩压>26.66 kPa(200 mmHg),舒张压>17.33 kPa(130 mmHg)],常同时伴有心、脑、肾及视网膜等靶器官功能损害的一种严重危及生命的临床综合征,其舒张压>18.67 kPa,(或)收缩压>29.33 kPa,无论有无症状,也应视为高血压急症。高血压急症包括高血压脑病,高血压危象,急进性高血压,恶性高血压,高血压合并颅内出血、急性冠状动脉功能不全、急性左心衰竭、主动脉夹层血肿,以及子痫、嗜铬细胞瘤危象等。

(二)恶性高血压

1％～5％的中、重度高血压患者可发展为恶性高血压,其发病机制尚不清楚,可能与不及时治疗或治疗不当有关。病理上以肾小动脉纤维样坏死为突出特征。临床特点:①发病较急骤,多见于中、青年;②血压显著升高,舒张压持续大于17.33 kPa;③头痛、视力模糊、眼底出血、渗出和乳头水肿;④肾脏损害突出,表现为持续蛋白尿、血尿及管型尿,并可伴肾功能不全;⑤进展迅速,如不给予及时治疗,预后不佳,可死于肾衰竭、脑卒中或心力衰竭。

(三)高血压危重症

1.高血压危象

在高血压病程中,由于周围血管阻力的突然上升,血压明显升高,可出现头痛、烦躁、眩晕、恶心、呕吐、心悸、气急及视力模糊等症状。伴靶器官病变者可出现心绞痛、肺水肿或高血压脑病。血压以收缩压显著升高为主,也可伴舒张压升高。发作一般历时短暂,控制血压后病情可迅速好转,但易复发。危象发作时交感神经活动亢进,血中儿茶酚胺升高。

2.高血压脑病

高血压脑病是指在高血压病程中发生急性脑血液循环障碍,引起脑水肿和颅内压增高而产生的临床征象。发生机制可能为过高的血压突破了脑血管的自身调节机制,导致脑灌注过多,液体渗入脑血管周围组织,引起脑水肿。临床表现有严重头痛、呕吐、神志改变,较轻者可仅有烦躁、意识模糊,严重者可发生抽搐、昏迷。

(四)急进性高血压

急进性高血压占高血压患者的1％～8％,多见于年轻人,男性居多。临床特点:①收缩压、舒张压均持续升高,舒张压常持续不低于17.3 kPa(130 mmHg),很少有波动;②症状多而明显进行性加重,高血压是缓慢病程,但迅速发展,血压显著升高;③出现严重的内脏器官的损害,常在1～2年内发生心、脑、肾损害和视网膜病变,出现脑卒中、心梗、心衰、尿毒症及视网膜病变(眼底Ⅲ级以上改变)。

(五)缓进性高血压

这种类型占95％以上,临床上又称为良性高血压。因其起病隐匿,病情发展缓慢,所以病程较长,可达数十年,多见于中老年人。临床表现:①早期可无任何明显症状,仅有轻度头痛或不适,休息之后可自行缓解,偶测血压时才发现高血压;②逐渐发展,患者表现为头痛、头晕、失眠、乏力、记忆力减退,血压也随着病情发展逐步升高并趋向持续性,波动幅度也随之减小并伴随心、脑、肾等器官的器质性损害。

因为此型高血压病病程长,早期症状不明显,所以患者容易忽视其治疗,思想上不重视,不能坚持服药,最终造成不可逆的器官损害,危及生命。

(六)老年人高血压

年龄超过60岁,达高血压诊断标准者,即老年人高血压。临床特点如下:①半数以上以收缩压为主,即单纯收缩期高血压(收缩压>18.66 kPa,舒张压<12 kPa),此与老年人大动脉弹性减退、顺应性下降有关,脉压增大。流行病学资料显示,单纯收缩压的升高也是心血管病致

死的重要危险因素。②部分老年人高血压由中年原发性高血压延续而来,属收缩压和舒张压均增高的混合型。③老年人高血压患者心、脑、肾器官常有不同程度损害,靶器官并发症如脑卒中、心衰、心肌梗死和肾功能不全较为常见。④老年人压力感受器敏感性减退,对血压的调节功能降低,易造成血压波动及直立性低血压,尤其在使用降压药物治疗时要密切观察。老年人选用高血压药物时宜选用平和、缓慢的制剂,如利尿剂、长效钙通道阻滞剂及 ACEI 等;常规给予抗凝剂治疗;定期测量血压以调整剂量。

(七)难治性高血压

难治性高血压又称顽固性或有抵抗性的高血压。临床特点如下。①治疗前血压≥24/15.33 kPa,充分合理地联合应用三种药物(包括利尿剂),血压仍不能降至 21.33/7.5 kPa 以下;②治疗前血压小于 24/15.33 kPa,而经适当的三联药物治疗后仍不能降至 18.66/12 kPa 以下,则被认为是难治性高血压;③对老年单纯收缩期高血压,如治疗前收缩压大于 26.66 kPa,经三联治疗,收缩压不能降至 22.66 kPa 以下,或治疗前收缩压 21.33~26.66 kPa,而治疗后不能降至 21.33 kPa 以下及不能下降至少 1.33 kPa,亦称为难治性高血压。充分合理的治疗应包括至少三种不同药理作用的药物,包括利尿剂,并加之以下两种:β受体阻滞剂,直接的血管扩张药,钙通道阻滞剂或血管紧张素转化酶抑制剂。应当说明的是,并不是所有严重的高血压都是难治性高血压,也不是难治性高血压都是严重高血压。

诊断难治性高血压应排除假性高血压及"白大衣高血压",并排除继发性高血压,如嗜铬细胞瘤、原发性醛固酮增生症、肾血管性高血压等。中年或老年患者在经过有效治疗以后变得无效,则强烈提示肾动脉硬化及狭窄,肾动脉造影可确定诊断,肾血管再建术可能是降低血压的唯一有效方法。

难治性高血压的主要原因可能有以下几种。①患者的依从性不好,即患者没有按医师的医嘱服药,这可能是最主要的原因。依从性不好的原因可能是药物方案复杂或服药次数频繁,患者未认识到控制好血压的重要性,或药物费用及不良反应等。②患者食盐量过高(>5 g/d),或继续饮酒,体重控制不理想。应特别注意来自加工食品中的盐,如咸菜、罐头、腊肉、香肠、酱油、酱制品、咸鱼、豆制品等,应劝说患者戒烟、减肥,肥胖者减少热量摄入量。③医师不愿使用利尿药或使用多种作用机制相同的药物。④药物相互作用,如阿司匹林或非甾体抗炎药因抑制前列腺素合成而干扰高血压的控制,拟交感胺类可使血压升高,麻黄素、口服避孕药、雄性激素、过多的甲状腺素、糖皮质激素等可使血压升高或加剧原先的高血压。考来烯胺可妨碍抗高血压药物经肠道吸收。三环类抗抑郁药,苯异丙胺、抗组胺、单胺氧化酶抑制剂及可卡因会干扰胍乙啶的药理作用。

(八)儿童高血压

关于儿童高血压的诊断标准尚未统一。世界卫生组织(WHO)规定:13 岁以上正常上限为 18.66/12 kPa,13 岁以下则为 18/11.33 kPa。《实用儿科学》规定:8 岁以下舒张压大于 10.66 kPa,8 岁以上大于 12 kPa;或收缩压大于 16 kPa 与舒张压大于 10.66 kPa 为高血压。儿童血压测量方法与成年人有所不同。舒张压以 Korotcoff 第Ⅳ音为准。根据美国心脏病协会规定,使用袖带的宽度:1 岁以下为 2.5 cm,1~4 岁为 5~6 cm,5~8 岁为 8~9 cm,成人为 12.5 cm,否则将会低估或高估血压。诊断儿童高血压应十分慎重,特别是轻度高血压者应加强随访。一旦确诊为儿童高血压,即排除继发性高血压。继发性高血压中最常见的病因是肾脏疾病,肾动脉血栓、肾动脉狭窄、先天性肾动脉异常、主动脉缩窄、嗜铬细胞瘤等次之。

临床特点:①5%的患者有高血压的家族史;②早期一般无明显症状,部分患者可有头痛,尤在剧烈运动时易发生;③超体重肥胖者占50%;④平素心动过速,心前区搏动明显,呈现高动力循环状态;⑤尿中儿茶酚胺水平升高,尿中缓激肽水平降低,血浆肾素活性轻度升高,交感神经活性增高;⑥对高血压的耐受力强,一般不引起心、肾、脑及眼底的损害。

(九)青少年高血压

青少年时期高血压的研究已越来越被人们重视。大量调查发现,青少年原发性高血压源于儿童期,并认为青少年高血压与成人高血压及并发症有密切关系,同儿童期高血压病因相似,常见于继发性高血压。在青春期继发性高血压病例中,肾脏疾病仍然是主要的病因。大量调查发现青少年血压与年龄直接相关,青少年高血压诊断标准为在不同时间(每次间隔三个月以上)三次测量坐位血压,收缩压和(或)舒张压高于95百分位以上可诊断为高血压(表3-1)。

表 3-1　我国青少年年龄血压百分位值表

年龄/岁	男性(P_{95})/mmHg	女性(P_{95})/mmHg
1～12	128/81	119/82
13～15	133/84	124/81
16～18	136/89	127/82

(十)精神紧张性高血压

交感神经系统在发病中起着重要作用。交感神经系统活性增强可导致:①血浆容量减少,血小板聚集,因而易诱发血栓形成;②激活肾素-血管紧张素系统,再加上儿茶酚胺的作用,引起左室肥厚的血管肥厚,肥厚的血管更易引起血管痉挛;③副交感神经系统活性较低和交感神经系统活性增强,是易引起心律失常、心动过速的因素;④降低骨骼肌对胰岛素的敏感性,其主要机制为在紧急情况下,交感神经系统活性增高引起血管收缩,导致运输至肌肉的葡萄糖减少,去甲肾上腺素刺激β受体也可引起胰岛素耐受,持续的交感神经系统还可以造成肌肉纤维类型由胰岛素耐受性慢收缩纤维转变成胰岛素耐受性快收缩纤维。这些变化可致血浆胰岛素浓度水平升高,并促进动脉粥样硬化。

(十一)白大衣高血压

白大衣高血压(white coat hypertension,WCH)是指在诊疗单位内血压升高,但在诊疗单位外血压正常。有人估计,在高血压患者中,20%～30%为白大衣高血压,故近年来提出患者自我血压监测(home blood pressure measurement,HBPM)。HBPM有下列好处:①能更全面、更准确地反映患者的血压。②没有"白大衣效应"。③提高患者服药治疗和改变生活方式的顺从性。④无观察者的偏倚现象。自测血压可使用水银柱血压计,亦可使用动态血压监测(ambulatory blood pressure measurement,ABPM)的方法进行判断。有人认为白大衣高血压也应予以重视,它可能是早期高血压的表现之一。我国目前的参考诊断标准为WCH患者诊室收缩压大于21.33 kPa和(或)舒张压大于12 kPa,并且白昼动态血压收缩压小于

18 kPa,舒张压小于 10.66 kPa,这还需要经过临床的验证和评价。

白大衣高血压多见于女性、年轻人、体型瘦者,以及诊所血压升高、病程较短者。在这类患者中,规律性反复出现的应激方式,如上班工作,不会引起血压升高。ABPM 有助于诊断白大衣高血压。其确切的自然史与预后还不是很清楚。

(十二)应激状态

偏快的心率是处于应激状态的一个标志,心动过速是交感神经活性增高的一个可靠指标,同时也是心血管病死亡率的一个独立危险因素。心率增快与血压升高、胆固醇升高、三酰甘油升高、血球压积升高、体重指数升高、胰岛素抵抗、血糖升高、高密度脂蛋白胆固醇降低等密切相关。

(十三)夜间高血压

24 小时动态血压监测发现部分患者的血压正常节律消失,夜间收缩压或舒张压的降低小于日间血压平均值的 10 %,甚至夜间血压反高于日间血压。夜间高血压常见于某些继发性高血压(如嗜铬细胞瘤、原发性醛固酮增多症、肾性高血压)、恶性高血压和合并心肌梗死、脑卒中的原发性高血压。夜间高血压的产生机制与神经内分泌正常节律障碍、夜间上呼吸道阻塞、换气过低和睡眠觉醒有关,其主要症状是响而不规则的打鼾、夜间呼吸暂停及日间疲乏和嗜睡。这种患者常伴有超重,易发生脑卒中、心肌梗死、心律失常和猝死。

(十四)肥胖型高血压

肥胖者易患高血压,其发病因素是多方面的,伴随的危险因素越多,则预后越差。本型高血压患者心、肾、脑、肺功能均较无肥胖者更易受损害,且合并糖尿病、高脂血症、高尿酸血症者多,患冠心病、心力衰竭、肾功能障碍者明显增加。

(十五)夜间低血压性高血压

日间为高血压(特别是老年收缩期性高血压),夜间血压过度降低,即夜间较日间血压低,超过 20 %。其发病机制与血压调节异常、血压节律改变有关。该型高血压易发生腔隙性脑梗死,可能与夜间脑供血不足、高凝状态有关。治疗应注意避免睡前使用降压药(尤其是能使夜间血压明显降低的药物)。

(十六)顽固性高血压

顽固性高血压是指高血压患者服用三种以上不同作用机制的全剂量降压药物,测量血压仍不能控制在 18.66/12.66 kPa 以下,或舒张压(DBP)不低于 13.33 kPa,老年患者血压仍高于 21.33/12 kPa,或收缩压(SBP)不能降至 18.66 kPa 以下。顽固性高血压的原因:①治疗不当。应采用不同机制的降压药物联合应用。②对药物的不能耐受。由于降压药物引起不良反应而中断用药,常不服药或间断服药,造成顺应性差。③继发性高血压。当患者血压明显升高并对多种治疗药物呈抵抗状态时,应考虑排除继发因素。常见肾动脉狭窄、肾动脉粥样斑块形成、肾上腺疾病等。④精神因素。工作繁忙造成白天血压升高,夜间睡眠时血压正常。⑤过度摄入钠。尤其在高血压人群中,约有 50 % 为盐敏感性高血压。例如,老年患者和肾功能减退者,盐摄入量过高更易发生顽固性高血压,而低钠饮食可改善其对药物的抵抗性。

五、护理评估

(一)病史

应注意询问患者有无高血压家族史,个性特征、职业、人际关系,环境中有无引发本病的应激因素,生活与饮食习惯、烟酒嗜好,有无肥胖、心脏病、肾脏病、糖尿病、高脂血症、痛风、支气管哮喘等病史及用药情况。

(二)身体状况

高血压根据起病和病情进展缓急分为缓进性和急进性两类,前者多见,后者占高血压病的1％~5％。

1.一般表现

缓进性原发性高血压起病隐匿,病程进展缓慢,早期多无症状,偶在体格检查时发现血压升高,少数患者在发生心、脑、肾等并发症后才被发现。高血压患者可在精神紧张、情绪激动或劳累后有头晕、头痛、眼花、耳鸣、失眠、乏力、注意力不集中等症状,但症状与血压增高程度并不一定一致。

患者血压随季节、昼夜、情绪等因素有较大波动,表现为冬季较夏季高、清晨较夜间高、激动时较平静时高等。体检时可听到主动脉瓣区第二心音亢进、主动脉瓣区收缩期杂音,少数患者在颈部或腹部可听到血管杂音。长期持续高血压可有左心室肥厚。

高血压病早期血压仅暂时升高,祛除病因和休息后可恢复,称为波动性高血压阶段。随病情进展,血压呈持久增高,并有脏器受损表现。

2.并发症

并发症主要表现为心、脑、肾等重要器官发生器质性损害和功能性障碍。

(1)心脏。血压长期升高,增加了左心室的负担。左心室因代偿而心肌肥厚,继而扩张,形成高血压心脏病。在心功能代偿期,除有劳累性心悸外,其他症状不明显。心功能失代偿时,则表现为心力衰竭。由于高血压后期可并发动脉粥样硬化,故部分患者可并发冠心病,发生心绞痛、心肌梗死。

(2)脑。重要的脑血管病变表现为一时性(间歇性)脑血管痉挛,可使脑组织缺血,产生头痛、一时性失语、失明、肢体活动不灵或偏瘫。可持续数分钟至数日,一般在 24 小时内恢复。脑出血一般在紧张的体力或脑力劳动时容易发生,如情绪激动、搬重物等时突然发生。其临床表现因出血部位不同而不同,最常见的部位为脑基底节豆状核,故常损及内囊,又称内囊出血。其主要表现为突然摔倒,迅速昏迷,头、眼转向出血病灶的同侧,出血病灶对侧有"三偏"症状,即偏瘫、偏身感觉障碍和同侧偏盲。呼吸深沉而有鼾声,大小便失禁。瘫痪肢体开始完全弛缓,腱反射常引不出。数日后瘫痪肢体肌张力增高,反射亢进,出现病理反射。脑动脉血栓形成多在休息睡眠时发生,常先有头晕、失语、肢体麻木等症状,然后逐渐发生偏瘫,一般无昏迷。随病情进展,可发生昏迷甚至死亡。对于上述脑血管病变的表现,中医学统称为"中风"或"卒中",现代医学统称为"脑血管意外"。高血压脑病是指脑小动脉发生持久而严重的痉挛,脑循环发生急性障碍,导致脑水肿和颅内压增高,可发生于急进性或严重的缓进性高血压病患者。表现为血压持续升高,常超过 26.7/16.0 kPa(200/120 mmHg),剧烈头痛、恶心、呕吐、眩晕、抽搐、视力模糊、意识障碍,直至昏迷。发作可短至数分钟,长者可达数小时或数日。

(3)肾的表现。长期高血压可致肾小动脉硬化,当肾功能代偿时,临床上无明显肾功能不全表现。当肾功能转入失代偿期时,可出现多尿、夜尿增多、口渴、多饮,提示肾浓缩功能减低,尿比重固定在 1.010 左右,称为等渗尿。当肾功能衰退时,可发展为尿毒症,血中肌酐、尿素氮增高。

(4)眼底视网膜血管改变。目前我国采用 Keith-Wegener Ⅳ级眼底分级法。Ⅰ级,视网膜动脉变细;Ⅱ级,视网膜动脉狭窄,动脉交叉压迫;Ⅲ级,眼底出血或棉絮状渗出;Ⅳ级,视神经盘水肿。眼底的改变可反映高血压的严重程度。

3.急进性高血压病

急进性高血压占高血压病的 1 ‰左右,可由缓进性突然转变而来,也可起病即急进性。多见于青年和中年。基本的临床表现与缓进性高血压病相似,但各种症状更为突出,具有病情严重、发展迅速、肾功能急剧恶化和视网膜病变(眼底出血、渗出、乳头水肿)等特点。血压显著增高,舒张压持续在 17.3~18.6 kPa(130~140 mmHg)或更高,常于数月或 1~2 年内出现严重的心、脑、肾损害,最后常因尿毒症死亡,也可死于急性脑血管疾病或心力衰竭。经治疗后,少数病情亦可稳定。

高血压危象是指短期内血压急剧升高的严重临床表现。在高血压的基础上,交感神经亢进致周围小动脉强烈痉挛,这是血压进一步升高的结果,常表现为剧烈头痛、神志改变、恶心、呕吐、心悸、呼吸困难等。收缩压可高达 34.7 kPa(260 mmHg),舒张压在 16 kPa(120 mmHg)以上。

(三)实验室及其他检查

1.尿常规检查

尿常规检查可阴性或有少量蛋白和红细胞,急进性高血压患者尿中常有大量蛋白、红细胞和管型,肾功能减退时尿比重降低,尿浓缩和稀释功能减退,血中肌酐和尿素氮增高。

2.X 线检查

轻者主动脉迂曲延长或扩张,并发高血压心脏病时,左心室增大,心脏靴形样改变。

3.超声波检查

心脏受累时,二维超声显示早期左室壁搏动增强,第Ⅱ期多见室间隔肥厚,继则左心室后型肥厚,左心房轻度扩大。超声多普勒于二尖瓣上可测出舒张期血流速度减慢,舒张末期速度增快。

4.心电图和心向量图检查

心脏受累的患者又可见左心室增厚或兼有劳损,P 波可增宽或有切凹,P 环振幅增大,终末向后电力更为明显。偶有心房颤动或其他心律失常。

5.血浆肾素活性和血管紧张素Ⅱ浓度测定

二者可增高、正常或降低。

6.血浆心钠素浓度测定

心钠素浓度降低。

六、护理目标

(1)头痛减轻或消失。

(2)焦虑减轻或消失。

(3)血压维持在正常水平,未发生意外伤害。

(4)能建立良好的生活方式,合理膳食。

七、护理措施

(一)一般护理

(1)头痛、眩晕、视力模糊的患者应卧床休息,抬高床头,保证充足的睡眠。指导患者使用放松技术,如缓慢呼吸、心理训练、音乐治疗等,避免精神紧张、情绪激动和焦虑,保持情绪平稳。保持病室安静,减少声光刺激和探视,护理操作动作要轻巧并集中进行,少打扰患者。对因焦虑而影响睡眠的患者遵医嘱应用镇静剂。

(2)有氧运动可降压减肥、改善脏器功能、提高活动耐力、减轻胰岛素抵抗,指导轻症患者选择适当的运动,如慢跑、健身操、骑自行车、游泳等(避免竞技性、力量型的运动),一般每周3~5次,每次30~40分钟,出现头晕、心慌、气短、极度疲乏等症状时应立即停止运动。

(3)合理膳食,每日摄钠量不超过6 g,减少热量、胆固醇、脂肪摄入,适当增加蛋白质,多吃蔬菜、水果,摄入足量的钾、镁、钙,避免过饱,戒烟酒及刺激性饮料,可以降低血压,减轻体重,防止高血脂和动脉硬化,防止便秘,减轻心脏负荷。

(二)病情观察与护理

(1)注意神志、血压、心率、尿量、呼吸频率等生命体征的变化,每日定时测量并记录血压。血压持续升高时,密切注意有无剧烈头痛、呕吐、心动过速、抽搐等高血压脑病和高血压危象的征象。出现上述现象时应给予氧气吸入,建立静脉通路,通知病危,准备各种抢救物品及急救药物,详细书写特别护理记录单;配合医师采取紧急抢救措施,快速降压、制止抽搐,以防脑血管疾病的发生。

(2)注意用药及观察。高血压患者服药后应注意观察服药反应,并根据病情轻重、血压的变化决定用药剂量与次数,详细做好记录。若有心、脑、肾严重并发症,则药物降压不宜过快,否则供血不足易发生危险。血压变化大时,要立即报告医师予以及时处理。要告诉患者按时服药及观察,忌乱用药或随意增减剂量与擅自停药。用降压药期间要经常测量血压并做好记录,以提供治疗参考,嘱患者注意起床动作要缓慢,防止直立性低血压引起摔倒。用利尿剂降压时注意记录出入量,排尿多的患者应注意补充含钾高的食物和饮料,如玉米面、海带、蘑菇、枣、桃、香蕉、橘子汁等。用β受体阻滞剂如盐酸普萘洛尔要逐渐减量、停药,避免突然停用引起心绞痛。

(3)患者如出现肢体麻木,活动欠灵,或言语含糊不清,应警惕高血压并发脑血管疾病。对已有高血压心脏病者,要注意有无呼吸困难、水肿等心力衰竭表现;同时检查心率、心律,有无心律失常的发生。观察尿量及尿的化验变化,以发现肾脏是否受累。发现上述并发症时,要协助医师做相应治疗及做好护理工作。

(4)高血压急症时,应迅速准确按医嘱给予降压药、脱水剂及解痉药物,注意观察药物疗效及不良反应,严格按药物剂量调节滴速,以免血压骤降引起意外。

(5)出现脑血管意外、心力衰竭、肾衰竭者,给予相应抢救配合。

八、健康教育

（1）向患者提供有关本病的治疗知识，注意休息和睡眠，避免劳累。

（2）同患者讨论改变生活方式的重要性，低盐、低脂、低胆固醇、低热量饮食，禁烟、酒及刺激性饮料。肥胖者节制饮食。

（3）教会患者进行自我心理平衡调整，自我控制活动量，保持良好的情绪，掌握劳逸适度，懂得愤怒会使舒张压升高，恐惧焦虑会使收缩压升高的道理，并竭力避免。

（4）定期、准确、及时服药，定期复查。

（5）保持排便通畅，规律的性生活，避免婚外性行为。

（6）教会患者测量血压及记录。让患者掌握药物的作用及不良反应，告诉患者不能突然停药。

（7）指导患者适当地进行运动，可增加患者的健康感觉和松弛紧张的情绪，增加高密度脂蛋白胆固醇（HDLC）。推荐做渐进式的有氧运动，如散步、慢跑，也可打太极拳；避免举高重物及做等长运动（举重、哑铃）。

九、高血压合并常见病的护理

（一）高血压合并糖尿病的护理要点

1.生活起居护理

（1）病室要保持整洁安静、光线柔和，室温在 18～22 ℃，相对湿度以 50 ％～70 ％为宜。

（2）根据患者具体情况选择运动疗法，如快步走、打太极拳、练八段锦、骑自行车等。时间安排在饭后 1 小时，每次持续 20～30 分钟。以运动后脉搏在 120 次/分左右、不感到疲劳为宜。外出时携带糖果、饼干和水，以预防低血糖。

（3）指导患者注意个人卫生，保持全身和局部清洁，加强口腔、皮肤和外阴部的清洁，做到勤换内衣。

（4）衣服鞋袜穿着要宽松，寒冷季节要注意四肢关节末端保暖。肢痛、肢麻者应避免局部刺激，可用乳香、当归、红花煎水熏洗，要注意温度，以免烫伤。

（5）注意保护足部，鞋袜不宜过紧，保持趾间干燥、清洁。经常检查有无创伤、鸡眼、水疱、趾甲异常等，并及时处理。剪趾甲时注意剪平，不要修剪过短。

（6）出现视物模糊者，应减少活动或外出时应有专人陪同。

2.情志护理

（1）消渴患者多为肝失调畅，气机紊乱，应多与患者沟通，让其正确对待疾病。针对每个患者的病情和心理、性格特点，循循善诱，耐心开导，让患者保持乐观情绪，积极配合治疗。

（2）源于《黄帝内经》"形神合一""天人合一""悲哀愁忧则心动，心动则五脏六腑皆摇"。用五行音乐疗法，根据病情辨证施治。①上消：肺热津伤型用金调音带。②中消：胃热炽盛型用宫调音带。③下消：肾虚型用羽调音带。

（3）嘱患者选用旋律情调悠然、节奏徐缓、清逸高雅、风格隽秀的古典乐曲与轻音乐，如《烛影摇红》《平湖秋月》《春江花月夜》《江南好》，以及平静舒缓、朴实自然的歌曲等，优美悦耳的音乐可改善患者孤独、忧郁、烦恼、沮丧等不良情绪。

（4）嘱患者在室外可选择花园、湖畔，以及依山傍水、绿树成荫之处。选择的环境使人精神愉快、情绪稳定,可加强治疗的效果。

3.饮食护理

(1)计算标准体重,控制总热量。严格定时、定量进餐,饮食搭配均匀。

(2)碳水化合物、蛋白质、脂肪分配比例分别占总热量的 55 ％～65 ％,10 ％～15 ％,20 ％～25 ％。

(3)宜选用的食物:粗粮、杂粮、黄豆及其制品、新鲜蔬菜等。少吃的食物:奶油、动物油及动物内脏、芋头、莲藕、葵花籽等。

(4)禁糖、烟酒和高淀粉的食物如薯类、香蕉等,少食煎炸食品。可适当增加蛋白质,如瘦肉、鱼、牛奶、豆制品等的摄入。可食用洋葱、黄瓜、南瓜、茭白、山药等有治疗作用的蔬菜。按规定进食仍感饥饿者,应增加水煮蔬菜以充饥。

(5)在血糖和尿糖控制平稳后,可在两餐间限量吃一些梨、西瓜、橙子等。

4.用药护理

(1)中药宜饭后温服。

(2)了解各类降糖药物的作用、剂量、用法,掌握药物的不良反应和注意事项,指导患者正确服用,及时纠正不良反应。

(3)观察患者的血糖、尿糖、尿量和体重变化,评价药物疗效。

5.病情观察

(1)询问既往饮食习惯、饮食结构和进食情况及生活方式、休息状况、排泄状况,有无特殊嗜好,有无糖尿病家族史,有无尿道和皮肤等感染。有糖尿病慢性并发症的患者,注意观察有无血管、神经系统异常。

(2)定期检查空腹和饭后 2 小时的血糖变化。

(3)准确记录 24 小时出入量,每周定时测体重。

(4)观察患者饮水、进食量,尿量及尿的颜色和气味。观察患者的神志、视力、血压、舌象、脉象和皮肤情况,做好记录。如观察到以下情况应立即报告医师、医护协作处理:①患者突然出现心慌头晕、出虚汗、软弱无力等低血糖现象时,应该马上检查血糖情况,如果是低血糖,应按低血糖处理。②头痛头晕、食欲缺乏、恶心呕吐、烦躁不安,甚至呼吸有烂苹果气味的酮症酸中毒。③出现神昏、呼吸深快、血压下降、肢冷、脉微欲绝等症状。

6.健康指导

(1)饮食护理。①定时定量进餐,避免进食时间延迟或提早,没有低血糖时避免吃糖。②避免食用浓缩的碳水化合物,避免饮用酒精饮料,避免食用高胆固醇、高脂肪食物。

(2)胰岛素使用。①向患者解释所使用胰岛素的作用时间及注意事项。②指导低血糖反应的表现和紧急处理措施。

(3)测血糖。指导患者掌握正确的血糖测试方法。

(4)足部护理。①定期检查足部皮肤,以早期发现病变。②促进足部血液循环,以温水浸泡双脚,时间不可过长,5 分钟左右。冬季应注意保暖,避免长时间暴露于冷空气中。③以润滑剂按摩足部,避免穿过紧的长裤、袜、鞋。④避免穿拖鞋、凉鞋或赤脚走路,禁用暖水袋,以免感觉迟钝造成踢伤、烫伤。

(5)注意个人卫生。①勤洗澡,不可用过热的水,以免烫伤。②女患者阴部用温水清洗,以减轻不适。③阴部及脚趾皮肤避免潮湿,应随时保持干燥。

(6)休息。适当地休息,睡眠时间以能够恢复精神为宜。

(7)运动。运动可减少身体对胰岛素的需要量,依患者喜好和能力,共同计划规律运动,鼓励肥胖患者多运动。

(8)其他。保持情绪稳定,生活规律。按医嘱服用降糖药,定期复查,如有不适,随时就诊。

(二)高血压合并心力衰竭的护理要点

1.生活起居护理

(1)创造安静舒适的环境是本证护理工作的关键,避免一切不良刺激,特别要避免突如其来的噪声、高音。病室空气要清新,经常通气换气,温湿度适宜。注意保暖、避风寒、防外感,保证充足的睡眠。

(2)久病体弱、动则心悸怔忡、饮停心下、水邪泛滥、水肿及重症卧床患者,一切活动应由护理人员协助,加强生活护理,预防压疮等并发症发生。取半卧位,两腿下垂,配合吸氧、强心、利尿等不同的治疗。

(3)指导患者排便时勿过于用力,养成每天定时排便习惯,平时饮食中可增加粗纤维食物或蜂蜜等润肠之物。便秘者适当应用缓泻剂。

(4)病症轻者适当进行锻炼,如打太极拳、八段锦等,以利脏腑气血的功能调节。但久病怔忡或心阳不足的患者应卧床休息,以免劳力耗伤心气,加重病情。

2.饮食护理

(1)本证以虚证多见,须注意加强营养、补益气血,多食莲子、桂圆、大枣、山药、甲鱼等;水肿者要限制水盐的摄入,忌食肥甘厚味、生冷、辛辣、烈酒、浓茶、咖啡等刺激性物品。

(2)体虚者可配以养血安神八宝粥(芡实、薏苡仁、白扁豆、莲肉、山药、红枣、桂圆、百合各6 g,粳米150 g)。实证者则多配用重镇安神之物,如朱砂安神丸(朱砂、黄连、生地黄、当归、甘草)。

(3)饮食宜有节制,定时定量,少食多餐,不宜过饱。

(4)适当饮用低度红酒有温阳散寒、活血通痹的作用,可少量饮用。

(5)适当控制钠盐及液体摄入量,保持正常的热量供应,进蛋白质含量多的食物,如瘦肉、鸡蛋、鱼等。

3.用药护理

(1)补益药宜早晚温服;使用中成药或西药者,要严格按照医嘱的剂量和时间给药,不应发给患者自行掌握服用。

(2)服用洋地黄类药、扩冠药及抗心律失常药物等抢救药物时要注意观察药物不良反应。附子服用过量后出现乌头碱中毒表现为心律失常,久煎1～2小时可减毒;洋地黄中毒可出现心率减慢、恶心呕吐、头痛、黄视、绿视等毒性反应。

(3)安神定志药物宜在睡前0.5～1小时服用。

4.情志护理

(1)情志不遂是诱发本病的重要因素,故应做好情志护理,注重消除患者紧张、惧怕、焦虑等不良情绪,要使患者怡情悦志,避免思虑过度而伤脾。

(2)当病症发作时,患者常自觉六神无主、心慌不宁、恐惧,此时应在旁守护患者以稳定情绪,使其感到放心,同时进行救治。

5.病情观察

(1)本病症常在夜间发作及加重,故夜间应加强巡视及观察。

(2)若见脉结代、呼吸不畅、面色苍白等心气衰微表现,立即给予吸氧,通知医师,可予口服红参粉或按医嘱口服救心丸、丹参滴丸,同时针刺心俞、内关、神门、三阴交或耳针心、肾、副交感等穴。

(3)对阵发性心悸的患者,发作时脉搏明显加速而并无结代者,可试用憋气法、引吐法、压迫眼球法、压迫颈动脉窦法来控制心悸。

(4)中医适宜技术:根据不同辨证分型可给予中药泡脚、熏蒸、中频脉冲电刺激、穴位敷贴、耳穴埋豆、拔火罐、艾灸等方法进行辅助治疗。

6.健康指导

(1)起居:有序,居住环境安静,避免恶性刺激及突发的高音、噪声,忌恼怒、紧张。

(2)饮食:有节,食勿过饱,勿食肥甘厚味,戒烟慎酒,忌浓茶、咖啡及烈性酒;限制钠盐摄入;保持二便通畅,忌用力过大。

(3)情志:重视自我调节情志,保持乐观开朗的情绪,丰富生活内容,怡情悦志,使气机条达,心气和顺。

(4)用药:积极防治有关的疾病,如痰饮、肺胀、喘证、消渴等症。

(5)强身:注意锻炼身体,以增强心脏、肺脏的功能,预防外邪的侵袭,保持充足的睡眠。

(6)有器质性心脏病的妇女不宜妊娠,怀孕时应予终止妊娠。

(7)定期复查:指导患者按照医嘱定时服药,定时复诊,随身携带急救药,如硝酸甘油、硝酸异山梨酯(消心痛)、速效救心丸等,以便发作时服用,及时缓解症状。

(三)高血压患者自我调护要点

自我调护与高血压的发生、发展及预后有密切的关系。正确的自我调护可以改善血压。

1.养成良好的生活习惯

坚持起床三部曲:醒来睁开眼睛后,继续平卧半分钟;再在床上坐半分钟,然后双腿下垂床沿半分钟;最后才下地活动。

2.穿衣宜松

高血压患者穿衣宜松不宜紧,保持"三松"(衣领宜松、腰带宜松、穿鞋宜松)。

3.居住环境宜舒适

环境应保持舒适、安静、整洁,室内保持良好的通风。

4.正确洗漱

每日早晚坚持温水洗漱,水过热或过凉都会刺激皮肤感受器,引起周围血管的舒缩,影响血压;洗澡时间不能过长,特别要注意安全,防止跌倒。

5.正确作息

坚持午休,每天30～60分钟,如无条件,可闭目养神或静坐,有利于降压。夜间睡前可用温水浸泡双足或按摩脚底穴位,可促进血液循环,提高睡眠质量。老年人每日睡眠 6～8 小时即可。

6.其他

(1)戒烟限酒,控制体重。

(2)预防便秘。增加粗纤维食物摄入,腹部穴位按摩促进肠蠕动,或晨起空腹喝一大杯白开水,必要时可在医师指导下用药物辅助通便。

(3)掌握血压监测的方法,预防和处理直立性低血压。

(4)自行耳穴、体穴按压,用指尖或指节按压所选的穴位,每次按压 5～10 分钟,以有酸胀感觉为宜,14 天一个疗程。

(5)自行足疗法。双足浸泡,尽量让水浸没过足踝(有足浴桶者可至膝以下),水温保持在 40 ℃。每天可进行 2 次,下午与晚间各 1 次,每次 30～40 分钟。

随着医学的不断发展,人们已开始重视高血压的危害,护理人员及家庭应不断更新调护观念,拓宽知识面,学习心理学、教育学等其他学科知识,掌握教学技巧,不断提高整体素质,为患者提供最佳的服务,最终达到减少高血压人群心脑血管疾病的目标。

(四)预防和处理直立性低血压

1.直立性低血压的表现

乏力、头晕、心悸、出汗、恶心、呕吐等临床表现,在联合用药、服首剂药物或加量时应特别注意。

2.指导患者预防直立性低血压的方法

(1)避免长时间站立,尤其是在服药后最初几个小时。

(2)改变姿势,特别是从卧、坐位起立时动作宜缓慢。

(3)服药时间可选在平静休息时,服药后继续休息一段时间再下床活动,如在睡前服药,夜间起床排尿时应注意。

(4)避免用太热的水洗澡或洗蒸汽浴,更不宜大量饮酒。

(5)指导患者在直立性低血压发生时采取下肢抬高平卧姿势,以促进下肢血液回流。

第五节　继发性高血压

继发性高血压是指继发于其他疾病或原因的高血压,也称症状性高血压,只占高血压人群的 5 ％～10 ％。血压升高仅是这些疾病的一个临床表现。继发性高血压的临床表现、并发症和后果与原发性高血压相似。继发性高血压的原发病可以治愈,原发病治愈之后,高血压症状也随之消失,而延误诊治可产生各种严重并发症,故须及时早期诊断,早期治疗继发性高血压是非常重要的。继发性高血压的主要病因有以下几点。

(1)肾脏病变:急慢性肾小球肾炎、慢性肾盂肾炎、肾动脉狭窄、糖尿病性肾炎、先天遗传性肾病、红斑狼疮、多囊肾及肾积水等。

(2)大血管病变:肾动脉粥样硬化、肾动脉痉挛、肾动脉先天性异常、动脉瘤等大血管畸形

（先天性主动脉缩窄）、多发性大动脉炎等。

（3）妊娠高血压综合征疾病：多发生于妊娠晚期，严重时要终止妊娠。

（4）内分泌性病变：嗜铬细胞瘤、原发性醛固酮增多症、皮质醇增多症等。

（5）脑部疾患：脑瘤、脑部创伤、颅内压升高等。

（6）药源性因素：长期口服避孕药、器官移植长期应用激素等。

下面叙述常见的继发性高血压。

一、肾实质性高血压

（一）病理生理

发生高血压主要和肾脏病变导致水钠排泄障碍，产生高血容量状态及肾脏病变可能促使肾性升压物质分泌增加有关。

（二）临床表现

1.急性肾小球肾炎

急性肾小球肾炎多见于青少年，有急性起病及链球菌感染史，有发热、血尿、水肿史。

2.慢性肾小球肾炎

慢性肾小球肾炎与原发性高血压伴肾功能损害者区别不明显，但有反复水肿史、贫血、血浆蛋白低、蛋白尿出现早而血压升高相对轻，眼底病变不明显。

3.糖尿病肾病

无论是胰岛素依赖型糖尿病，还是非胰岛素依赖型糖尿病，均可发生肾损害而有高血压、肾小球硬化。肾小球毛细血管增厚为主要的病理改变。早期肾功能正常，仅有微量清蛋白尿，血压也可能正常，伴随病情发展，出现明显蛋白尿及肾功能不全而诱发血压升高。

4.慢性肾盂肾炎

患者既往有急性尿感染病史，出现尿急、尿痛、尿频症状，尿常规可见白细胞，尿细菌培养阳性。一般肾盂肾炎不引起血压升高，当肾功能损害程度重时，可以出现高血压症状，肾衰竭。

（三）治疗

同原发性高血压及相关疾病的治疗。

二、肾动脉狭窄性高血压

（一）病理生理

肾动脉主干及分支狭窄，造成肾实质缺血，以及肾素-血管紧张素-醛固酮系统、激肽释放酶-激肽-前列腺素系统的升压、降压作用失衡，即可出现高血压症状。在我国由肾动脉狭窄引起的高血压病患者中，大动脉炎占70％，纤维肌性发育不良占20％，动脉粥样硬化仅占5％。可为单侧性或双侧性。

（二）临床表现

患者多为中青年女性，多无高血压家族史；高血压的病程短，进展快，多呈恶性高血压表现；一般降压治疗反应差。本病多有舒张压中、重度升高，腹部及腰部可闻及血管性杂音，眼底呈缺血性改变。大剂量断层静脉肾盂造影，放射性核素肾图有助于诊断，肾动脉造影可明确诊断。

（三）治疗

治疗手段包括手术、经皮肾动脉成形术和药物治疗。手术治疗包括血流重建术、肾移植术、肾切除术。经皮穿刺肾动脉成形术是治疗肾动脉狭窄的主要方法,其成功率在 80 ％～ 90 ％,创伤小、疗效好,为首选治疗方法。使用降压药物时,选药原则同原发性高血压,但对一般降压药物反应不佳。ACEI 有降压效果,但可能使肾小球滤过率进一步降低,使肾功能不全恶化。钙通道阻滞剂有降压作用,并不明显影响肾功能。

三、嗜铬细胞瘤

(一)病理生理

嗜铬细胞瘤是肾上腺髓质或交感神经节等内皮组织嗜铬细胞肿瘤的通称。最早发现的肿瘤在肾上腺,后来在交感神经元组织中也发现了具有相同生物特性的肿瘤。肾上腺部位的嗜铬细胞瘤产生肾上腺素和去甲肾上腺素,二者通过兴奋细胞膜的肾上腺素 α 和 β 受体而发生效能,从而引起血压升高,以及其他心血管和代谢改变。

(二)临床表现

血压波动明显,阵发性血压增高伴心动过速、头痛、出汗、面色苍白等症状,严重时可有心律失常、心绞痛、急性心力衰竭、脑卒中等。发作时间一般为数分钟至数小时,多由诱发因素引起,如体位改变、情绪波动、触摸肿瘤部位等。对一般降压药物无效或高血压伴血糖升高,代谢亢进等表现者应疑及本病。在血压增高期测定血与尿中儿茶酚胺及其代谢产物香草扁桃酸(vanillylmandelic acid,VMA)测定有助于诊断,酚苄明试验(10 mg,每天 3 次),3 天内血压降至正常,对诊断有价值。B 超、CT、MRI 检查可发现并确定肿瘤的部位及形态,大多数嗜铬细胞瘤为良性,可做手术切除,效果好,约 10 ％的嗜铬细胞瘤为恶性,肿瘤切除后可有多处转移灶。

(三)治疗

手术治疗为首选的治疗方法。只有在临床上确诊为恶性嗜铬细胞瘤已转移,或患者不能耐受手术时,才行内科治疗。

四、原发性醛固酮增多症

(一)病理生理

其由肾上腺皮质增生或肿瘤分泌过多醛固酮所致。过量分泌的醛固酮通过其水钠潴留效应导致高血压。水钠潴留使细胞外液容量明显增加,故心排量增多引起血压升高。最初,高血压是容量依赖性的,血压升高与钾丢失同时存在。随着病程的延长,长期细胞内钠浓度升高和细胞内低钾直接导致血管平滑肌收缩,使外周血管阻力升高,逐渐出现阻力性高血压。

(二)临床表现

临床上以长期高血压伴顽固的低钾血症为特征,可有肌无力、周期性瘫痪、烦渴、多尿、室性期前收缩及其他室性心律失常,心电图可有明显 U 波、Q-T 间期延长等表现。血压多为轻、中度增高。实验室检查有低钾血症、高钠血症、代谢性碱中毒,血浆肾素活性降低,尿醛固酮排泄增多等。螺内酯试验阳性,具有诊断价值。

(三)治疗

大多数原发性醛固酮增多症由单一肾上腺皮质腺瘤所致,手术切除是最好的治疗方法,术前应控制血压,纠正低钾。药物治疗尤其适用于肾上腺皮质增生引起的特发性醛固酮增多症,可做肾上腺大部切除术,但效果差,一般需用药物治疗。常用药物有螺内酯、钙通道阻滞剂、糖皮质激素等。

五、皮质醇增多症

(一)病理生理

其由肾上腺皮质肿瘤或增生分泌糖皮质激素过多所致,又称为库欣综合征,为促肾上腺皮质激素(adrenocorticotropic hormone,ACTH)过多或肾上腺病变所致。此外,长期大量应用糖皮质激素治疗某种病可引起医源性类库欣综合征。患者本身垂体肾上腺皮质受到抑制,功能减退,一旦停药或遭受应激,可发生肾上腺功能低下。

(二)临床表现

除高血压外,尚有向心性肥胖、满月脸、多毛、皮肤细薄而有紫纹、血糖增高等特征性表现。实验室检查 24 小时尿中 17-羟皮质类固醇或 17-酮类固醇增多、地塞米松抑制试验及促肾上腺皮质激素兴奋试验阳性有助于诊断。颅内蝶鞍 X 线检查,肾上腺 CT 放射性碘化胆固醇肾上腺扫描可用于病变定位诊断。

(三)治疗

皮质醇增多症病因复杂,治疗方法也各不相同。已知的病因有垂体性库欣病、肾上腺瘤、肾上腺癌、不依赖于 ACTH 双侧肾上腺增生、异位 ACTH 综合征等。治疗方法涉及手术、放射治疗及药物治疗。

六、主动脉缩窄

(一)病理生理

其病因多数为先天性血管畸形,少数为多发性大动脉炎所引起的高血压。

(二)临床表现

上肢血压增高,而下肢血压不高或降低,呈上肢血压高于下肢的反常现象,腹主动脉、股动脉及其他下肢动脉搏动减弱或不能触及,右肩胛间区、腋部可有侧支循环动脉的搏动和杂音或腹部听诊有血管杂音。检查胸部 X 线摄影可显示左心室扩大迹象,主动脉造影可明确诊断。

(三)治疗

缓解期慢性期患者考虑外科手术治疗,急性期可应用甲氨蝶呤和糖皮质激素,要密切监测血压。另外,抗血栓应用阿司匹林对症治疗,应用扩血管及降压药。

七、妊娠高血压综合征

妊娠高血压综合征(简称"妊高征"),平均发病率为 9.2 %,是造成母婴围生期发病和死亡的重要原因之一。

(一)病理生理

妊娠高血压综合征基本病变为全身小动脉痉挛,导致全身脏器血流不畅,微循环供血不足,组织缺血缺氧,血管痉挛和血压升高导致血管内皮功能紊乱和损害,前列腺素合成减少,血栓素产生增多。血小板和纤维蛋白原等物质通过损伤处沉积在血管内皮下,进一步使管腔狭窄,加重组织缺血、缺氧,又刺激血管收缩,使周围循环阻力增大,血压进一步升高。

(二)临床表现

妊娠高血压综合征常于妊娠 20 周后开始发病,以血压升高、蛋白尿及水肿为特征。表现为体重增加过多,每周增加超过 0.5 kg,经休息水肿不消退,随后出现高血压。病情继续发展出现先兆子痫、子痫。重度妊娠高血压综合征血管病变明显,可导致重要脏器损害,出现严重并发症。妊娠高血压综合征时血细胞比容小于 35 %,血小板计数小于 100×10^9/L(10 万/mm^3),呈进行性下降,白蛋白与球蛋白比例倒置;重度妊娠高血压综合征可出现溶血。妊娠高血压综合征主要应与慢性高血压或肾脏病合并妊娠相鉴别。

(三)治疗

1.一般治疗

注意休息,轻症无须住院,中、重度患者应入院治疗。保证足够睡眠及思想放松。休息、睡眠时取左侧卧位,少食盐及刺激性食物,戒酒。保证能量供应及足够蛋白质。中、重度患者每 4 小时测一次血压,密切注意血压变化。

2.药物治疗

轻度患者适当服用镇静药物,如地西泮、苯巴比妥等,以保证休息。一般不用降压药物和解痉药。对于中度患者,硫酸镁是首选解痉药,硫酸镁血浓度治疗量为 2～3 mmol/L,大于 3.5 mmol/L 时膝腱反射消失,大于 7.5 mmol/L 时可出现心跳呼吸停止。由于硫酸镁的中毒量和治疗量很接近,因此使用时应严防中毒。妊娠高血压综合征,当血压大于 165/113 mmHg 时,可能引起孕产妇脑血管意外、视网膜剥脱、胎盘灌流减少和胎盘早剥等。因此,降压治疗是重要措施之一。应避免血压下降过快、过低而影响胎盘灌流导致胎儿缺血缺氧。对重度妊娠高血压综合征的心力衰竭伴水肿,可疑早期急性肾衰竭、子痫和脑水肿者,可应用快速利尿剂和 20 %甘露醇脱水降颅压。

3.扩容治疗

重度妊娠高血压综合征由小动脉痉挛引起,血容量相对不足,因此扩容应在解痉治疗的基础上进行。

八、护理措施及出院指导

参阅原发性高血压有关护理部分。

第六节 高血压急症

高血压急症指短时间内(数小时或数天)血压明显升高,舒张压＞16.0 kPa(120 mmHg)和(或)收缩压＞24.0 kPa(180 mmHg),伴有重要器官组织,如心脏、脑、肾、眼底、大动脉的严重功能障碍或不可逆性损害。高血压急症可以发生在高血压患者身上,表现为高血压危象或高血压脑病;也可发生在其他许多疾病过程中,主要在心、脑血管病急性阶段,如脑出血、蛛网膜下隙出血、缺血性脑卒中、急性左侧心力衰竭伴肺水肿、不稳定型心绞痛、急性主动脉夹层和急慢性肾衰竭等情况。

单纯的血压升高并不构成高血压急症,血压的高低也不代表患者的危重程度。是否出现靶器官损害,以及哪个靶器官受累,不仅是高血压急症诊断的关键,也直接决定治疗方案的选择。及时正确处理高血压急症,可在短时间内使病情缓解,预防进行性或不可逆性靶器官损害,降低死亡率。根据降压治疗的紧迫程度,高血压急症可分为紧急和次急两类。前者需要采用静脉途径给药,在 1 小时内迅速降低血压;后者需要在 24 小时内降低血压,可使用快速起效的口服降压药。

一、发病机制

长期高血压及伴随的危险因素引起小动脉中层平滑肌细胞增生和纤维化,中动脉、大动脉粥样硬化,管壁增厚和管腔狭窄,导致重要靶器官如心、脑、肾缺血。在此基础上或在其他许多疾病过程中,由于紧张、疲劳、情绪激动、突然停服降压药、嗜铬细胞瘤阵发性高血压发作等,小动脉发生强烈痉挛,血压急剧上升,使重要靶器官缺血加重而产生严重功能障碍或不可逆性损害;或由于过高的血压突破了脑血流自动调节范围,脑组织血流灌注过多引起脑水肿、脑功能障碍。

妊娠时子宫胎盘血流灌注减少,使前列腺素在子宫合成减少,从而促使肾素分泌增加,通过血管紧张素系统使血压升高。

二、临床表现

(一)高血压脑病

高血压脑病常见于急性肾小球肾炎,亦可见于其他原因高血压,但醛固酮增多症和嗜铬细胞瘤者少见。常表现为剧烈头痛、烦躁、恶心、呕吐、抽搐、昏迷、暂时局部神经体征。舒张压常高于 18.7 kPa(140 mmHg),眼底几乎均能见到视网膜动脉强烈痉挛,脑脊液压力可高达 3.9 kPa(400 mm H_2O),蛋白增加。经有效的降压治疗,症状可迅速缓解,否则将导致不可逆的脑损害。

(二)急进性或恶性高血压

此类多见于中青年,血压显著升高,舒张压持续高于 18.7 kPa(140 mmHg),并有头痛、视力减退、眼底出血、渗出和视盘水肿;肾损害突出,持续蛋白尿、血尿与管型尿。若不积极降压治疗,预后很差,患者常死于肾衰竭、脑卒中、心力衰竭。病理上以肾小球纤维样坏死为特征。

(三)急性脑血管病

急性脑血管病包括脑出血、脑血栓和蛛网膜下隙出血。

(四)慢性肾疾病合并严重高血压

原发性高血压可以导致肾小球硬化、肾功能损害。各种原发或继发性肾实质疾病,包括各种肾小球肾炎、糖尿病肾病、红斑狼疮肾炎、梗阻性肾病等,出现肾性高血压者在80％～90％,这是继发性高血压的主要原因。随着肾功能损害的加重,高血压的出现率、严重程度和难治程度也加重。

(五)急性左侧心力衰竭

高血压是急性心力衰竭常见的原因之一。

(六)急性冠状动脉综合征

血压升高引起内膜受损而诱发血栓形成,导致急性冠状动脉综合征。

(七)主动脉夹层

主动脉内的血液经内膜撕裂口流入囊样变性的中层,形成血肿,随血流压力的驱动逐渐在主动脉中层内扩展。临床特点为急性起病,突发胸、背部剧烈疼痛,休克和血肿压迫相应的主动脉分支血管时出现的脏器缺血症状。多见于中老年患者,约 3/4 的患者有高血压。超高速

CT 和 MRI 能明确诊断,必要时主动脉造影。一旦诊断明确,立即进行解除疼痛、降低血压、减慢心率的治疗。

（八）子痫

先兆子痫是指以下三项中有两项者:血压≥21.3/14.7 kPa(160/110 mmHg);尿蛋白≥3 g/24 h;伴水肿、头痛、头晕、视物不清、恶心、呕吐等自觉症状。子痫指妊娠高血压综合征的孕产妇发生抽搐。辅助检查:血液浓缩、血黏度升高,重者肌酐升高、凝血机制异常,眼底可见视网膜痉挛、水肿、出血。

（九）嗜铬细胞瘤

嗜铬细胞瘤可产生和释放大量去甲肾上腺素和肾上腺素,常见的肿瘤部位在肾上腺髓质,也可在其他具有嗜铬组织的部位,如主动脉分叉、胸腹部交感神经节等。临床表现为血压急剧升高,伴心动过速、头痛、苍白、大汗、麻木、手足发冷。发作持续数分钟至数小时。通过发作时尿中儿茶酚胺代谢产物——香草扁桃酸和血中儿茶酚胺的测定可以确诊。

高血压次急症,也称为高血压紧迫状态,指血压急剧升高而尚无靶器官损害。允许在数小时内将血压降低,不一定需要静脉用药。包括急进性或恶性高血压而无心、肾和眼底损害,先兆子痫,围手术期高血压等。

三、诊断与评估

（一）诊断依据

(1)原发性高血压病史。

(2)血压突然急剧升高。

(3)伴有心功能不全、高血压脑病、肾功能不全、视盘水肿、渗出、出血等靶器官严重损害。

（二）评估

发生高血压急症的患者基础条件不同,临床表现形式各异,要制定合适的治疗方案,有必要对患者进行早期评估,做危险分层,针对患者的具体情况确定个体化的血压控制目标和用药方案。

在病情诊断及评估中,简洁而完整的病史收集有助于了解高血压的持续时间和严重性、并发症情况,以及药物使用情况;需要明确患者是否有心血管、肾、神经系统疾病病史,检查是否有靶器官损害的相关征象;进行必要的辅助检查,如血电解质、尿常规、心电图、检眼镜等。根据早期评估选择适当的急诊检查,如X线胸部平片、脑 CT 等。一旦发现患者有靶器官急性受损的迹象,就应该进行紧急治疗,绝不能一味等待检查结果。

四、治疗原则

（一）迅速降低血压

选择适宜有效的降压药物静脉滴注,在监测下将血压迅速降至安全水平,以预防进行性或不可逆性靶器官损害,避免血压下降过快或过低,导致局部或全身灌注不足。

（二）降压目标

高血压急症降压治疗的第一个目标是在 60 分钟内将血压降到一个安全水平。由于患者基础血压水平各异,合并的靶器官损害不一,这一安全水平必须根据患者的具体情况决定。
①1 小时内使平均动脉血压迅速下降,但不超过 25 %,一般掌握在近期血压升高值的 2/3

左右。但注意临床的一些特殊情况，如主动脉夹层和急性脑血管病患者等，血压控制另有要求。②在达到第一个目标后，应放慢降压速度，加用口服降压药，逐步减慢静脉给药的速度，逐渐将血压降低到第二个目标。在以后的 2～6 小时将血压降至 21.3/(13.3～14.7)kPa[160/(100～110) mmHg]，根据患者的具体病情适当调整。③如果这样的血压水平可耐受和临床情况稳定，在以后的 24～48 小时逐步降低血压至正常水平，即高血压急症血压控制的第三步。

五、常见高血压急症的急诊处理

(一)高血压脑病

高血压脑病临床处理的关键：一方面要考虑将血压降低到目标范围内；另一方面要保证脑血流灌注，尽量减少颅内压的波动。脑动脉阻力在一定范围内直接随血压变化而变化，慢性高血压时，该设定点也相应升高，迅速、过度降低血压可能降低脑血流量，造成不利影响。因此，降压治疗以静脉给药为主，1 小时内将收缩压降低 20 %～25 %，血压下降幅度不可超过50 %，舒张压一般不低于 14.7 kPa(110 mmHg)。在治疗时要同时兼顾减轻脑水肿、降颅压，避免使用降低脑血流量的药物。迅速降压过去首选硝普钠，起始量20 μg/min，视血压和病情可逐渐增至 200～300 μg/min。但硝普钠可能引起颅内压增高，并影响脑血流灌注，以及可能产生蓄积中毒，在用药时须对患者进行密切监护。现多用盐酸尼卡地平、盐酸拉贝洛尔等。其中，盐酸尼卡地平不仅能够安全平稳地控制血压，同时还能较好地保证脑部、心脏、肾等重要脏器的血供。尼卡地平急诊应用于高血压急症时，以静脉泵入为主，剂量为每分钟 0.5～6 μg/kg，起始量每分钟 0.5 μg/kg，达到目标血压后，根据血压调节点滴速度。盐酸拉贝洛尔 50 mg 缓慢静脉注射，以后每隔 15 分钟重复注射，总剂量不超过 300 mg，或给初始量后以 0.5～2 mg/min的速度静脉点滴。合并有冠心病、心功能不全者可选用硝酸甘油。颅压明显升高者应加用甘露醇、利尿药。一般禁用单纯受体阻滞剂、可乐定和甲基多巴等。二氮嗪可反射性地使心率增快，并可增加心搏量和升高血糖，故患有冠心病、心绞痛、糖尿病者慎用。

(二)急性脑血管病

高血压患者在出现急性脑血管病时，脑部血流的调节机制进一步紊乱，特别是急性缺血性脑卒中患者，几乎完全依靠平均动脉血压的增高来维持脑组织的血液灌注。因此，在严重高血压合并急性脑血管病的治疗中，须首先把握的一个原则就是"无害原则"，避免血流灌注不足。急性卒中期间迅速降低血压的风险和好处并不清楚，因此一般不主张对急性脑卒中患者采用积极的降压治疗。在病情尚未稳定或改善的情况下，宜将血压控制在中等水平[约21.3/13.3 kPa(160/100 mmHg)]，血压下降不要超过 20 %。治疗时避免使用减少脑血流灌注的药物，可选用盐酸尼卡地平、盐酸拉贝洛尔、卡托普利等。联合使用血管紧张素转化酶抑制剂和噻嗪类利尿药有利于降低卒中发生率。

1.脑梗死

许多脑梗死患者在发病早期血压均有不同程度的升高，且其升高的程度与脑梗死病灶大小及是否患有高血压有关。脑梗死早期的高血压处理取决于血压升高的程度及患者的整体情况和基础血压。如收缩压在 24.0～29.3 kPa(180～220 mmHg)或舒张压在 14.7～16.0 kPa(110～120 mmHg)，一般不急于降压治疗，但应严密观察血压变化；如血压高于29.3/16.0 kPa(220/120 mmHg)，或伴有心肌缺血、心衰、肾功能不全及主动脉夹层等，考虑溶栓治疗的患者,则应给予降压治疗。根据患者的具体情况选择合适的药物及合适剂量。如盐酸尼卡地平5 mg/h作为起始量静脉点滴,每5分钟增加2.5 mg/h至满意效果,最大15 mg/h。盐酸拉贝洛尔50 mg缓慢静脉注射,以后每隔15分钟重复注射,总剂量不超过300 mg,或给初始量后以0.5～2 mg/min的速度静脉点滴。效果不满意者可谨慎使用硝普钠。β受体阻滞剂可使脑血流量降低,急性期不宜用。

2.脑出血

脑出血时血压升高是颅内压增高情况下保持正常脑血流的脑血管自动调节机制,脑出血患者合并严重高血压的治疗方案目前仍有争论,降压可能影响脑血流量,导致低灌注或脑梗死,但持续高血压可使脑水肿恶化。一般认为,在保持呼吸道通畅、纠正缺氧、降低颅内压后,如血压高于26.7/14.7 kPa(200/110 mmHg),才考虑在严密血压监测下使用经静脉降压药物进行治疗,使血压维持在略高于发病前水平或24.0/14.0 kPa(180/105 mmHg)左右;收缩压在22.7～26.7 kPa(170～200 mmHg)或舒张压在13.3～14.7 kPa(100～110 mmHg),暂不必使用降压药,先脱水降颅压,并严密观察血压情况,必要时再用降压。可选择ACEI、利尿药、盐酸拉贝洛尔等。钙通道阻滞剂能扩张脑血管、增加脑血流,但可能增高颅内压,应慎重使用。α受体阻滞剂往往出现明显的降压作用及明显的直立性低血压,应避免使用。在调整血压的同时,防止继续出血、保护脑组织、防治并发症,需要时采取手术治疗。

(三)急性冠脉综合征

急性冠脉综合征包括不稳定性心绞痛和心肌梗死,其治疗目标在于降低血压、减少心肌耗氧量,但不可影响到冠脉灌注压,从而减少冠脉血流量。血压控制的目标是使其收缩压下降10%～15%。治疗时首选硝酸酯类药物,如硝酸甘油,开始时以5～10 μg/min的速率静脉滴注,逐渐增加剂量,每5～10分钟增加5～10 μg/min。早期联合使用其他降血压药物治疗,如β受体阻滞剂、ACEI、α$_1$受体阻滞剂,必要时还可配合使用利尿药和钙通道阻滞剂。另外,还可配合使用镇痛、镇静药等。特别是盐酸尼卡地平,能增加冠状动脉血流、保护缺血心肌,静脉点滴能发挥降压和保护心脏的双重作用。盐酸拉贝洛尔能同时阻滞α$_1$和β受体,在降压的同时能减少心肌耗氧量,也可选用。心肌梗死后的患者可选用ACEI、β受体阻滞剂和醛固酮拮抗药。此外,原发病的治疗如溶栓、抗凝、血管再通等也非常重要,对ST段抬高的患者在溶栓前应将血压控制在20.0/12.0 kPa(150/90 mmHg)以下。

(四)急性左侧心力衰竭

急性左侧心力衰竭主要是收缩期高血压和缺血性心脏病导致的。严重高血压伴急性左侧心力衰竭治疗的主要手段是通过静脉用药,迅速降低心脏的前后负荷。在应用血管扩张药迅速降低血压的同时配合使用强效利尿药,尽快缓解患者的缺氧和高度呼吸困难。就心脏功能而言,力求将血压降到正常水平。血压被控制的同时,心力衰竭亦得到控制。血管扩张药可选用硝普钠、硝酸甘油、甲磺酸酚妥拉明等,广泛心肌缺血引起的急性左侧心力衰竭首选硝酸甘油。在降压的同时以吗啡3～5 mg静脉缓注,必要时每隔15分钟重复1次,共2～3次,老年患者酌减剂量或改为肌内注射;呋塞米20～40 mg静脉注射,2分钟内推完,4小时后可重复1次,并予吸氧、氨茶碱等。洋地黄仅在心脏扩大或心房颤动伴快速心室率时应用。

(五)急性主动脉夹层

3/4 的主动脉夹层患者有高血压,血压增高是病情进展的重要诱因。治疗目标为通过扩张血管、减缓心动过速、抑制心脏收缩、降低血压及左心室射血速度、降低血流对动脉的剪切力,阻止夹层血肿的扩展。主动脉夹层在升主动脉及有并发症者尽快手术治疗;主动脉夹层病变局限在降主动脉者应积极内科治疗。患者应绝对卧床休息,严密监测生命体征和血管受累征象,给予有效止痛、迅速降压、镇静和吸氧,忌用抗凝或溶栓治疗。疼痛剧烈患者立即静脉使用较大剂量的吗啡或盐酸哌替啶。无论患者有无收缩期高血压,都应首先静脉应用 β 受体阻滞剂来减弱心肌收缩力,减慢心率,降低左心室射血速度。如盐酸普萘洛尔 0.5 mg 静脉注射,随后每 3~5 分钟注射 1~2 mg,直至心率降至 60~70 次/分。心率控制后,如血压仍然很高,应加用血管扩张药。降压的原则是在保证脏器足够灌注的前提下,迅速将血压降低并维持在尽可能低的水平。一般要求在 30 分钟内将收缩降至 13.3 kPa(100 mmHg)左右。如果患者不能耐受或有心、脑、肾缺血情况,也应尽量将血压维持在 16.0/10.7 kPa(120/80 mmHg)以下。治疗首选硝普钠或盐酸尼卡地平静脉点滴。其他常用药物有乌拉地尔、盐酸艾司洛尔、盐酸拉贝洛尔等。必要时加用血管紧张素 II 受体拮抗药、ACEI,或小剂量利尿药,但要注意 ACEI 类药物可引起刺激性咳嗽,可能加重病情。肼屈嗪和二氮嗪因有反射性增快心率、增加心排血量的作用,不宜应用。主动脉大分支阻塞患者降压后缺血加重,故不宜采用降压治疗。

(六)子痫和先兆子痫

妊娠急诊患者的处理须非常小心,因为要同时顾及母亲和胎儿的安全。在加强母儿监测的同时,治疗须把握三项原则:镇静防抽搐、止抽搐;积极降压;终止妊娠。①镇静防抽搐、止抽搐。常用药物为硫酸镁,肌内注射或静脉给药,用药时监测患者血压、尿量、腱反射、呼吸,避免发生中毒反应。镇静药可选用冬眠 1 号或地西泮。②积极降压。当血压升高,大于 22.7/14.7 kPa(170/110 mmHg)时,宜静脉给予降压药物,控制血压,以防脑卒中及子痫发生。血压应降至多少,目前尚无一致意见。注意避免血压下降过快、幅度过大,影响胎儿血供。保证分娩前舒张压在 12.0 kPa(90 mmHg)以上,否则会增加胎儿死亡风险。紧急降压时可静脉滴注盐酸尼卡地平、盐酸拉贝洛尔或肼屈嗪。盐酸尼卡地平是欧洲妊娠血压综合征治疗的首选药,它的胎盘转移率低,长时间使用对胎儿也无不良影响,能在有效降压的同时延长妊娠,有利于改善胎儿结局,尤其适合先兆子痫患者使用。另外,尼卡地平有针剂和口服两种剂型,适合孕产妇灵活应用。但应注意其可能抑制子宫收缩而影响分娩,在与硫酸镁合用时应小心产生协同作用。肼屈嗪常用剂量为 40 mg 加 5 % 葡萄糖溶液 500 mL 静脉滴注,0.5~10 mg/h。血压稳定后改为口服药物维持。ACEI、血管紧张素 II 受体拮抗药可能对胎儿产生不利影响,禁用;利尿药可进一步减少血容量,加重胎儿缺氧,除非存在少尿情况,否则不宜使用利尿药;硝普钠可致胎儿氰化物中毒,亦禁用。③结合患者病情和产科情况,适时终止妊娠。

(七)特殊人群高血压急症的处理

1.老年性高血压急症

老年人患高血压比例较高,容易出现靶器官损害,甚至是多个靶器官损害,高血压急症的发展速度较快,危险度更高。降压治疗可减少老年患者的心脑血管病及死亡率。但是老年高血压患者血压波动大,控制效果差。另外,老年患者多有危险因素和复杂的基础疾病,因而在遵循一般处理原则的同时,须格外注意以下几点:①降压不要太快,尤其是体质较弱者。②脏器的低灌注对老年患者的危害更大,建议血压控制目标为收缩压降至 20.0 kPa(150 mmHg),如能耐受可进一步降低。舒张压若小于 9.3 kPa(70 mmHg)可能产生不利影响。③大多数患者的药物初始剂量宜降低,注意药物不良反应。④常需要两种或更多药物控制血压。盐酸尼卡地平具有脏器保护功能的优势,适用于老年人高血压急症,建议优先使用。⑤注意原有的和药物治疗后出现的直立性低血压。

2.肾功能不全患者

治疗原则为在强效控制血压的同时避免对肾功能造成进一步损害,通常需要联合用药,根据患者的具体情况选择合适的降压药物。血压一般以降至 20.0~21.3/12.0~13.3 kPa(150~160/90~100 mmHg)为宜,第 1 小时平均动脉压下降 10 %,第 2 小时下降 10 %~15 %,在12 小时内平均动脉压下降约 25 %。选用增加或不减少肾血流量的降压药,首选 ACEI 和血管紧张素Ⅱ受体拮抗药,常与钙通道阻滞剂、小剂量利尿药、β 受体阻滞剂联合应用;避免使用有肾毒性的药物;经肾排泄或代谢的降压药,剂量应控制在常规用量的 1/3~1/2。病情稳定后建议长期联合使用降压药,将血压控制在 17.3/10.7 kPa(130/80 mmHg)以下。

六、常用于高血压急症的药物评价

高血压急症的降压治疗除选择起效迅速、作用持续时间短、停药后作用消失较快、不良反应小的静脉用药外,为增强降压作用、减少不良反应、保护重要脏器血流,以及出于特殊人群的需要,常需联合使用口服降压药,并且在血压得到控制后逐步减少静脉用药,转为口服降压药物,长期维持治疗。选择药物时应充分权衡血压与组织灌注、心脏负荷、血管损害、出凝血等的关系,合理控制降压的幅度与速度,考虑各种降压药物的作用和不良反应。

临床上用于降低血压的药物主要分为钙通道阻滞剂、ACEI、血管紧张素Ⅱ受体拮抗药、α 受体阻滞剂、β 受体阻滞剂、利尿药及其他降压药 7 类,其中常用于高血压急症的静脉注射药物为硝普钠、盐酸尼卡地平、乌拉地尔、二氮嗪、肼屈嗪、盐酸拉贝洛尔、盐酸艾司洛尔、甲磺酸酚妥拉明等。其他药物则根据患者的具体情况酌情配合使用,如紧急处理可选用硝酸甘油、卡托普利等舌下含服;ACEI、血管紧张素Ⅱ受体拮抗药对肾功能不全的患者有很好的肾保护作用;α 受体阻滞剂可用于前列腺增生的患者;在预防卒中和改善左心室肥厚方面,血管紧张素Ⅱ受体拮抗药均优于 β 受体阻滞剂;心力衰竭时需采用利尿药联合使用 ACEI、β 受体阻滞剂、血管紧张素Ⅱ受体拮抗药等药物。

部分常用药物比较如下。

(一)硝普钠

硝普钠能直接扩张动脉和静脉,降压作用迅速,停药后效果持续时间短,可用于各种高血压急症。但是由于其在快速降低血压的同时也带来一系列不良反应,因此硝普钠在临床的应用具有一定的局限性。其控制血压呈剂量依赖性,同时还可以降低脑血流量,增加颅内压;对心肌供血的影响可引起冠脉缺血,增加急性心肌梗死早期的死亡率。静脉滴注时须密切观察血压,以免过度降压,造成器官组织血流灌注不足。长期或大剂量应用时可导致血中氰化物蓄积中毒,引起急性精神病和甲状腺功能低下等。小儿冠状动脉或脑血管供血不足、肝肾或甲状腺功能不全者禁用;代偿性高血压、动静脉并联、主动脉狭窄和孕妇禁用。高血压急症伴急性冠状动脉综合征、高血压脑病、急性脑血管病或严重肾功能不全者使用时应谨慎。

(二)盐酸尼卡地平

盐酸尼卡地平为二氢吡啶类钙通道阻滞剂,是世界上第一个取得抗高血压适应证的钙通道阻滞剂。盐酸尼卡地平主要扩张动脉,降低心脏后负荷,对椎动脉、冠状动脉、肾动脉和末梢小动脉的选择性远高于心肌,在降低血压的同时,能改善脑、心脏、肾的血流量,并对缺血心肌起保护作用。另外,它还具有利尿作用,不影响肺部的气体交换。基于以上机制,盐酸尼卡地平在治疗高血压急症时具有以下特点:降压作用起效迅速,效果显著,血压控制过程平稳,血压波动性小;能有效保护靶器官;不易引起血压的过度降低,用量调节简单、方便;不良反应少且症状轻微,停药后不易出现反跳,长期用药也不会产生耐药性,安全性很好。盐酸尼卡地平与硝普钠的降压效果近似,而其安全性及对靶器官的保护作用明显优于硝普钠,因此盐酸尼卡地平不仅是治疗高血压的一线药物,也是急诊科在处理大多数高血压急症的理想选择。

(三)乌拉地尔

乌拉地尔为选择性 α_1 受体阻滞剂,具有外周和中枢双重降压作用,起效快,效果显著,不影响心率,无反跳现象,对嗜铬细胞瘤引起的高血压危象有特效。暂不提倡其与 ACEI 类药物合用;主动脉峡部狭窄、哺乳期妇女禁用;妊娠妇女仅在绝对必要的情况下使用;老年患者慎用,初始剂量宜小,其在脏器供血维持方面效果欠佳。

(四)盐酸拉贝洛尔

盐酸拉贝洛尔对 α_1 和 β 受体均有阻滞作用,能减慢心率,减少心排血量,减小外周血管阻力。其降压作用温和,效果持续时间较长。特别适用于妊娠高血压。充血性心力衰竭、房室传导阻滞、心率过缓或心源性休克、肺气肿、支气管哮喘、脑出血禁用;肝肾功能不全、甲状腺功能低下等慎用。

(五)盐酸艾司洛尔

盐酸艾司洛尔选择性 β_1 受体阻滞剂起效快,作用时间短。能减慢心率,减少心排血量,降低血压,特别是收缩压。支气管哮喘、严重慢性阻塞性肺疾病、窦性心动过缓、二至三度房室传导阻滞、难治性心功能不全、心源性休克及对本品过敏者禁用。

七、急救护理

(一)保持安静

绝对卧床休息,半卧位。减少患者搬动,教会患者缓慢改变体位。避免一切不良刺激和不必要的活动。消除紧张恐惧心理、稳定情绪,必要时按医嘱使用镇静药。

(二)保持呼吸道通畅

吸氧 4~5 L/min,如呼吸道分泌物较多,患者呼吸功能较差,应用吸引器吸出。呕吐时头偏向一侧,防止误吸导致窒息。

(三)建立有效静脉通路

立即建立静脉通路,迅速按医嘱使用降压药以及时降低血压。降低血管阻力,解除血管的痉挛状态。一般首选硝普钠,应避光静脉注射,以微量泵控制注入速度,缓慢降压。4~6 小时更换 1 次,持续静脉注射一般不超过 72 小时,以免发生硫氰酸盐中毒,严重肝肾疾病患者应慎用。

(四)密切监测病情变化

严密观察血压变化,尤其在更换药物或改变给药速度时,降压不宜过快或过低,应在短时间内把血压降至安全范围,不要将血压降至完全正常水平,以免造成脑供血不足和肾血流量下降,如出现出汗、不安、头痛、心悸、胸骨后疼痛等血管过度扩张现象,应立即停止用药。也可选用硝酸甘油、硝苯地平舌下含服;制止抽搐用地西泮肌内注射或静脉注射;降低颅内压、减轻脑水肿用呋塞米或甘露醇快速静脉滴注。

严密观察脉搏、呼吸、心率、血压、神志、瞳孔、尿量变化,如发现异常,随时与医师联系。准确记录24小时出入量。

(五)提供保护性护理

患者意识不清时应加床栏以防止坠床;发生抽搐时用牙垫置于上下磨牙间,防止唇舌咬伤;避免屏气、用力呼气或用力排便;保持周围安静,减少噪声的刺激。

(六)饮食护理

合理饮食,给予低盐、低脂、低胆固醇的清淡饮食,少量多餐,避免过饱及刺激性食物。适当控制能量,多食含维生素和蛋白质的食物,增加蔬菜、水果、高膳食纤维食物的摄入,忌烟酒,达到减轻心脏负荷、防止水钠潴留、预防便秘、降低血压的目的。

(七)心理护理

长期的抑郁或情绪激动、急剧而强烈的精神创伤可使交感-肾上腺素活性增强,血压升高。因此,保持良好的心理状态非常重要。可通过了解患者性格特征及有关社会心理因素进行心理疏导,说明本病需长期甚至终身治疗,取得患者的充分理解和配合,教会患者训练自我控制能力,消除紧张恐惧心理,安定情绪,保持最佳的心理状态。

(八)康复护理

指导并鼓励患者坚持非药物治疗,如给予低盐、低脂、低胆固醇和富含维生素的食物,少量多餐,适当控制总热量;减肥、控制体重;合理安排休息和活动,保证充足的睡眠,参加适当的体育锻炼和劳动,避免重体力劳动、精神过度紧张和情绪激动等诱发因素。帮助患者建立长期治疗的思想准备,按时遵医嘱服药。定期门诊随访,教会患者及家属测量血压,病情变化时随时就医。

第七节　急性心包炎

急性心包炎为心包脏层和壁层的急性炎症,可由细菌、病毒、自身免疫力、物理、化学等因素引起。主要病因为风湿热、结核及细菌性感染。近年来,病毒感染、肿瘤、尿毒症及心肌梗死性心包炎发病率明显增多。其分为纤维蛋白性和渗出性两种。

一、病因

(一)感染性心包炎

感染性心包炎以细菌最为常见,尤其是结核菌和化脓菌感染,其他病菌有病毒、肺炎支原体、真菌和寄生虫等。

（二）非感染性心包炎

非感染性心包炎以风湿性最为常见，其他有心肌梗死、尿毒症性、结缔组织病性、变态反应性、肿瘤性、放射线性和乳糜性等。临床上以结核性、风湿性、化脓性和急性非特异性心包炎较为多见。

二、临床表现

（一）心前区疼痛

其为纤维蛋白性心包炎的主要症状。疼痛可放射到颈部、左肩、左臂及左肩胛骨。疼痛也可呈压榨样，位于胸骨后。

（二）呼吸困难

其为心包积液时最突出的症状。可有端坐呼吸、身体前倾、呼吸浅速、面色苍白、发绀。

（三）心包摩擦音

心包摩擦音是纤维蛋白性心包炎的特异性征象，以胸骨左缘第 3 肋间、第 4 肋间听诊最为明显。渗出性心包炎心脏叩诊浊音界向两侧增大为绝对浊音区，心尖搏动弱，心音低而遥远，大量心包积液时可出现心包积液征。可出现奇脉、颈静脉怒张、肝大、腹腔积液及下肢水肿等。

三、诊断要点

根据心前区疼痛、呼吸困难、全身中毒症状，以及心包摩擦音、心音遥远等临床征象，结合心电图、X 线表现和超声心动图等检查，便可确诊。

四、治疗

结核性心包炎应给予抗结核治疗，总疗程不少于 1 年；化脓性心包炎除使用足量、有效的抗生素外，应早期施行心包切开引流术；风湿性心包炎主要是抗风湿治疗；急性非特异性心包炎目前常采用抗生素及皮质激素合并治疗。心包渗液较多且心脏受压明显者，可行心包穿刺，以解除心包填塞症状。

五、评估要点

（一）一般情况

观察生命体征有无异常，询问有无过敏史、家族史、发热、消瘦等，了解患者对疾病的认识。

（二）专科情况

（1）呼吸困难的程度、肺部啰音的变化。

（2）心前区疼痛的性质、部位及其变化，是否可闻及心包摩擦音。

（3）是否有颈静脉怒张、肝大、下肢水肿等心功能不全的表现。

（4）是否有心包积液征：左肩胛骨下出现浊音及左肺受压时引起的支气管呼吸音。

（三）实验室及其他检查

1.心电图

心电图改变主要由心外膜下心肌受累引起，多个导联出现弓背向下的 ST 段抬高；心包渗液时可有 QRS 波群低电压。

2.超声心动图

其为简而易行的可靠方法，可见液性暗区。

3.心包穿刺

其可证实心包积液的存在,并进一步确定积液的性质及药物治疗。

六、护理诊断

(一)气体交换受损

气体交换受损与肺淤血、肺或支气管受压有关。

(二)疼痛

心前区疼痛与心包炎有关。

(三)体温过高

体温过高与细菌、病毒等因素导致急性炎症反应有关。

(四)活动无耐力

活动无耐力与心排血量减少有关。

七、护理措施

(1)给予氧气吸入,充分休息,保持情绪稳定,注意防寒保暖,防止呼吸道感染。

(2)给予高热量、高蛋白、高维生素、易消化饮食,限制钠盐摄入。

(3)帮助患者采取半卧位或前倾坐位,保持舒适。

(4)记录心包抽液的量、性质,按要求留标本送检。

(5)控制输液滴速,防止加重心脏负荷。

(6)加强巡视,及早发现心包填塞的症状,如心动过速、血压下降等。

(7)遵医嘱给予抗菌、抗结核、抗肿瘤等药物治疗,密切观察药物不良反应。

(8)应用止痛药物时,观察止痛药物的疗效。

八、应急措施

出现心包压塞征象时,保持患者平卧位;迅速建立静脉通路,遵医嘱给予升压药;密切观察生命体征的变化,准备好抢救物品;配合医师做好紧急心包穿刺准备。

九、健康教育

(1)嘱患者注意充分休息,加强营养。注意防寒保暖,防止呼吸道感染。

(2)告诉患者应坚持足够疗程的药物治疗,勿擅自停药。

(3)对缩窄性心包炎的患者应讲明行心包切除术的重要性,解除其顾虑,使其尽早接受手术治疗。

第八节　心肌炎

心肌炎常是全身性疾病在心肌上的炎症性表现,由于心肌病变范围及病变程度不同,轻者可无临床症状,严重者可猝死,诊断及时并经适当治疗者可完全治愈,迁延不愈者可形成慢性心肌炎或心肌病。

一、病因与发病机制

(一)病因

细菌性白喉杆菌、溶血性链球菌、肺炎双球菌、伤寒杆菌等。病毒,如柯萨奇病毒、埃可病毒、肝炎病毒、流行性出血热病毒、流感病毒、腺病毒等,其他如真菌、原虫等,均可致心肌炎。但目前病毒性心肌炎较常见。

致病条件因素。①过度运动:运动可致病毒在心肌内繁殖复制加剧,加重心肌炎症和坏死。②细菌感染:细菌和病毒混合感染时,可能起协同致病作用。③妊娠:妊娠可以增强病毒在心肌内的繁殖,所谓围生期心肌病则可能由病毒感染所致。④其他:营养不良、高热寒冷、缺氧、过度饮酒等,均可诱发病毒性心肌炎。

(二)发病机制

通过动物实验、临床与病毒学、病理观察,发现有以下两种机制。

1.病毒直接作用

实验中将病毒注入血液循环后可致心肌炎。急性期主要在起病 9 天以内,患者或动物的心肌中可分离出病毒,病毒荧光抗体检查结果阳性,或在电镜检查时发现病毒颗粒。病毒感染心肌细胞后产生溶细胞物质,使细胞溶解心肌间质增生、水肿及充血。

2.免疫反应

病毒性心肌炎起病 9 天后心肌内已不能再找到病毒,但心肌炎病变仍继续;有些患者病毒感染的其他症状轻微而心肌炎表现颇为严重;还有些患者心肌炎的症状在病毒感染其他症状开始一段时间以后方出现;有些患者的心肌中可能发现抗原抗体复合体。以上都提示免疫机制的存在。

(三)病理改变

病变范围大小不一,可为弥漫性或局限性。随病程发展,病变可为急性或慢性。病变较重者肉眼见心肌非常松弛,呈灰色或黄色,心腔扩大。病变较轻者在大体检查时无发现,仅在显微镜下有所发现而明确诊断,而病理学检查必须在多个部位切片,方使病变免于遗漏。在显微镜下,心肌纤维之间与血管四周的结缔组织中可发现细胞浸润,以单核细胞为主。心肌细胞可有变性、溶解或坏死。病变如在心包下区则可合并心包炎,成为病毒性心包心肌炎。病变可涉及心肌与间质,也可涉及心脏的起搏与传导系统,如窦房结、房室结、房室束和束支,成为心律失常的发病基础。病毒的毒力越强,病变范围越广。在实验性心肌炎中,心肌在坏死之后由纤维组织替代。

二、临床表现

临床表现取决于病变的广泛程度与部位。重者可致猝死,轻者几无症状。老幼均可发病,但年轻人较易发病,男多于女。

(一)症状

心肌炎的症状可能出现于原发病的症状期或恢复期。如在原发病的症状期出现,其表现可被原发病掩盖。多数患者在发病前有发热、全身酸痛、咽痛、腹泻等症状,反映全身性病毒感染,但也有部分患者原发病症状轻而不显著,仔细追问方被注意到,而心肌炎症状则比较显著。心肌炎患者常诉胸闷、心前区隐痛、心悸、乏力、恶心、头晕。临床诊断的心肌炎中,90 % 左右以心律失常为主诉或首见症状,其中少数患者可由此而发生昏厥或阿-斯综合征。极少数患者起病后发展迅速,出现心力衰竭或心源性休克。

(二)体征

1.心脏扩大

轻者心脏不扩大,一般有暂时性扩大,不久即恢复。心脏扩大显著反映心肌炎广泛而严重。

2.心率改变

心率增速与体温不相称,或心率异常缓慢,均为心肌炎的可疑征象。

3.心音改变

心尖区第一音可减低或分裂。心音可呈胎心样。心包摩擦音的出现反映有心包炎存在。

4.杂音

可见与发热程度不平行的心动过速,心尖区可能有收缩期吹风样杂音或舒张期杂音,前者由发热、贫血、心腔扩大所致,后者因左室扩大而造成相对性左房室瓣狭窄。杂音响度都不超过三级。心肌炎好转后即消失。

5.心律失常

心律失常极常见,各种心律失常都可出现,以房性与室性期前收缩最常见,房室传导阻滞次之。此外,心房颤动、病态窦房结综合征均可出现。心律失常是猝死的原因之一。

6.心力衰竭

重症弥漫性心肌炎患者可出现急性心力衰竭,属于心肌泵血功能衰竭,左右心同时发生衰竭,引起心排血量过低,故除一般心力衰竭表现外,易合并心源性休克。

三、辅助检查

(一)心电图

心电图异常的阳性率高,且为诊断的重要依据,起病后心电图可突然由正常变为异常,随感染的消退而消失。主要表现有 ST 段下移,T 波低平或倒置,特别是室性心律失常和房室传导阻滞等。

(二)X 线检查

由于病变范围及病变严重程度不同,放射线检查亦有较大差别,1/3~1/2 的患者心脏扩大,多为轻中度扩大,明显扩大者多伴有心包积液,心影呈球形或烧瓶状,心搏动减弱。局限性心肌炎或病变较轻者,心界可完全正常。

(三)血液检查

白细胞计数在病毒性心肌炎可正常、偏高或降低,血沉大多正常,亦可稍增快,C 反应蛋白大多增高,GOT、GPT、LDH、CPK 正常或升高,慢性心肌炎多在正常范围。有条件者可做病毒分离或抗体测定。

四、诊断

病毒性心肌炎的诊断必须建立在有心肌炎的证据和病毒感染的证据基础上。胸闷、心悸常可提示心脏波及,心脏扩大、心律失常或心力衰竭为心脏明显受损的表现,心电图上 ST-T 改变与异位心律或传导障碍反映心肌病变的存在。病毒感染的证据有以下各点:①有发热、腹泻或流感症状,发生后不久出现心脏症状或心电图变化。②血清病毒中和抗体测定阳性结果,由于柯萨奇病毒最为常见,通常检测此组病毒的中和抗体,在起病早期和 2~4 周各取血标本

1次,如2次抗体效价示 4 倍上升或其中 1 次不小于 1：640,可作为近期感染该病毒的依据。③咽、肛拭子,采样检测病毒分离,如阳性有辅助意义,有些正常人也可阳性,其意义须与阳性中和抗体测定结果相结合。④用聚合酶链反应法从粪便、血清或心肌组织中检出病毒 RNA。⑤心肌活检,对取得的活组织做病毒检测,病毒学检查对心肌炎的诊断有帮助。

五、治疗

应卧床休息,以减轻组织损伤,加速病变恢复。伴有心律失常者,应卧床休息 2～4 周,然后逐渐增加活动量。严重心肌炎伴有心脏扩大者,应休息 6 个月至 1 年,直到临床症状完全消失,心脏大小恢复正常。应用免疫抑制剂或激素尚有争论,但重症心肌炎伴有房室传导阻滞,心源性休克心功能不全者均可应用激素。常用泼尼松,40～60 mg/d,病情好转后逐渐减量,6 周 1 个疗程。必要时亦可用氢化可的松或地塞米松,静脉给药。心肌炎对洋地黄耐受性差,慎用。心力衰竭者可用强心、利尿、血管扩张剂。心律失常者同一般心律失常的治疗。

六、病情观察

(1)定时测量体温、脉搏,其体温与脉率增速不成正比。

(2)密切观察患者呼吸频率、节律的变化,及早发现是否心功能不全。

(3)定时测量血压,观察记录尿量,以及早判断有无心源性休克的发生。

(4)急性期密切观察心率与心律,及早发现有无心律失常,如室性期前收缩、不同程度的房室传导阻滞等,严重者可出现急性心力衰竭、心律失常等。

七、对症护理

(一)心悸、胸闷

保证患者休息,急性期卧床。按医嘱及时使用改善心肌营养与代谢的药物。

(二)心律失常

急性病毒性心肌炎患者引起四度房室传导阻滞或窦房结病变引起窦房传导阻滞、窦房停搏而致阿-斯综合征者,应就地进行心肺复苏,并积极配合医师进行药物治疗或紧急做临时心脏起搏处理。

(三)心力衰竭

同心力衰竭护理常规。

八、护理措施

(1)遵医嘱给予氧气吸入,药物治疗。心肌炎时心肌细胞对洋地黄的耐受性较差,应用洋地黄时应特别注意其毒性反应。

(2)休息与活动。反复向患者解释急性期卧床休息可减轻心脏负荷,减少心肌耗氧量,有利于心功能的恢复,防止病情恶化或转为慢性病程。患者急性期常需卧床 2～3 个月,待症状、体征和实验室检查恢复后,方可逐渐增加活动量。

(3)心理护理。告诉患者体力恢复需要一段时间,不要急于求成。当活动耐力有所增加时,应及时给予鼓励。对不愿意活动或害怕活动的患者,应给予心理疏导,督促患者完成范围内的活动量,恢复期仍应限制活动 3～6 个月。

(4)病情观察。急性期严密监测患者的体温、心率、心律、血压的变化,发现心率突然变慢、血压偏低、频发期前收缩、房室传导阻滞及时报告。观察患者有无脉速、易疲劳、呼吸困难、烦躁及肺水肿的表现。

(5)活动中监测。病情稳定后,与患者及家属一起制订并实施每日活动计划,严密监测活动时心率、心律、血压的变化,若活动后出现胸闷、心悸、呼吸困难、心律失常等,应停止活动,以此作为限制最大活动量的适应证。

九、健康教育

(1)讲解充分休息的必要性及心肌营养药物的作用。指导患者进高蛋白、高维生素、易消化食物,尤其是富含维生素 C 的食物,如新鲜蔬菜、水果,以促进心肌代谢与修复,戒烟酒。

(2)告诉患者经积极治疗,多数可以痊愈,少数可留有心律失常后遗症,极少数患者在急性期因严重心律失常、急性心力衰竭和心源性休克而死亡,有部分患者演变成慢性心肌炎。

(3)积极预防感冒,避免受凉及接触传染源,恢复期每日有一定时间的户外活动但不宜过多,以适应环境,增强体质。注意保暖。

(4)积极治疗和消除细菌感染灶,如慢性扁桃体炎、慢性鼻窦炎、中耳炎等。

(5)遵医嘱按时服药,定期复查。

(6)教会患者及家属测脉搏、节律,发现异常或有胸闷、心悸等不适应症状及时复诊。

第九节　心肌病

心肌病是指伴有心肌功能障碍的疾病。世界卫生组织和国际心脏病学会工作组将心肌病分为四型,即扩张型心肌病、肥厚型心肌病、限制型心肌病和致心律失常型心肌病。其中,扩张型心肌病的发病率最高,肥厚型心肌病次之。

一、扩张型心肌病

扩张型心肌病的主要特征是一侧或双侧心腔扩大,室壁变薄,心肌收缩功能减退,伴或不伴充血性心力衰竭,常合并心律失常,病死率较高,男高于女(2.5∶1),发病率为 13～84/10 万。

(一)病因及病理

病因尚不清楚,除特发性、家族遗传性外,近年研究认为病毒感染是重要原因。本病的病理改变以心腔扩张为主,室壁变薄,纤维瘢痕形成,常伴附壁血栓。组织学非特异性心肌细胞肥大、变性,特别是程度不同的纤维化等病变混合存在。

(二)临床表现

起病缓慢,逐渐出现活动后气急、心悸、胸闷、乏力,甚至端坐呼吸,以及水肿和肝大等充血性心力衰竭。常合并各种心律失常,如室性早搏、房性早搏、房颤,晚期常发生室性心动过速,甚至室颤,可导致猝死,部分病例可发生心、脑、肾等栓塞。主要体征为心脏扩大及全心衰竭,75 % 可听到第三或第四心音。

(三)实验室及其他辅助检查

1.胸部 X 线检查

心影明显增大,可见肺淤血征象。

2.心 电 图

心电图可见房颤、房室传导阻滞等心律失常改变及 ST-T 改变。

3.超声心动图

各心腔均扩大,左心室扩大早而显著,室壁运动普遍减弱。

4.其他

心导管检查、核素显影。

(四)治疗要点

尚无特殊治疗,主要是对症治疗,目前的治疗针对心力衰竭和心律失常。限制体力活动,低盐饮食,应用洋地黄和利尿药物减轻心脏负荷,及时有效地控制心律失常,晚期条件允许可进行心脏移植。

二、肥厚型心肌病

肥厚型心肌病是以左心室或右心室肥厚为特征,常为心肌非对称性肥厚,心室腔变小,以左心室血液充盈受阻,舒张期顺应性下降为基本病态的心肌病。临床上根据左心室流出道有无梗阻分为梗阻性肥厚型心肌病和非梗阻性肥厚型心肌病。

(一)病因及病理

本病常有明显家族史(约占 1/3),目前认为是常染色体显性遗传疾病。本病的病理改变主要在心肌,尤其是左心室形态学改变,其特征为不均等的心室间隔增厚。组织学特征为心肌细胞肥大、形态特异、排列紊乱。

(二)临床表现

部分患者可无自觉症状,猝死或体检才被发现。非梗阻性肥厚型的临床表现类似扩张型心肌病。梗阻性轻者无症状,重者因心输出量下降而有重要脏器血供不足的表现,如劳累后心悸、胸痛、乏力、头晕、晕厥,甚至猝死。突然站立、运动、应用硝酸甘油等使回心血量下降,加重左室流出道梗阻,上述症状加重,部分患者因肥厚心肌耗氧量上升致心绞痛,但硝酸甘油或休息多不能缓解。主要体征有心脏轻度增大,胸骨左缘第 3~4 肋间闻及收缩期杂音。

(三)实验室及其他辅助检查

1.X 线

心影左缘明显突出,提示左心室大块肥厚。但有些患者增大不明显,如合并心力衰竭则心影明显增大。

2.心电图

最常见为左心室肥大伴劳损(ST-T 改变),病理性 Q 波出现为本病的一个特征。

3.超声心动图

超声心动图对本病的诊断有重要意义,可显示左心室和室间隔非对称性肥厚。

4.其他

左心室造影及左心导管术对确诊有重要价值。

(四)诊断要点

对不能用已知心脏病来解释的心肌肥厚应考虑本病。结合心电图、超声心动图及心导管检查做出诊断。有阳性家族史(猝死、心脏增大等)更有助于诊断。

(五)治疗要点

本病的治疗原则为延缓肥厚的心肌,防止心动过速及维持正常窦性心律,减轻左室流出道狭窄和控制室性心律失常。目前主张应用β受体阻滞剂及钙通道阻滞剂,减轻流出道肥厚心肌的收缩,降低流出道梗阻程度,增加心室充盈,增加心排血量,并可治疗室性心律失常。对重度梗阻性肥厚型心肌病者可做介入或手术治疗,消除或切除肥厚的室间隔心肌。

三、心肌病患者的护理

(一)护理评估

1.健康史

询问家族中有无心肌病的患者;发病前有无病毒感染、酒精中毒,以及代谢异常的情况;有无情绪激动、高强度运动、高血压等诱因。

2.身体状况

有无疲劳、乏力、心悸、气促及胸痛,有无呼吸困难、肝大、水肿或胸腹腔积液的心衰表现。

3.心理-社会状况

患者有无恐惧,能否正确认识该疾病。

4.实验室检查

超声心动图检查,心电图检查,心导管检查确诊。

(二)主要护理诊断

1.疼痛

胸痛,与肥厚型心肌耗氧量增加、冠状动脉供血相对不足有关。

2.气体交换受损

气体交换受损与心力衰竭有关。

3.潜在并发症

心力衰竭、心律失常、猝死。

(三)护理目标

(1)呼吸困难得以改善或消失。

(2)患者胸痛改善或消失。

(3)无并发症发生。

(四)护理措施

1.一般护理

(1)饮食:给予高蛋白、高维生素的清淡饮食。多食蔬菜和水果,少食多餐,避免便秘。合并心衰的患者,限制钠摄入。

(2)活动和休息:限制体力活动尤为重要,可减轻心脏负荷,改善心功能。有心衰的患者应该绝对卧床休息。心衰得到控制后仍应限制活动量。另外,肥厚型心肌病的患者在体力活动时有晕厥或猝死的危险,故应避免持重、屏气及剧烈运动,并避免单独外出。

(3)吸氧:根据缺氧程度调节流量。

2.病情观察

(1)观察患者的生命体征,必要时进行心电监护。

(2)严密观察有无并发症发生:观察患者有无乏力、呼吸困难、肝脏肿大、水肿等心力衰竭的表现,准确记录出入量,定期测体重;附壁血栓易脱落导致动脉栓塞,观察患者有无偏瘫、失语、胸痛、咯血等表现;及时发现心律失常的先兆,防止晕厥及猝死。

（3）准备好抢救药物和用品。

3.用药护理

遵医嘱用药,以控制心力衰竭为主,观察疗效及不良反应,严格控制滴速。扩张型心肌病的患者对洋地黄的耐受差,要避免洋地黄中毒。

4.心理护理

不良情绪可使交感神经兴奋、心肌耗氧量增加,护理人员须耐心解释,安慰鼓励患者。

5.健康宣教

保证充足的休息和睡眠,避免劳累和上呼吸道感染。保持大便通畅和情绪稳定。遵医嘱服药,教会患者及其亲属观察疗效和不良反应。

（五）护理评价

患者胸痛改善或消失;呼吸困难改善或消失;未发生并发症。

第四章　呼吸内科护理

第一节　肺脓肿

肺脓肿是由多种病原菌引起肺实质坏死的肺部化脓性感染。早期为肺组织的化脓性炎症,肺组织继而坏死、液化,由肉芽组织包绕形成脓肿。高热、咳嗽和咳大量脓臭痰为其临床特征。本病可见于任何年龄,青壮年男性及年老体弱有基础疾病者多见。自抗生素广泛应用以来,本病发病率明显降低。

一、护理评估

(一)病因及发病机制

急性肺脓肿的主要病原体是细菌,常为上呼吸道、口腔的定植菌,包括需氧、厌氧和兼性厌氧菌。厌氧菌感染占主要地位,较重要的厌氧菌有核粒梭形杆菌、消化球菌等。常见的需氧和兼性厌氧菌为金黄色葡萄球菌、化脓性链球菌、肺炎克雷伯菌和铜绿假单胞菌等。免疫力低下者,如接受化学治疗、白血病或艾滋病患者,其病原菌也可为真菌。根据不同病因和感染途径,肺脓肿可分为以下三种类型。

1.吸入性肺脓肿

吸入性肺脓肿是临床上最多见的类型,病原体经口、鼻、咽吸入而致病,误吸为最主要的发病原因。正常情况下,吸入物可由呼吸道迅速清除,但当受凉、劳累等诱因导致全身或局部免疫力下降时,或在有意识障碍,如全身麻醉或气管插管、醉酒、脑血管意外时,吸入病原菌即可致病。此外,上呼吸道的慢性化脓性病灶,如扁桃体炎、鼻窦炎、牙槽脓肿等脓性分泌物经气管被吸入肺内也可致病。吸入性肺脓肿发病部位与解剖结构有关,常为单发性,由于右主支气管较陡直,且管径较粗大,因此右侧多发。病原体多为厌氧菌。

2.继发性肺脓肿

继发性肺脓肿可继发于:①某些肺部疾病,如细菌性肺炎,支气管扩张、空洞型肺结核、支气管肺癌、支气管囊肿等感染;②支气管异物堵塞,此是肺脓肿,尤其是小儿肺脓肿发生的重要因素;③邻近器官的化脓性病变蔓延至肺,如食管穿孔感染、膈下脓肿、肾周围脓肿及脊柱脓肿等波及肺组织引起肺脓肿。阿米巴肝脓肿可穿破膈肌至右肺下叶,形成阿米巴肺脓肿。

3.血源性肺脓肿

其指皮肤创伤感染、痈、疖、骨髓炎、静脉吸毒、感染性心内膜炎等肺外感染病灶的细菌或脓毒性栓子经血行播散至肺部引起小血管栓塞,产生化脓性炎症,导致组织坏死,进而导致肺脓肿。金黄色葡萄球菌、表皮葡萄球菌及链球菌为常见致病菌。

(二)病理

肺脓肿早期为含致病菌的污染物阻塞细支气管,继而形成小血管炎性栓塞,致病菌繁殖引起肺组织化脓性炎症、坏死,形成肺脓肿,肺坏死组织液化破溃经支气管部分排出,形成有气液平的脓腔。另因病变累及部位不同,可并发支气管扩张、局限性纤维蛋白性胸膜炎、脓胸、脓气胸、支气管胸膜瘘等。急性肺脓肿经积极治疗或充分引流,脓腔缩小甚至消失,或仅剩少量纤维瘢痕。如治疗不彻底或支气管引流不畅,炎症持续存在,超过 3 个月称慢性肺脓肿。

(三)健康史

多数吸入性肺脓肿患者有齿、口咽部的感染灶,故要了解患者是否有口腔、上呼吸道慢性感染病灶,如龋齿、化脓性扁桃体炎、鼻窦炎、牙周溢脓等,或手术、劳累、受凉等,是否应用大量抗生素。

(四)身体状况

1.症状

急性肺脓肿患者起病急,寒战、高热,体温在 39~40 ℃,伴有咳嗽、咳少量黏液痰或黏液脓性痰,典型痰液呈黄绿色,脓性,有时带血。炎症累及胸膜可引起胸痛。伴精神不振、全身乏力、食欲减退等全身毒性症状。如感染未能及时控制,于发病后 10~14 日可突然咳出大量脓臭痰及坏死组织,痰量在每天300~500 mL,痰静置后分三层。厌氧菌感染时痰带腥臭味。一般在咳出大量脓痰后,体温明显下降,全身毒性症状随之减轻。约 1/3 的患者有不同程度的咯血,偶有中、大量咯血而突然窒息死亡者。部分患者发病缓慢,仅有一般的呼吸道感染症状。血源性肺脓肿多先有原发病灶引起的畏寒、高热等全身脓毒血症的表现,经数日或数周后出现咳嗽、咳痰,痰量不多,极少咯血。慢性肺脓肿患者除咳嗽、咳脓痰、不规则发热、咯血外,还有贫血、消瘦等慢性消耗症状。

2.体征

肺部体征与肺脓肿的大小、部位有关。早期病变较小或位于肺深部,多无阳性体征;病变发展较大时可出现肺实变体征,有时可闻及异常支气管呼吸音;病变累及胸膜时,可闻及胸膜摩擦音或有胸腔积液体征。慢性肺脓肿常有杵状指(趾)、消瘦、贫血等。血源性肺脓肿多无阳性体征。

(五)实验室及其他检查

1.实验室检查

急性肺脓肿患者血常规白细胞计数明显增高,中性粒细胞在 90 %以上,多有核左移和中毒颗粒。慢性肺脓肿血白细胞可稍升高或正常,红细胞和血红蛋白减少。血源性肺脓肿患者的血培养可发现致病菌。并发脓胸时,可做胸腔脓液培养及药物敏感试验。

2.痰细菌学检查

气道深部痰标本细菌培养可有厌氧菌和(或)需氧菌存在。血培养有助于确定病原体和选择有效的抗菌药物。

3.影像学检查

X 线胸片早期可见肺部炎性阴影,肺脓肿形成后,脓液排出,脓腔出现圆形透亮区和气液平面,四周有浓密炎症浸润。炎症吸收后遗留有纤维条索状阴影。慢性肺脓肿呈厚壁空洞,周围有纤维组织增生及邻近胸膜增厚。CT 能更准确地定位及发现体积较小的脓肿。

4.纤维支气管镜检查

纤维支气管镜检查有助于明确病因、病原学诊断及治疗。

(六)心理、社会评估

因部分肺脓肿患者起病多急骤,畏寒、高热伴全身中毒症状明显,厌氧菌感染时痰有腥臭味等,故患者及家属常深感不安。患者会表现出忧虑、悲观、抑郁和恐惧。

二、主要护理诊断及医护合作性问题

(一)体温过高

体温过高与肺组织炎症性坏死有关。

(二)清理呼吸道无效

清理呼吸道无效与脓痰聚积有关。

(三)营养失调,低于机体需要量

营养失调,低于机体需要量与肺部感染导致机体消耗增加有关。

(四)气体交换受损

气体交换受损与气道内痰液积聚、肺部感染有关。

(五)潜在并发症

咯血、窒息、脓气胸、支气管胸膜瘘。

三、护理目标

体温降至正常,营养改善,呼吸系统症状减轻或消失,未发生并发症。

四、护理措施

(一)一般护理

保持室内空气流通,温湿度适宜,阳光充足。晨起、饭后、体位引流后及睡前协助患者漱口,做好口腔护理。鼓励患者多饮水,进高热量、高蛋白、高维生素等营养丰富的食物。

(二)病情观察

观察痰的颜色、性状、气味和静置后是否分层。准确记录24小时排痰量。当大量痰液排出时,要注意观察患者咳痰是否顺畅,咳嗽是否有力,避免脓痰引起窒息;当痰液减少时,要观察患者中毒症状是否好转,若中毒症状严重,则提示痰液引流不畅,应做好脓液引流的护理,以保持呼吸道通畅。若发现血痰,应及时报告医师,咯血量较多时,应严密观察体温、脉搏、呼吸、血压及神志的变化,准备好抢救药品和用品,嘱患者患侧卧位,头偏向一侧,警惕大咯血或突然发生窒息。

(三)用药及体位引流护理

肺脓肿的治疗原则是抗生素治疗和痰液引流。

1.抗生素治疗

治疗吸入性肺脓肿一般选用青霉素,对青霉素过敏或不敏感者可用林可霉素、克林霉素或甲硝唑等药物。开始给药采用静脉滴注,体温通常在治疗后3～10天降至正常,然后改为肌内注射或口服。如抗生素有效,宜持续8～12周,直至胸片上空洞和炎症完全消失,或仅有少量稳定的残留纤维化组织。若疗效不佳,要注意根据细菌培养和药物敏感试验结果选用有效抗菌药物。遵医嘱使用抗生素、祛痰药、支气管扩张剂等药物,注意观察疗效及不良反应。

2.痰液引流

痰液引流可缩短病程,提高疗效。无大咯血、中毒症状轻者可进行体位引流排痰,每日2～3次,每次10～15分钟。痰黏稠者可用祛痰药、支气管舒张药或生理盐水雾化吸入,以利脓液引流。有条件应尽早应用纤维支气管镜冲洗及吸引治疗,脓腔内还可注入抗生素,加强局部治疗。

3.手术治疗

内科积极治疗3个月以上效果不好,或有并发症的患者可考虑手术治疗。

(四)心理护理

向患者及家属及时介绍病情,解释各种症状和不适的原因,说明各项诊疗、护理的操作目的、操作程序和配合要点。由于疾病带来口腔脓臭气味使患者害怕与人接近,因此在帮助患者口腔护理的同时应消除患者的紧张心理。主动关心并询问患者的需要,使患者增加对治疗的依从性和信心,指导患者正确对待本病,使其勇于说出内心感受,并积极进行疏导。教育患者家属配合医护人员做好患者的心理指导,使患者树立治愈疾病的信心,以促进疾病早日康复。

(五)健康指导

1.疾病知识指导

指导患者及家属了解肺脓肿发生、发展、治疗和有效预防方面的知识。积极治疗肺炎、皮肤疖、痈或肺外化脓性等原发病灶。教会患者练习深呼吸,鼓励患者咳嗽并采取有效的咳嗽方式进行排痰,保持呼吸道的通畅,促进病变的愈合。对重症患者做好监护,教育家属及时发现病情变化,并及时向医师报告。

2.生活指导

指导患者生活要有规律,注意休息,劳逸结合,应增加营养物质的摄入。提倡健康的生活方式,重视口腔护理,在晨起、饭后、体位引流后、晚睡前要漱口、刷牙,防止污染分泌物误吸入下呼吸道。鼓励平日多饮水,戒烟酒。保持环境整洁、舒适,维持适宜的室温与湿度,注意保暖,避免受凉。

3.用药指导

抗生素治疗非常重要,但时间较长,为防止病情反复,应遵从治疗计划。指导患者根据医嘱服药,向患者讲解抗生素等药物的用药疗程、方法、不良反应,发现异常及时向医师报告。

4.加强易感人群护理

对意识障碍、慢性病、长期卧床者,应注意指导家属协助患者经常变换体位、翻身、拍背促进痰液排出,疑有异物吸入时要及时清除。有感染征象时应及时就诊。

五、护理评价

患者体温平稳,呼吸系统症状消失,无并发症发生或发生后及时得到处理。

第二节　肺结核

肺结核是由结核分枝杆菌感染引起的肺部慢性传染性疾病。排菌患者为重要传染源,病原菌通过呼吸道传播感染,当机体抵抗力降低时发病,可累及全身多个脏器,以肺部感染最为常见。发病以青壮年居多,男性多于女性。结核病为全球流行的传染病之一,为传染疾病的主要死因,在我国仍属于需要高度重视的公共卫生问题。

一、病因及发病机制

(一)结核菌

肺炎致病菌为结核分枝杆菌,又称抗酸杆菌,可分为人型、牛型、非洲型和鼠型 4 型,引起人类感染的为人型结核分枝杆菌,少数为牛型菌感染。结核菌抵抗力强,在阴湿处能生存 5 个月以上,但在烈日暴晒下 2 小时,5 ％～12 ％甲酚(来苏水)接触 2～12 小时,70 ％乙醇接触 2 分钟,或煮沸 1 分钟,即被杀死。该病原菌有较强的耐药性,最简单灭菌方法是将痰吐在纸上直接焚烧。

(二)感染途径

肺结核通过呼吸道传染,患者随地吐痰,痰液干燥后随尘埃飞扬;病原菌也可通过飞沫传播,免疫力低下者吸入传染源喷出的带菌飞沫可发病。少数患者可经饮用未消毒的带菌牛奶引起消化道传染。其他感染途径少见。

(三)人体反应性

机体对入侵结核菌的反应有两种。

1.免疫力

机体对结核菌的免疫力分非特异性和特异性免疫力两种。后者通过接种卡介苗或于感染结核菌后获得免疫力。机体免疫力强可不发病或病情较轻,免疫力低下者易感染发病,或引发原病灶重新发病。

2.变态反应

结核菌入侵 4～8 周后,机体针对致病菌及其代谢产物所发生的变态反应,属 Ⅳ 型(迟发型)变态反应。

(四)结核感染及肺结核的发生发展

1.原发性结核

初次感染结核,病菌毒力强、机体抵抗力弱,病原菌在体内存活并大量繁殖引起局部炎性病变,称原发病灶。可经淋巴引起血行播散。

2.继发性结核

原发病灶遗留的结核分枝杆菌重新活动引起结核病,属内源性感染,由结核分枝杆菌再次感染而发病。机体具备特异性免疫力,一般不引起局部淋巴结肿大和全身播散,但可导致空洞形成和干酪性坏死。

(五)临床类型

1.Ⅰ型肺结核(原发性肺结核)

Ⅰ型肺结核多发生于儿童或边远山区、农村初次进入城市的成人。初次感染肺结核即发病,以上叶底部、中叶或下叶上部多见,X 线典型征象为哑铃型阴影。病灶通常逐渐自行吸收或钙化。

2.Ⅱ型肺结核(血行播散型肺结核)

Ⅱ型肺结核分急性、慢性或亚急性血行播散型肺结核,成人多见。结核病灶破溃,致病菌短时间内大量进入血液循环可引起肺内广泛播散引起急性病征,X线显示肺内病灶细如粟米,均匀散布于两肺。若机体免疫力强,少量致病菌经血分批侵入肺部,形成亚急性或慢性血行性播散型肺结核。

3.Ⅲ型肺结核(浸润型肺结核)

Ⅲ型肺结核包括干酪性肺炎和结核球两种特殊类型,以成人多见。抵抗力降低时,原发病灶重新活动,引起渗出和细胞浸润,是最常见的继发性肺结核。病灶多位于上肺野,X线显示渗出和浸润征象,可有不同程度的干酪样病变和空洞形成。

4.Ⅳ型肺结核(慢性纤维空洞型肺结核)

Ⅳ型肺结核由各种原因的肺结核迁延不愈,症状起伏所致,属于肺结核晚期,痰中常有结核菌,为结核病的重要传染源。X线显示单或双侧肺有厚壁空洞,伴明显胸膜肥厚。由于肺组织纤维收缩,肺门向上牵拉,肺纹理呈垂柳状阴影,纵隔向患侧移位,健侧呈代偿性肺气肿。

5.Ⅴ型肺结核(结核性胸膜炎)

Ⅴ型肺结核多见于青少年,结核菌累及胸膜引起渗出性胸膜炎。X线显示病变部位有均匀致密阴影,可随体位变换而改变。

二、临床表现

(一)症状与体征

1.全身症状

起病缓慢,病程长。常有午后低热、面颊潮红、乏力、食欲缺乏、体重减轻、盗汗等结核毒性症状。肺部病灶急剧进展播散时,可出现持续高热。妇女可有月经失调、结节性红斑。

2.呼吸系统症状

干咳或有少量黏液痰。继发感染时,痰呈黏液性或脓性。痰中偶有干酪样物,约1/3的患者有痰血或不同程度的咯血。少数患者可出现大量咯血。胸痛、干酪样肺炎或大量胸腔积液者,可有发绀和渐进性呼吸困难。病灶范围大而表浅者可有实变体征,叩诊呈浊音。大量胸腔积液局部叩诊浊音或实音。锁骨上下及肩胛间区可闻及湿啰音。慢性纤维空洞型肺结核及胸膜增厚者可有胸廓内陷,肋间变窄,气管偏移等。

(二)并发症

本病可并发自发性气胸、脓气胸、支气管扩张、慢性肺源性心脏病等。

三、辅助检查

(一)血常规检查

活动性肺结核:轻度白细胞计数升高,红细胞沉降率增快。急性粟粒型肺结核:白细胞计数可减少,有时出现类白血病反应的血象。

(二)结核菌检查

痰中查到结核菌是确诊肺结核的主要依据。涂片抗酸染色镜检快捷方便,痰菌量较少可用集菌法。痰培养、聚合酶链反应(PCR)检查更为敏感。痰菌检查阳性,提示病灶为开放性,有传染性。

(三)影像学检查

胸部 X 线检查可早期发现肺结核。常见肺结核 X 线检查表现有:有纤维钙化的硬结病灶者呈现高密度、边缘清晰的斑点、条索或结节;浸润性病灶则呈现低密度、边缘模糊的云雾状阴影;X 线征象呈现较高密度、浓淡不一,有环形边界的透光空洞者,提示干酪样病灶。胸部 CT 检查可发现微小、隐蔽性病变。

(四)结核菌素试验

其用于测定人体是否感染过结核菌。常用 PPD 试验,方法为取 0.1 mL 结核菌素纯蛋白衍生物(5 U)稀释液,常规消毒后于左前臂屈侧中、上 1/3 交界处行皮内注射,48~72 小时后观察皮肤硬结的直径,小于 5 mm 为阴性反应,5~9 mm 为弱阳性反应,10~19 mm 为阳性反应,20 mm 以上或局部有水疱与发生坏死者为强阳性反应。

我国城镇居民的结核感染率高,5 U 阳性表示已有结核感染,若 1 U 皮试强阳性提示体内有活动性结核病灶。成人结核菌素试验阳性表示曾感染过结核菌或接种过卡介苗,并不一定患病;反之,则提示未感染过结核菌,或感染初期机体变态反应尚未建立。机体免疫功能低下或受抑制,可显示结核菌素试验阴性。

(五)其他检查

纤维支气管镜检查对诊断有重要价值。

(六)诊治结果的描述和记录

描述内容包括肺结核类型、病变范围、痰菌检查、治疗史等。

1.肺结核类型的记录

血行播散型肺结核应注明"急性"或"慢性";继发性肺结核应注明"浸润型"或"纤维空洞"。

2.病变范围的描述

按左、右侧,以第 2 肋和第 4 肋下缘内侧端为分界线,又分为上、中、下肺野。

3.痰菌检查结果的描记

分别用"(一)"或"(十)"描述;痰涂片、痰集菌和痰培养检查分别用"涂""集""培"表示;患者无痰或未查痰,应注明"无痰"或"未查"。

4.治疗史的描记

可分为"初治""复治"。初治指未开始抗结核治疗;正进行标准化疗疗程未满;不规则化疗未满 1 个月者。复治则指初治失败;规则满疗程用药后痰菌复阳性;不规范化疗超过 1 个月;慢性排菌者。

符合以上条件其中任何 1 条即为初治或复治。

5.并发症或手术情况描述

并发症如"自发性气胸、肺不张"等;并存病如"糖尿病"等。

描述举例:右侧浸润型肺结核涂(十),初治,支气管扩张、糖尿病。

四、诊断要点

根据患者症状、体征和病史,结合体格检查、痰结核菌检查及胸部 X 线检查结果可做出诊断。确诊后应进一步明确肺结核是否处于活动期,有无排菌等,以确定是否属于传染源。

(1)经确定为活动性病变必须给予治疗。活动性病变胸片可显示有中心溶解和空洞或播散病灶。无活动性肺结核胸片显示钙化、硬结或纤维化,痰检查不排菌,无肺结核症状。

(2)肺结核的转归的综合判断。①进展期:新发现活动性病变;病变较前增多、恶化;新出现空洞或空洞增大;痰菌转阳性。凡有其中任何 1 条,即属进展期。②好转期:病变较前吸收好转;空洞缩小或闭合;痰菌减少或转阴。凡具备其中 1 条,即为好转期。③稳定期:病变无活动性,空洞关闭,痰菌连续 6 个月均为阴性者(每月至少查 1 次),若有空洞存在,则痰菌连续阴性 1 年以上。

五、治疗要点

治疗原则为监督患者全程化疗,加强支持疗法,根治病灶,达痊愈目的。

(一)抗结核化学药物治疗

抗结核化学药物治疗(简称化疗)对疾病控制起关键作用,凡为活动性肺结核患者均需化疗。

(1)化疗原则。治疗强调早期、规律、全程、联合和适量用药,即肺结核一经确诊立即给予化疗,根据病情及药物特点,联合使用两种以上的药物,以增强疗效,减少耐药性的产生。严格遵医嘱按时按量用药,指导患者执行治疗方案,途中无遗漏或间断,坚持完成规定疗程,以达彻底杀菌和减少疾病复发的目的。

(2)常规用药见表 4-1。

表 4-1　常用抗结核药物剂量、不良反应和注意事项

药名	每日剂量/g	间歇疗法/(g/d)	主要不良反应	注意事项
异烟肼 (H,INH)	0.3 空腹顿服	0.6～0.8 2～3 次/周	周围神经炎,偶有肝功能损害、精神异常、皮疹、发热	避免与抗酸药同服,注意消化道反应,肢体远端感觉及精神状态,定期查肝功能
利福平 (R,REP)	0.45～0.6 空腹顿服	0.6～0.9 2～3 次/周	肝、肾功能损害,胃肠不适,腹泻	体液及分泌物呈橘黄色,监测肝脏毒性及变态反应,会加速口服避孕药、茶碱等药物的排泄,降低药效
链霉素 (S,SM)	0.75～1.0 一次肌内注射	0.75～1.0 2 次/周	听神经损害,眩晕、听力减退,口唇麻木、发热,肝功能损害、痛风	进行听力检查,了解有无平衡失调及听力改变,了解尿常规及肾功能变化
吡嗪酰胺 (Z,PZA)	1.5～2.0 顿服	2～3 2～3 次/周	可引起发热、黄疸、肝功能损害、痛风	警惕肝脏毒性,注意关节疼痛、皮疹反应,定期监测 ALT 及血清尿酸,避免日光过度照射
乙胺丁醇 (E,EMB)	0.75～1.0 顿服	1.5～2.0 3 次/周	视神经炎	检查视觉灵敏度和颜色的鉴别力
对氨基水杨酸钠 (P,PAS)	8～12 分 3 次饭后服	10～12 3 次/周	胃肠道反应,变态反应,肝功能损害	定期查肝功能,监测不良反应的症状和体征

(3)化疗方法。两阶段化疗法。开始 1～3 个月为强化阶段,联合应用 2 种或 2 种以上的抗生素,迅速控制病情;至痰菌检查阴性或病灶吸收好转后,维持治疗或称巩固期治疗,疗程为 9～15 个月。

间歇疗法。有规律用药,每周 2～3 次,用药后结核菌生长受抑制,当致病菌重新生长繁殖时再度高剂量用药,使病菌最终被消灭。此法与每天给药效果相同,其优点在于可减少用药的次数,节约经费,减少药物毒性作用。一般主张在巩固期采用。

顿服。一次性将全天剂量药物全部服用,使血药浓度维持相对高峰,效果优于分次口服。

(4)化疗方案。应根据病情、痰菌检查和细菌耐药情况,结合药源供应和个人经济条件等选择化疗方案。分长程化疗和短程化疗。

长程化疗为联合应用异烟肼、链霉素及对氨基水杨酸钠,疗程为 12～18 个月。常用方案为 $2HSP/10HP$、$2HSE/16H_3E_3$,即前 2 个月为强化阶段,后 10 个月为巩固阶段,H_3E_3 表示间歇用药,每周 3 次。其中英文字母为各种药物的外文缩写,数字为用药疗程"月",下标数字代表每周用药的次数。

短程化疗总疗程为 6～9 个月,联合应用 2 个或 2 个以上的杀菌剂。常用方案有 $2SHR/4HR$、$2HRZ/4HR$、$2HRZ/4H_3R_3$ 等。与标准化疗相比,患者容易接受和执行短程化疗,因此短程化疗已在全球推广。

(二)对症治疗

(1)毒性症状:轻度结核毒性症状会在有效治疗 1～3 周消退,重症者可酌情加用肾上腺糖皮质激素对症治疗。

(2)胸腔积液:胸腔积液过多引起呼吸困难者,可行胸腔穿刺抽液,每次抽液量不超过 1 L,抽液速度不宜过快,操作中患者出现头晕、心悸、四肢发凉等胸膜反应时,应立即停止操作,让患者平卧,密切观察血压变化,必要时皮下注射肾上腺素,防止休克。

(三)手术治疗

肺结核以内科治疗为主。手术适用于合理化疗无效,多重耐药的厚壁空洞、大块干酪灶、支气管胸膜瘘和大咯血非手术治疗无效者。

六、护理评估

(一)健康史

了解患者既往健康状况,有无结核病史,患病及治疗经过,是否接受正规治疗,有无传染源接触史,有无接受卡介苗注射,有无长期使用激素或免疫抑制药,居住环境如何,日常活动与休息、饮食情况等。

(二)身体状况

测量生命体征,了解全身有无盗汗、乏力、午后低热及消瘦等中毒症状,有无咳嗽、咳痰、呼吸困难、咯血及咯血量等。

(三)心理及社会因素

了解患者及家属对疾病的认知及态度,有无心理障碍,经济状况如何,家庭支持程度如何,需要何种干预。

(四)实验室及其他检查

痰培养结果,X 线胸片及血常规检查是否异常。

七、护理诊断及合作性问题

(一)知识缺乏

缺乏疾病预防及化疗方面的知识。

(二)营养失调

营养低于机体需要量,与长期低热消耗增多及摄入不足有关。

(三)活动无耐力

活动无耐力与长期低热、咳嗽,体重逐渐下降有关。

(四)社交孤立

社交孤立与呼吸道隔离沟通受限及健康状况改变有关。

八、护理目标

(1)加强相关知识宣教,提高患者及家属对疾病的认知,增加治疗依从性。

(2)患者体重增加,恢复基础水平,清蛋白、血红蛋白值在正常范围内。

(3)进行适当的户外活动时,无气促疲乏感。

(4)能描述新的应对行为所带来的积极效果,能尽快正常与人沟通和交流。

九、护理措施

(一)一般护理

室内保持良好的空气流通。肺结核活动期有咯血、高热等重症者应卧床休息,症状轻者适当增加户外活动,保证充足的睡眠,做到劳逸结合。盗汗者及时擦汗和更衣,避免受凉。

(二)饮食护理

供给高热量、高蛋白、高维生素、富含钙质饮食,促进机体康复。成人每天摄入蛋白质 $1.5\sim2.0$ g/kg,以优质蛋白为主。适量补充矿物质和水分,如铁、钾、钠和水分。注意饮食调配,患者无须忌口,食物应多样化,荤素搭配,色、香、味俱全,以刺激患者食欲。在化疗期间尤其注意患者营养的补充。每周测量体重 1 次。

(三)用药护理

本病疗程长,短期化疗不少于 6 个月。应提供药物治疗知识,强调早期、联合、适量、规律、全程化学治疗的重要性,告知耐药产生与加重经济负担等不合理用药的后果,使患者理解规范治疗的重要意义,提高用药的依从性。督促患者按时按量用药,告知并密切观察药物疗效及不良反应,如有胃肠不适、眩晕、耳鸣、巩膜黄染等症状,应及时与医师沟通,不可擅自停药。

(四)咯血的护理

患者大咯血出现窒息征象时,立即协助其取头低足高位,头偏一侧,快速清除气道和口咽部血块,及时解除呼吸道阻塞。必要时行气管插管、气管切开,或在气管镜直视下吸出血凝块。

(五)消毒隔离

痰涂片阳性的肺结核患者住院治疗期间须进行呼吸道隔离,要求病室光线充足,通风良好,定时进行空气消毒。患者衣被要经常清洗,被褥、书籍在烈日下曝晒 6 小时以上。餐具要专用,经煮沸或消毒液浸泡消毒,剩下的饭菜应煮沸后弃掉。嘱患者注意个人卫生,打喷嚏时应用纸巾遮掩口鼻,纸巾焚烧处理;不要随地吐痰,痰液吐在有盖容器中。患者的排泄物、分泌物应消毒后排放。减少探视,避免患者与健康人频繁接触,探视者应戴口罩。患者外出应戴口罩,口罩要每天煮沸清洗。医护人员与患者接触可戴呼吸面罩,接触患者应穿隔离衣、戴手套。处置前后应洗手。传染性消失应及时解除隔离措施。

(六)心理护理

结核病是慢性传染病,病程长,恢复慢,在工作、生活等方面会对患者乃至整个家庭产生不良影响。患者情绪变化呈多样性,护士及家属应主动了解患者的心理状态,应给予良好的心理支持,督促患者按要求用药,告知不规则用药的后果,使患者树立战胜疾病的信心,安心休息,积极配合治疗。一般情况下,痰涂片阴性和经有效抗结核治疗 4 周以上,无传染性或仅有极低传染性者,鼓励回归家庭和社会,以消除隔离感。

十、护理评价

(1)患者治疗的依从性是否提高,能否自觉按时按量服药。

(2)营养状况如何,饮食摄入量是否充足,体重有无改变。

(3)日常活动耐受水平是否有改变。

(4)是否有孤独感,与周围环境的关系如何。

十一、健康教育

(1)加强疾病传播知识的宣教,普及新生儿接种卡介苗制度,疾病的高危人群应定期到医院体检或进行相应的预防性处理。

(2)培养良好的卫生习惯,不随地吐痰,咳嗽和打喷嚏时掩口鼻,同桌共餐应使用公筷。

(3)注意营养,忌烟酒,避免疲劳,增强体质,预防呼吸道感染。

(4)处于传染活动期的患者,应进行隔离治疗。

(5)全程督导结核患者坚持化学治疗,避免复发,定期复查肝功能和胸片。

第三节　支气管哮喘

支气管哮喘是一种慢性气管炎症性疾病,患者支气管壁存在以肥大细胞、嗜酸性粒细胞和 T 淋巴细胞为主的炎性细胞浸润,可经治疗缓解或自然缓解。本病多发于青少年,儿童多于成人,城市多于农村。近年的流行病学显示,哮喘的发病率或病死率均有所增加,我国哮喘发病率为 1 ％～2 ％。支气管哮喘的病因较为复杂,大多为在遗传因素的基础上受到体内外多种因素激发而发病,并反复发作。

一、临床表现

(一)症状和体征

典型的支气管哮喘,发作前多有鼻痒、打喷嚏、流涕、咳嗽、胸闷等先兆症状,进而出现呼气性的呼吸困难伴喘鸣,患者被迫呈端坐呼吸,咳嗽、咳痰。发作持续几十分钟至数小时后自行或经治疗缓解。此为速发性哮喘反应。迟发性哮喘时,患者气管呈持续高反应性状态,上述表现更为明显,较难控制。

少数患者可出现哮喘重度或危重度发作,表现为重度呼气性呼吸困难、焦虑、烦躁、端坐呼吸、大汗淋漓、嗜睡或意识模糊,应用一般支气管扩张药物不能缓解。此类患者若不及时救治,可危及生命。

(二)辅助检查

1.血液检查

嗜酸性粒细胞、血清总免疫球蛋白 E(IgE)及特异性免疫球蛋白 E(SIgE)均可增高。

2.胸部 X 线检查

哮喘发作期由于肺脏充气过度,肺部透亮度增高,合并感染时可见肺纹理增多及炎症阴影。

3.肺功能检查

哮喘发作期有关呼气流速的各项指标,如第一秒用力呼气容积（FEV_1）、呼气流量峰值（PEF）等均降低。

二、治疗原则

本病的防治原则是祛除病因、控制发作和预防发作。控制发作应根据患者发作的轻重程度,抓住解痉、抗炎两个主要环节,迅速控制症状。

(一)解痉

哮喘轻、中度发作时,常用氨茶碱稀释后静脉注射或加入液体中静脉滴注。根据病情吸入或口服 β_2 受体激动剂。常用的 β_2 受体激动剂气雾吸入剂有硫酸特布他林、沙丁胺醇等。

哮喘重度发作时,应及早静脉给予足量氨茶碱及氢化可的松琥珀酸钠或甲基泼尼松龙琥珀酸钠,待病情得到控制后再逐渐减量,改为口服泼尼松龙,或根据病情吸入糖皮质激素,但应注意不宜骤然停药,以免复发。

(二)抗感染

肺部感染的患者,应根据细菌培养及药敏试验结果选择应用有效抗生素。

(三)稳定内环境

及时纠正水、电解质及酸碱失衡。

(四)保证气管通畅

痰多而黏稠不易咳出或有严重缺氧及二氧化碳潴留者,应及时行气管插管吸出痰液,必要时行机械通气。

三、护理

(一)一般护理

(1)将患者安置在清洁、安静、空气新鲜、阳光充足的房间,避免接触变应原,如花粉、皮毛、油烟等。护理操作时防止灰尘飞扬。喷洒灭蚊蝇剂或某些消毒剂时要转移患者。

(2)患者哮喘发作、呼吸困难时应给予适宜的靠背架或过床桌,让患者伏桌而坐,以帮助呼吸,减少疲劳。

(3)给予营养丰富、易消化的饮食,多食蔬菜、水果,多饮水。同时注意保持大便通畅,减少用力排便所致的疲劳。严禁食用与患者发病有关的食物,如鱼、虾、蟹等,并协助患者寻找变应原。

(4)危重期患者应保持皮肤清洁干燥,定时翻身,防止褥疮发生。因大剂量使用糖皮质激素,故应做好口腔护理,防止发生口腔炎。

(5)哮喘重度发作时,因为大汗淋漓,呼吸困难甚至有窒息感,所以患者极度紧张、烦躁、疲倦。要耐心安慰患者,及时满足患者需求,缓解紧张情绪。

(二)观察要点

1.观察哮喘发作先兆

如患者主诉有鼻、咽、眼部发痒及咳嗽、流鼻涕等黏膜过敏症状,应及时报告医师采取措施,减轻发作症状,尽快控制病情。

2.观察药物毒副作用

氨茶碱 0.25 g 加入 25 %～50 %葡萄糖注射液 20 mL 中静脉推注,时间至少 5 分钟,浓度过高或推注过快可使心肌过度兴奋而产生心悸、惊厥、血压骤降等严重反应。使用时要现配现用,静脉滴注时,不宜和维生素 C、促肾上腺皮质激素、去甲肾上腺素、四环素类药物等配伍。糖皮质激素类药物久用可引起钠潴留、血钾降低、消化道溃疡病、高血压、糖尿病、骨质疏松、停药反跳等,须加强观察。

3.根据患者缺氧情况调整氧流量

一般为 3～5 L/min。使气体充分湿化,氧气湿化瓶每日更换、消毒,防止医源性感染。

4.观察痰液黏稠度

哮喘发作时,患者由于过度通气、出汗过多,因此身体丢失水分增多,痰液黏稠形成痰栓,阻塞小支气管,导致呼吸不畅,感染难以控制。应通过静脉补液和饮水补足水分和电解质。

5.严密观察有无并发症

如自发性气胸、肺不张、脱水、酸碱失衡、电解质紊乱、呼吸衰竭、肺性脑病等并发症。监测动脉血气、生化指标,如发现异常须及时对症处理。

6.注意呼吸频率、深浅幅度和节律

重度发作患者喘鸣音减弱乃至消失,呼吸变浅,神志改变,常提示病情危急,应及时处理。

(三)家庭护理

1.增强体质,积极防治感染

平时注意增加营养,根据病情做适量体力活动,如散步、做简易操、打太极拳等,以提高机体免疫力。发生感染时应及时就诊。

2.注意防寒避暑

寒冷可引起支气管痉挛,分泌物增多,感冒易致支气管及肺部感染。因此,冬季应适当提高居室温度,秋季进行耐寒锻炼防治感冒,夏季避免大汗,防止痰液过稠、不易咳出。

3.尽量避免接触变应原

患者应戒烟,尽量避免到人员众多、空气污浊的公共场所。保持居室空气清新,室内可安装空气净化器。

4.防止呼吸肌疲劳

坚持进行呼吸锻炼。

5.稳定情绪

一旦哮喘发作,应控制情绪,保持镇静,及时吸入支气管扩张气雾剂。

6.家庭氧疗

家庭氧疗又称缓解期氧疗,对患者的病情控制、存活期的延长和生活质量的提高有着重要意义。家庭氧疗时应注意氧流量的调节,严禁烟火,防止火灾。

7.缓解期处理

哮喘缓解期的防治非常重要,对防止哮喘发作及恶化、维持正常肺功能、提高生活质量、保持正常活动量等均具有重要意义。哮喘缓解期患者应坚持吸入糖皮质激素,可有效控制哮喘发作,吸入色甘酸钠和口服富马酸酮替芬亦有一定的预防哮喘发作的作用。

第四节　支气管扩张

支气管扩张是指直径大于 2 mm 的支气管的管壁肌肉和弹性组织被破坏而引起的慢性异常扩张。临床特点为慢性咳嗽、咳大量脓性痰和(或)反复咯血。患者常有童年麻疹、百日咳或支气管肺炎等病史。随着人民生活条件的改善,麻疹、百日咳疫苗的预防接种及抗生素的应用,本病发病率已明显降低。

一、病因及发病机制

(一)支气管-肺组织感染和支气管阻塞

支气管-肺组织感染和支气管阻塞为支气管扩张的主要病因。感染和阻塞症状相互影响,促使支气管扩张发生和发展。其中,婴幼儿期支气管-肺组织感染是最常见的病因,如婴幼儿麻疹、百日咳、支气管肺炎等。

由于儿童支气管较细,易阻塞,且管壁薄弱,反复感染破坏支气管壁各层结构,尤其是平滑肌和弹性纤维的破坏,削弱了对管壁的支撑作用。支气管炎使支气管黏膜充血、水肿、分泌物阻塞管腔,导致引流不畅而加重感染。支气管内膜结核、肿瘤、异物引起管腔狭窄、阻塞,也是支气管扩张的原因之一。由于左下叶支气管细长,且受心脏血管压迫引流不畅,容易发生感染,因此支气管扩张左下叶比右下叶多见。肺结核引起的支气管扩张多发生在上叶。

(二)支气管先天性发育缺陷和遗传因素

此类支气管扩张较少见,如巨大气管-支气管症、卡塔格内综合征、肺囊性纤维化、先天性丙种球蛋白缺乏症等。

(三)全身性疾病

目前已发现类风湿关节炎、克罗恩病、溃疡性结肠炎、系统性红斑狼疮、支气管哮喘等疾病可同时伴有支气管扩张。有些不明原因的支气管扩张患者,其体液免疫和(或)细胞免疫功能有不同程度的异常,提示支气管扩张可能与机体免疫功能失调有关。

二、临床表现

(一)症状

1.慢性咳嗽、大量脓痰

痰量与体位变化有关。晨起或夜间卧床改变体位时,咳嗽加剧、痰量增多。痰量可在一定程度上反映病情严重程度。感染急性发作时,痰量明显增多,每日可达数百毫升,外观呈黄绿色,脓性痰,痰液静置后出现分层:上层为泡沫,中层为脓性黏液,下层为坏死组织沉淀物。合并厌氧菌感染时,痰有臭味。

2.反复咯血

50 %～70 %的患者有程度不等的反复咯血,咯血量与病情严重程度和病变范围不完全一致。大量咯血最主要的危险是窒息,应紧急处理。部分发生于上叶的支气管扩张引流较好,痰量不多或无痰,以反复咯血为唯一症状,称"干性支气管扩张"。

3.反复肺部感染

反复肺部感染的特点是同一肺段反复发生肺炎并迁延不愈。

4.慢性感染中毒症状

反复感染者可出现发热、乏力、食欲减退、消瘦、贫血等,儿童可影响发育。

(二)体征

早期或干性支气管扩张多无明显体征,病变重或继发感染时在下胸部、背部常可闻及局限性、固定性湿啰音,有时可闻及哮鸣音,部分慢性患者伴有杵状指(趾)。

三、辅助检查

(一)胸部X线检查

胸部X线检查可见早期无异常或仅见患侧肺纹理增多、增粗现象。典型表现是轨道征和卷发样阴影,感染时阴影内出现液平面。

(二)胸部CT检查

胸部CT检查可见管壁增厚的柱状扩张或成串成簇的囊状改变。

(三)纤维支气管镜检查

纤维支气管镜检查有助于发现患者出血的部位,鉴别腔内异物、肿瘤或其他支气管阻塞原因。

四、诊断要点

根据患者慢性咳嗽、大量脓痰、反复咯血的典型临床特征,以及肺部闻及固定而局限性的湿啰音,结合儿童时期有诱发支气管扩张的呼吸道病史,一般可做出初步临床诊断。胸部影像学检查和纤维支气管镜检查可进一步明确诊断。

五、治疗要点

治疗原则是保持呼吸道引流通畅,控制感染,处理咯血,必要时手术治疗。

(一)保持呼吸道通畅

1.药物治疗

祛痰药及支气管舒张药具有稀释痰液、促进排痰的作用。

2.体位引流

体位引流对痰多且黏稠者作用尤其重要。

3.经纤维支气管镜吸痰

若体位引流排痰效果不理想,可经纤维支气管镜吸痰及用生理盐水冲洗痰液,也可局部注入抗生素。

(二)控制感染

其为支气管扩张急性感染期的主要治疗措施。应根据症状、体征、痰液性状,必要时参考细菌培养及药物敏感试验结果选用抗菌药物。

(三)手术治疗

对反复呼吸道急性感染或大咯血,病变局限在一叶或一侧肺组织,经药物治疗无效,全身状况良好的患者,可考虑手术切除病变肺段或肺叶。

六、常用护理诊断

(一)清理呼吸道无效

咳嗽、大量脓痰、肺部湿啰音与痰液黏稠和无效咳嗽有关。

(二)有窒息的危险

窒息与痰多、痰液黏稠或大咯血造成气道阻塞有关。

(三)营养失调

乏力、消瘦、贫血、发育迟缓与反复感染导致机体消耗增加,以及患者食欲不振、营养物质摄入不足有关。

(四)恐惧

精神紧张、面色苍白、出冷汗与突然或反复大咯血有关。

七、护理措施

(一)一般护理

1.休息与环境

急性感染或咯血时应卧床休息,大咯血患者须绝对卧床,取患侧卧位。病室内保持空气流通,维持适宜的温湿度,注意保暖。

2.饮食护理

提供高热量、高蛋白、高维生素饮食,发热患者应给予高热量流质或半流质饮食,避免冰冷、油腻、辛辣食物诱发咳嗽。鼓励患者多饮水,每天 1 500 mL 以上,以稀释痰液。指导患者在咳痰后及进食前后用清水或漱口液漱口,保持口腔清洁,促进食欲。

(二)病情观察

观察痰液量、颜色、性质、气味和与体位的关系,记录 24 小时痰液排出量;定期测量生命体征,记录咯血量,观察咯血的颜色、性质;病情严重者须观察有无窒息前症状,发现窒息先兆,立即向医师汇报并配合处理。

(三)对症护理

1.促进排痰

(1)指导有效咳嗽和正确的排痰方法。

(2)采取体位引流者须依据病变部位选择引流体位,使病肺居上,引流支气管开口向下,利于痰液流出。一般于饭前 1 小时进行。引流时可配合胸部叩击,提高引流效果。

(3)必要时遵医嘱选用祛痰剂或 β_2 受体激动剂喷雾吸入,扩张支气管,促进排痰。

2.预防窒息

(1)对痰液排除困难者,鼓励多饮水或雾化吸入,协助患者翻身、拍背或体位引流,以促进痰液排除,减少窒息发生的危险。

(2)密切观察患者的表情、神志、生命体征,观察并记录痰液的颜色、量与性质,及时发现和判断患者有无发生窒息的可能。如患者突然出现烦躁不安、神志不清,面色苍白或发绀、出冷汗、呼吸急促、咽喉部有明显的痰鸣音,应警惕窒息的发生,并及时通知医师。

(3)对意识障碍、年老体弱、咳嗽咳痰无力、咽喉部有明显的痰鸣音、神志不清的患者,突然大量呕吐物涌出等高危患者,立即做好抢救准备,如迅速备好吸引器、气管插管或气管切开等用物,积极配合抢救工作。

(四)心理护理

病程较长,咳嗽、咳痰、咯血反复发作或逐渐加重时,患者易产生焦虑、沮丧情绪。医护人员应多与其交谈,讲明支气管扩张反复发作的原因及治疗进展,帮助患者树立战胜疾病的信心,缓解焦虑不安情绪,咯血时医护人员应陪伴、安慰患者,帮助其稳定情绪,避免因情绪波动加重出血。

(五)健康教育

1.疾病知识指导

帮助患者及家属了解疾病的发生、发展与治疗、护理过程,与其共同制订长期防治计划。宣传防治百日咳、麻疹、支气管肺炎、肺结核等呼吸道感染的重要性;及时治疗上呼吸道慢性病灶;避免受凉,预防感冒;戒烟、减少刺激性气体吸入,防止病情恶化。

2.生活指导

讲明加强营养对机体康复的作用,使患者能主动摄取必需的营养素,以增强机体抗病能力。鼓励患者参加体育锻炼,养成良好的生活习惯,劳逸结合,以维护心肺功能状态。

3.用药指导

向患者介绍常用药物的用法和注意事项,观察疗效及不良反应。指导患者及家属学习和掌握有效咳嗽、胸部叩击、雾化吸入和体位引流的方法,以利于长期坚持,控制病情的发展;指导其了解抗生素的作用、用法和不良反应。

4.自我监测指导

定期复查。嘱患者按医嘱服药,教患者学会观察药物的不良反应。教会患者识别病情变化的征象,观察痰液量、颜色、性质、气味和与体位的关系,并记录 24 小时痰液排出量。如有咯血、窒息先兆,立即前往医院就诊。

第五节　肺炎

一、概述

肺炎是指终末气道、肺泡和肺间质的炎症,可由病原微生物、理化因素、免疫损伤、过敏及药物所致。细菌性肺炎是最常见的肺炎,也是最常见的感染性疾病之一。尽管新的强效抗生素不断投入应用,但其发病率和病死率仍很高,其原因可能为社会人口老龄化、吸烟人群的低龄化,伴有基础疾病、免疫功能低下,加之病原体变迁、医院获得性肺炎发病率增加、病原学诊断困难、抗生素的不合理使用。

(一)分类

肺炎可按解剖、病因或患病环境分类。

1.解剖分类

(1)大叶性(肺泡性)肺炎,为肺实质炎症,通常并不累及支气管。病原体先在肺泡引起炎症,经肺泡间孔(Cohn 孔)向其他肺泡扩散,导致部分或整个肺段、肺叶发生炎症改变。致病菌多为肺炎链球菌。

（2）小叶性（支气管）肺炎，指病原体经支气管入侵，引起细支气管、终末细支气管和肺泡的炎症。病原体有肺炎链球菌、葡萄球菌、病毒、肺炎支原体及军团菌等。常继发于其他疾病，如支气管炎、支气管扩张、上呼吸道病毒感染，也可见于长期卧床的危重患者。

（3）间质性肺炎，以肺间质炎症为主，病变累及支气管壁及其周围组织，有肺泡壁增生及间质水肿。可由细菌、支原体、衣原体、病毒或肺孢子菌等引起。

2.病因分类

（1）细菌性肺炎，如肺炎链球菌、金黄色葡萄球菌、甲型溶血性链球菌、肺炎克雷伯菌、流感嗜血杆菌、铜绿假单胞菌、棒状杆菌、梭形杆菌等引起的肺炎。

（2）非典型病原体所致肺炎，如支原体、军团菌和衣原体等。

（3）病毒性肺炎，如冠状病毒、腺病毒、呼吸道合胞病毒、流感病毒、麻疹病毒、巨细胞病毒、单纯疱疹病毒等。

（4）真菌性肺炎，如白念珠菌、曲霉、放射菌等。

（5）其他病原体所致的肺炎，如立克次体（Q热立克次体）、弓形虫（鼠弓形虫）、寄生虫（肺包虫、肺吸虫、肺血吸虫）等。

（6）理化因素所致的肺炎，如放射性损伤引起的放射性肺炎，胃酸吸入、药物等引起的化学性肺炎等。

3.患病环境分类

由于病原学检查阳性率低，培养结果滞后，病因分类在临床上应用较为困难，目前多按肺炎的获得环境分成两类，以利于指导经验治疗。

（1）社区获得性肺炎是指在医院外罹患的感染性肺实质炎症，也称院外肺炎，包括具有明确潜伏期的病原体感染而在入院后平均潜伏期内发病的肺炎。常见致病菌为肺炎链球菌、流感嗜血杆菌、卡他莫拉菌和非典型病原体。

（2）医院获得性肺炎简称医院内肺炎，是指患者入院时既不存在，也不处于潜伏期，而于入院48小时后在医院（包括老年护理院、康复院等）内发生的肺炎，也包括出院后48小时内发生的肺炎。无感染高危因素患者的常见病原体依次为肺炎链球菌、流感嗜血杆菌、金黄色葡萄球菌、铜绿假单胞菌、大肠杆菌、肺炎克雷伯菌等；有感染高危因素患者的常见病原体依次为金黄色葡萄球菌、铜绿假单胞菌、肠杆菌属、肺炎克雷伯菌等。

（二）病因及发病机制

正常的呼吸道免疫防御机制（支气管内黏液-纤毛运载系统、肺泡巨噬细胞防御的完整性等）使气管隆凸以下的呼吸道保持无菌。肺炎的发生主要由病原体和宿主两个因素决定。如果病原体数量多、毒力强和（或）宿主呼吸道局部及全身免疫防御系统损害，则可发生肺炎。病原体可通过空气吸入、血行播散、邻近感染部位蔓延、上呼吸道定植菌的误吸等引起社区获得性肺炎。医院获得性肺炎还可通过误吸胃肠道的定植菌（胃食管反流）和通过人工气道吸入环境中的致病菌引起。

二、肺炎链球菌肺炎

肺炎链球菌肺炎（或称肺炎球菌肺炎），是由肺炎链球菌（或称肺炎球菌）引起的肺炎，占社区获得性肺炎的半数以上。通常急骤起病,以高热、寒战、咳嗽、血痰及胸痛为特征。X线胸片呈肺段或肺叶急性炎性实变。近年来,由于抗菌药物的广泛使用,本病的起病方式、症状及 X 线改变均不典型。

肺炎链球菌为革兰染色阳性球菌,多呈双排列或短链排列。有荚膜,其毒力大小与荚膜中的多糖结构及含量有关。根据荚膜多糖的抗原特性,肺炎链球菌可分为 86 个血清型。成人致病菌多属 1~9 型及 12 型,以第 3 型毒力最强,儿童则多为 6、14、19、23 型。肺炎链球菌在干燥痰中能存活数月,但阳光直射 1 小时,或加热至 52 ℃ 10 分钟即可杀灭,对苯酚等消毒剂亦甚敏感。机体免疫功能正常时,肺炎链球菌是寄居在口腔及鼻咽部的一种正常菌群,其带菌率常随年龄、季节及免疫状态的变化而有差异。机体免疫功能受损时,有毒力的肺炎链球菌入侵人体而致病。肺炎链球菌除引起肺炎外,少数可引起菌血症或感染性休克,老年人及婴幼儿的病情尤为严重。

本病以冬季与初春多见,常与呼吸道病毒感染相伴。患者多为健康的青壮年、老年与婴幼儿,男性较多见。吸烟者、智力减退者和慢性支气管炎、支气管扩张、充血性心力衰竭、慢性病患者,以及免疫抑制宿主均易受肺炎链球菌侵袭。肺炎链球菌不产生毒素,不引起原发性组织坏死或形成空洞。其致病力是高分子多糖的荚膜对组织的侵袭作用,可引起肺泡壁水肿,出现白细胞与红细胞渗出,含菌的渗出液经肺泡间孔向肺的中央部分扩展,甚至累及几个肺段或整个肺叶。因病变开始于肺的外周,故叶间分界清楚,易累及胸膜,引起渗出性胸膜炎。

病理改变有充血期、红肝变期、灰肝变期及消散期。表现为肺组织充血水肿,肺泡内浆液渗出及红、白细胞浸润,白细胞吞噬细菌,纤维蛋白渗出物溶解、吸收,肺泡重新充气。肝变期病理阶段实际上并无确切分界,经早期应用抗菌药物治疗,此种典型的病理分期已很少见。病变消散后肺组织结构多无损坏,不留纤维瘢痕。极个别患者肺泡内纤维蛋白吸收不完全,甚至有成纤维细胞形成,形成机化性肺炎。老年人及婴幼儿感染可沿支气管分布(支气管肺炎)。若未及时使用抗菌药物,5 %~10 %的患者可并发脓胸,10 %~20 %的患者因细菌经淋巴管、胸导管进入血液循环,可患脑膜炎、心包炎、心内膜炎、关节炎和中耳炎等肺外感染。

(一)护理评估

1.健康史

肺炎的发生与细菌的侵入和机体防御能力的下降有关。吸入口咽部的分泌物或空气中的细菌、周围组织感染的直接蔓延、菌血症等均可成为细菌入侵的途径;吸烟、酗酒、年老体弱、长期卧床、意识不清、吞咽和咳嗽反射障碍、有慢性疾病或重症、长期使用糖皮质激素或免疫抑制剂、接受机械通气及大手术者均可因机体防御机制降低而继发肺炎。注意询问患者起病前是否存在机体抵抗力下降、呼吸道防御功能受损等因素,了解患者既往的健康状况。

2.身体状况

发病前常有受凉、淋雨、疲劳、醉酒、病毒感染史,多有上呼吸道感染的前驱症状。

(1)主要症状。起病多急骤,高热、寒战,全身肌肉酸痛,体温通常在数小时内升至 39~40 ℃,高峰在下午或傍晚,或呈稽留热,脉率随之增速。可有患侧胸部疼痛,放射到肩部或腹部,咳嗽或深呼吸时加剧。痰少,可带血或呈铁锈色,食欲锐减,偶有恶心、呕吐、腹痛或腹泻,易被误诊为急腹症。

(2)护理体检。患者呈急性病容,面颊绯红,鼻煽,皮肤灼热、干燥,口角及鼻周有单纯疱疹;病变广泛时可出现发绀。有败血症者,可出现皮肤、黏膜出血点,巩膜黄染。早期肺部体征无明显异常,仅有胸廓呼吸运动幅度减小,叩诊稍浊,听诊可有呼吸音减低及胸膜摩擦音。肺实变时叩诊浊音、触觉语颤增强并可闻及支气管呼吸音。消散期可闻及湿啰音。心率增快,有时心律不齐。重症患者有肠胀气,上腹部压痛多与炎症累及膈胸膜有关。重症感染时可伴休克、急性呼吸窘迫综合征及神经精神症状,表现为神志模糊、烦躁、呼吸困难、嗜睡、谵妄、昏迷等。累及脑膜时有颈抵抗,出现病理性反射。

本病自然病程 1～2 周。发病 5～10 天,体温可自行骤降或逐渐消退;使用有效的抗菌药物可使体温在 1～3 天内恢复正常。患者的其他症状与体征亦随之逐渐消失。

(3)并发症。肺炎链球菌肺炎的并发症近年来已很少见。严重败血症或毒血症患者易发生感染性休克,尤其是老年人。表现为血压降低、四肢厥冷、多汗、发绀、心动过速、心律失常等,而高热、胸痛、咳嗽等症状并不突出。其他并发症有胸膜炎、脓胸、心包炎、脑膜炎和关节炎等。

3.实验室及其他检查

(1)血常规检查:血白细胞计数(10～20)×10^9/L,中性粒细胞多在 80 % 以上,并有核左移,细胞内可见中毒颗粒。年老体弱、酗酒、免疫功能低下者的白细胞计数可不增高,但中性粒细胞的百分比仍增高。

(2)痰直接涂片做革兰染色及荚膜染色镜检:发现典型的革兰染色阳性、带荚膜的双球菌或链球菌,即可初步做出病原诊断。

(3)痰培养:24～48 小时可以确定病原体。痰标本送检应注意器皿洁净无菌,在抗菌药物应用之前漱口后采集,取深部咳出的脓性或铁锈色痰。

(4)聚合酶链反应检测及荧光标记抗体检测:可提高病原学诊断率。

(5)血培养:10 %～20 %患者合并菌血症,故重症肺炎应做血培养。

(6)细菌培养:如合并胸腔积液,应积极抽取积液进行细菌培养。

(7)X 线检查:早期仅见肺纹理增粗,或受累的肺段、肺叶稍模糊。随着病情的进展,肺泡内充满炎性渗出物,表现为大片炎症浸润阴影或实变影,在实变阴影中可见支气管充气征,肋膈角可有少量胸腔积液。在消散期,X 线显示炎性浸润逐渐吸收,可见片状区域吸收较快,呈现"假空洞"征,多数病例在起病3～4 周后才完全消散。老年患者肺炎病灶消散较慢,容易因吸收不完全而转为机化性肺炎。

4.心理-社会评估

肺炎起病多急骤,短期内病情严重,加之高热和全身中毒症状明显,患者及家属常深感不安。当出现严重并发症时,患者会表现出忧虑和恐惧。

(二)主要护理诊断及医护合作性问题

1.体温过高

体温过高与肺部感染有关。

2.气体交换受损

气体交换受损与肺部炎症、痰液黏稠等引起呼吸面积减少有关。

3.清理呼吸道无效

清理呼吸道无效与胸痛、气管、支气管分泌物增多、黏稠,以及疲乏有关。

4.疼痛

胸痛与肺部炎症累及胸膜有关。

5.潜在并发症

感染性休克。

(三)护理目标

体温恢复正常范围;患者呼吸平稳,发绀消失;症状减轻,呼吸道通畅;疼痛减轻,感染得到控制;未发生休克。

(四)护理措施

1.一般护理

(1)休息与环境:保持室内空气清新,病室保持适宜的温湿度,环境安静、清洁、舒适。限制患者活动,限制探视,避免因谈话过多影响体力。要集中安排治疗和护理活动,保证足够的休息,减少氧耗量,缓解头痛、肌肉酸痛、胸痛等症状。

(2)体位:协助或指导患者采取合适的体位。对有意识障碍的患者,如病情允许可取半卧位,增加肺通气量,或取侧卧位,以预防或减少分泌物吸入肺内。为促进肺扩张,每 2 小时变换体位 1 次,减少分泌物淤积在肺部引起的并发症。

(3)饮食与补充水分:给予高热量、高蛋白质、高维生素、易消化的流质或半流质饮食,以补充高热引起的营养物质消耗。宜少食多餐,避免压迫膈肌。若有明显的麻痹性肠梗阻或胃扩张,应暂时禁食,遵医嘱给予胃肠减压,直至肠蠕动恢复。鼓励患者多饮水(1~2 L/d)以补充发热、出汗和呼吸急促所丢失的水分,并利于痰液排出。轻症者无须静脉补液,脱水严重者可遵医嘱补液,补液有助于加快毒素排泄和热量散发,尤其是食欲差或不能进食者。心脏病或老年人应注意补液速度,过快过多易导致急性肺水肿。

2.病情观察

监测患者的神志、体温、呼吸、脉搏、血压和尿量,并做好记录。尤其应密切观察体温的变化。观察有无呼吸困难及发绀,及时给氧。重点观察儿童、老年人、久病体弱者的病情变化,注意是否伴有感染性休克的表现。观察痰液颜色、性状和量,如肺炎球菌肺炎者痰液呈铁锈色,葡萄球菌肺炎者痰液呈粉红色乳状,厌氧菌感染者痰液多有恶臭等。

3.对症护理

(1)高热的护理。

(2)咳嗽、咳痰的护理。协助和鼓励患者有效咳嗽、排痰,及时清除口腔和呼吸道内的痰液、呕吐物。痰液黏稠不易咳出时,在病情允许情况下可扶患者坐起,给予拍背,协助咳痰,遵医嘱应用祛痰药,以及超声雾化吸入,稀释痰液,促进痰的排出。必要时吸痰,预防窒息。吸痰前注意告知患者病情。

(3)气急发绀的护理。监测动脉血气分析值,给予吸氧,提高血氧饱和度,改善发绀,增加患者的舒适度。氧流量一般为每分钟 4~6 L,若为慢性阻塞性肺疾病(chronic obstructive pulmonary disease, COPD)患者,应给予低流量低浓度持续吸氧。注意观察患者呼吸频率、节律、深度等变化,皮肤色泽和意识状态有无改变,如果病情恶化,准备气管插管和呼吸机以辅助通气。

(4)胸痛的护理。维持患者舒适的体位。患者胸痛常随呼吸、咳嗽加重,可采取患侧卧位,在咳嗽时可用枕头等物夹紧胸部,必要时用宽胶布固定胸廓,以降低胸廓活动度,减轻疼痛。疼痛剧烈者,遵医嘱应用镇痛、止咳药,缓解疼痛和改善肺通气,如口服可待因。此外,可用物理止痛和中药止痛擦剂。物理止痛,如按摩、针灸、经皮肤电刺激止痛穴位或局部冷敷等,可降低疼痛的敏感性。中药止痛擦剂经皮肤吸收,无创伤,且发挥药效快,对轻度疼痛效果好。中药止痛擦剂具有操作简便、安全,毒副作用小,无药物依赖现象等优点。

(5)其他。鼓励患者经常漱口,做好口腔护理。口唇疱疹者局部涂液体石蜡或抗病毒软膏,防止继发感染。烦躁不安、谵妄、失眠者酌情使用地西泮或水合氯醛,禁用抑制呼吸的镇静药。

4.感染性休克的护理

(1)观察休克的征象。密切观察生命体征、实验室检查和病情的变化。发现患者有神志模糊、烦躁、发绀、四肢湿冷、脉搏细数、脉压变小、呼吸浅快、面色苍白、尿量减少(每小时少于30 mL)等休克早期症状时,应及时报告医师,采取救治措施。

(2)环境与体位。应将感染性休克的患者安置在重症监护室,注意保暖和安全。取仰卧中凹位,抬高头胸部 20°,抬高下肢约 30°,以利于呼吸和静脉回流,增加心排出量。尽量减少搬动。

(3)吸氧。应给高流量吸氧,维持动脉氧分压在 60 mmHg(7.99 kPa)以上,改善缺氧状况。

(4)补充血容量。快速建立两条静脉通路,遵医嘱给予右旋糖酐或平衡液以维持有效血容量,降低血液的黏稠度,防止弥散性血管内凝血。随时监测患者一般情况、血压、尿量、尿比重、血细胞比容等;监测中心静脉压,将其作为调整补液速度的指标,中心静脉压低于 5 cm H_2O(0.49 kPa)可放心输液,达到10 cm H_2O(0.98 kPa)应慎重。中心静脉压不超过 10 cm H_2O(0.98 kPa)、尿量每小时在 30 mL 以上为宜。补液不宜过多过快,以免引起心力衰竭和肺水肿。若血容量已补足而 24 小时尿量仍低于 400 mL、尿比重低于 1.018,应及时报告医师,注意是否合并急性肾衰竭。

(5)纠正酸中毒。有明显酸中毒者可静脉滴注 5 %的碳酸氢钠,因其配伍禁忌较多,宜单独输入。随时监测和纠正电解质和酸碱失衡等。

(6)应用血管活性药物的护理。遵医嘱应用血管活性药物,如多巴胺、间羟胺(阿拉明)时,滴注过程中应注意防止液体溢出血管外,引起局部组织坏死和影响疗效。可应用输液泵单独静脉输入血管活性药物,根据血压随时调整滴速,维持收缩压在 90～100 mmHg(11.99～13.33 kPa),保证重要器官的血液供应,改善微循环。

(7)对因治疗。应联合、足量应用强有力的广谱抗生素以控制感染。

(8)病情转归观察。随时监测和评估患者意识、血压、脉搏、呼吸、体温、皮肤、黏膜、尿量的变化,判断病情转归。如患者神志逐渐清醒、皮肤及肢体变暖、脉搏有力、呼吸平稳规则、血压回升、尿量增多,预示病情已好转。

5.用药护理

遵医嘱及时使用有效抗感染药物,注意观察药物疗效及不良反应。

(1)抗菌药物治疗。一经诊断即应给予抗菌药物治疗,不必等待细菌培养结果。首选青霉素G,用药途径及剂量视病情轻重及有无并发症而定。对成年轻症患者可用240万U/d,分3次肌内注射,或用普鲁卡因青霉素每12小时肌内注射60万U;病情稍重者,宜用青霉素G 240万~480万U/d,分次静脉滴注,每6~8小时1次;重症及并发脑膜炎者可增至1 000万~3 000万U/d,分4次静脉滴注。对青霉素过敏者或耐青霉素,或为多重耐药菌株感染者,可用呼吸氟喹诺酮类、头孢噻肟或头孢曲松等药物,多重耐药菌株感染者可用万古霉素、替考拉宁等。药物治疗48~72小时后应对病情进行评价,治疗有效表现为体温下降、症状改善、白细胞水平逐渐降低或恢复正常等。如用药72小时后病情仍无改善,须及时报告医师并做相应处理。

(2)支持疗法。患者应卧床休息,注意补充足够蛋白质、热量及维生素。密切监测病情变化,注意防止休克。剧烈胸痛者,可酌情用少量镇痛药,如可待因15 mg。不用阿司匹林或其他解热药,以免过度出汗、脱水及干扰真实热型,导致临床判断错误。鼓励饮水,每日1~2 L,轻症患者不需常规静脉输液,确有失水者可输液,保持尿比重在1.020以下,血清钠保持在145 mmol/L以下。中等或重症患者(PaO$_2$<60 mmHg或有发绀)应给氧。若有明显麻痹性肠梗阻或胃扩张,应暂时禁食、禁饮和胃肠减压,直至肠蠕动恢复。烦躁不安、谵妄、失眠者酌用地西泮5 mg或水合氯醛1~1.5 g,禁用抑制呼吸的镇静药。

(3)并发症的处理。经抗菌药物治疗后,高热常在24小时内消退,或在数日内逐渐下降。若体温降而复升或3天后仍不降,应考虑肺炎链球菌的肺外感染,如脓胸、心包炎或关节炎等。持续发热的其他原因尚有耐青霉素的肺炎链球菌(PRSP)或混合细菌感染、药物热或并存其他疾病。肿瘤或异物阻塞支气管时,经治疗肺炎虽可消散,但阻塞因素未除,肺炎可再次出现。10%~20%肺炎链球菌肺炎伴发胸腔积液者,应酌情取胸液检查及培养以确定其性质。若治疗不当,约5%并发脓胸,应积极排脓引流。

6.心理护理

患病前健康状态良好的患者会因突然患病而焦虑不安;病情严重或患有慢性基础疾病的患者则可能出现消极、悲观和恐慌的心理反应。要耐心给患者讲解疾病的有关知识,解释各种症状和不适的原因,讲解各项诊疗、护理操作目的、操作程序和配合要点,使患者清楚大部分肺炎治疗预后良好。询问和关心患者的需要,鼓励患者说出内心感受,与患者进行有效的沟通。帮助患者祛除不良心理反应,树立治愈疾病的信心。

7.健康指导

(1)疾病知识指导。让患者及家属了解肺炎的病因和诱因,有皮肤疖痈、伤口感染、毛囊炎、疏松结缔组织炎时应及时治疗。避免受凉、淋雨、酗酒和过度疲劳,特别是年老体弱和免疫功能低下者,如糖尿病、慢性肺病、慢性肝病、血液病、营养不良、艾滋病等患者。天气变化时随时增减衣服,预防上呼吸道感染。可接种流感疫苗或肺炎疫苗,使患者产生免疫力。

(2)生活指导。劝导患者要注意休息,劳逸结合,生活有规律。保证摄取足够的营养物质,适当参加体育锻炼,增强机体抗病能力。对有意识障碍、慢性病、长期卧床者,应教会家属注意帮助患者经常改变体位、翻身、拍背,协助并鼓励患者咳出痰液,有感染征象时应及时就诊。

(3)出院指导。对出院后需继续用药者,应指导患者遵医嘱按时服药,向患者介绍所服药物的疗效、用法、疗程、不良反应,不能自行停药或减量。教会患者观察疾病复发症状,如出现发热、咳嗽、呼吸困难等不适表现,应及时就诊。告知患者随诊的时间及需要准备的有关资料,如 X 线胸片等。

(五)护理评价

患者体温恢复正常;能进行有效咳嗽,痰容易咳出,显示咳嗽次数减少或消失,痰量减少;休克发生时及时发现并给予及时的处理。

三、其他类型肺炎

(一)葡萄球菌肺炎评估

葡萄球菌肺炎是由葡萄球菌引起的急性肺部化脓性炎症。葡萄球菌的致病物质主要是毒素与酶,其具有溶血、坏死、杀白细胞和致血管痉挛等作用。其致病力可用血浆凝固酶来测定,阳性者致病力较强,是化脓性感染的主要原因。但其他凝固酶阴性的葡萄球菌亦可引起感染。随着医院内感染的增多,由凝固酶阴性葡萄球菌引起的肺炎也在不断增多。

在医院获得性肺炎中,葡萄球菌感染占 11 ％～25 ％,常发生于有糖尿病、血液病、艾滋病、肝病或慢性阻塞性肺疾病等原有基础疾病者。若治疗不及时或不当,病死率甚高。

1.临床表现

起病多急骤,寒战、高热,体温在 39～40 ℃,胸痛,咳大量脓性痰,带血丝或呈脓血状。全身肌肉和关节酸痛,精神萎靡,病情严重者可出现周围循环衰竭。院内感染者常起病隐袭,体温逐渐上升,咳少量脓痰。老年人症状可不明显。

早期可无体征,晚期可有双肺散在湿啰音。病变较大或融合时可出现肺实变体征。但体征与严重的中毒症状和呼吸道症状不平行。

2.实验室及其他检查

(1)血常规:白细胞计数及中性粒细胞显著增加,核左移,有中毒颗粒。

(2)细菌学检查:痰涂片可见大量葡萄球菌和脓细胞,血、痰培养多为阳性。

(3)X 线检查:胸部 X 线显示短期内迅速多变的特征,肺段或肺叶实变,可形成空洞,或呈小叶状浸润,可有单个或多个液气囊腔,2～4 周后完全消失,偶可遗留少许条索状阴影或肺纹理增多等。

3.治疗要点

治疗要点为早期清除原发病灶,强有力地进行抗感染治疗,加强支持疗法,预防并发症。通常首选耐青霉素酶的半合成青霉素或头孢菌素,如苯唑西林、头孢呋辛等。对甲氧西林耐药株(MRSA)可用万古霉素、替考拉宁等治疗。疗程为 2～3 周,有并发症者需 4～6 周。

(二)肺炎支原体肺炎评估

肺炎支原体肺炎是由肺炎支原体引起的呼吸道和肺部的急性炎症,常合并咽炎、支气管炎和肺炎。肺炎支原体是介于细菌和病毒之间,兼性厌氧、能独立生活的最小微生物。健康人吸入患者咳嗽、打喷嚏时喷出的口鼻分泌物可感染,即肺炎病原体通过呼吸道传播。病原体通常吸附于宿主呼吸道纤毛上皮细胞表面,不侵入肺实质,抑制纤毛活动和破坏上皮细胞。其致病性可能与患者对病原体及其代谢产物的变态反应有关。

支原体肺炎占非细菌性肺炎的 1/3 以上,或各种原因引起的肺炎的 10 %。秋冬季发病较多,可散发或小流行,患者以儿童和青年人居多,婴儿间质性肺炎亦应考虑本病的可能。

1.临床表现

通常起病缓慢,潜伏期 2～3 周,症状主要为乏力、咽痛、头痛、咳嗽、发热、食欲不振、肌肉酸痛等。多为刺激性咳嗽,咳少量黏液痰,发热可持续 2～3 周,体温恢复正常后可仍有咳嗽。偶伴有胸骨后疼痛。

可见咽部充血、颈部淋巴结肿大等体征。肺部可无明显体征,与肺部病变的严重程度不相称。

2.实验室及其他检查

(1)血常规:血白细胞计数正常或略增高,以中性粒细胞为主。

(2)免疫学检查:起病 2 周后,约 2/3 的患者冷凝集试验阳性,滴度效价大于 1∶32,滴度逐渐升高更有价值。约半数患者对链球菌 MG 凝集试验阳性。还可评估肺炎支原体直接检测、支原体 IgM 抗体、免疫印迹法和聚合酶链反应等检查结果。

(3)X 线检查:肺部可呈多种形态的浸润影,呈节段性分布,以肺下野为多见,有的从肺门附近向外伸展。3～4 周后病变可自行消失。

3.治疗要点

肺炎支原体肺炎首选大环内酯类抗生素,如红霉素。疗程一般为 2～3 周。

(三)病毒性肺炎评估

病毒性肺炎是由上呼吸道病毒感染向下蔓延所致的肺部炎症。常见病毒为甲、乙型流感病毒,腺病毒,副流感病毒,呼吸道合胞病毒和冠状病毒等。患者可同时受一种以上病毒感染,气道防御功能降低,常继发细菌感染。病毒性肺炎为吸入性感染,常有气管-支气管炎。呼吸道病毒通过飞沫与直接接触而迅速传播,可暴发或散发流行。

病毒性肺炎约占需住院的社区获得性肺炎的 8 %,大多发生于冬春季节。密切接触的人群或有心肺疾病者、老年人等,易受感染。

1.临床表现

一般临床症状较轻,与支原体肺炎症状相似。起病较急,发热、头痛、全身酸痛、乏力等较突出。有咳嗽、少痰或白色黏液痰、咽痛等症状。老年人或免疫功能受损的重症患者,可表现为呼吸困难、发绀、嗜睡、精神萎靡,甚至并发休克、心力衰竭和呼吸衰竭,严重者可发生急性呼吸窘迫综合征。

本病常无显著的胸部体征,病情严重者有呼吸浅速、心率增快、发绀、肺部干湿性啰音。

2.实验室及其他检查

(1)血常规:白细胞计数正常、略增高或偏低。

(2)病原体检查:呼吸道分泌物中细胞核内的包涵体可提示病毒感染,但并非一定来自肺部,须进一步评估下呼吸道分泌物或肺活检标本培养是否分离出病毒。

(3)X 线检查:可见肺纹理增多,小片状或广泛浸润;病情严重者,显示双肺呈弥漫性结节浸润,而大叶实变及胸腔积液者不多见。

3.治疗要点

病毒性肺炎以对症治疗为主,板蓝根、黄芪、金银花、连翘等中药有一定的抗病毒作用。对某些重症病毒性肺炎应采用抗病毒药物,如选用利巴韦林(病毒唑)、阿昔洛韦(无环鸟苷)等。

(四)真菌性肺炎评估

肺部真菌感染是最常见的深部真菌病。真菌感染的发生是机体与真菌相互作用的结果,最终取决于真菌的致病性、机体的免疫状态及环境条件对机体与真菌之间关系的影响。广谱抗生素、糖皮质激素、细胞毒药物及免疫抑制剂的广泛使用,人类免疫缺陷病毒(HIV)感染和艾滋病患者的增多使肺部真菌感染的机会增加。

真菌多在土壤中生长,孢子飞扬于空气中,极易被人体吸入而引起肺真菌感染(外源性)或使机体致敏,引起表现为支气管哮喘的过敏性肺泡炎。有些真菌为寄生菌,如念珠菌和放线菌,当机体免疫力降低时可引起感染。静脉营养疗法的中心静脉插管如留置时间过长,白念珠菌能在高浓度葡萄糖中生长,引起念珠菌感染中毒症。空气中到处有曲霉属孢子,在秋冬及阴雨季节,储藏的谷草发热霉变时更多,若大量吸入可能引起急性气管-支气管炎或肺炎。

1.临床表现

真菌性肺炎多继发于长期应用抗生素、糖皮质激素、免疫抑制剂、细胞毒药物或因长期留置导管、插管等诱发,其症状和体征无特征性变化。

2.实验室及其他检查

(1)真菌培养:其形态学辨认有助于早期诊断。

(2)X线检查:可表现为支气管肺炎、大叶性肺炎、弥漫性小结节及肿块状阴影和空洞。

3.治疗要点

真菌性肺炎目前尚无理想的药物,两性霉素 B 对多数肺部真菌仍有效,但由于其不良反应较多,应用受到限制。其他药物如氟胞嘧啶、硝酸咪康唑、酮康唑、制霉菌素等也可选用。

(五)重症肺炎评估

目前,重症肺炎还没有普遍认同的标准,各国诊断标准不一,但都注重肺部病变的范围、器官灌注和氧合状态。我国制定的重症肺炎标准为:①意识障碍;②呼吸频率＞30 次/分;③PaO_2＜60 mmHg(7.99 kPa),PO_2/FiO_2＜300,需行机械通气治疗;④血压＜90/60 mmHg(11.99/7.99 kPa);⑤胸片显示双侧或多肺叶受累,或入院 48 小时内病变扩大不小于 50 %;⑥少尿,尿量每小时＜20 mL,或每 4 小时＜80 mL,或急性肾衰竭需要透析治疗。

第五章　消化内科护理

第一节　消化性溃疡

消化性溃疡是一种常见的胃肠道疾病,简称溃疡病,通常指发生在胃或十二指肠球部的溃疡,并分别称为胃溃疡或十二指肠溃疡。事实上,本病可以发生在与酸性胃液相接触的其他胃肠道部位,包括食管下端、胃肠吻合术后的吻合口及其附近的肠襻,以及含有异位胃黏膜的梅克尔憩室(Meckel diverticulum)。

消化性溃疡是一组常见病、多发病,人群中患病率为 5 %~10 %,严重危害人们的健康。本病可见于任何年龄,以 20~50 岁为多,占 80 %,10 岁以下或 60 岁以上者较少。胃溃疡(gastric ulcer,GU)常见于中年和老年人,男性多于女性,男女比例约为 3∶1。十二指肠溃疡(duodenal ulcer,DU)多于胃溃疡,患病率是胃溃疡的 5 倍。

一、病因及发病机制

消化性溃疡病因和发病机制尚不十分明确,学说甚多,归纳起来有三个方面:损害因素的作用,即化学性、药物性等因素的直接破坏作用;保护因素的减弱;易感及诱发因素(遗传、性激素、工作负荷等)。目前认为胃溃疡多以保护因素减弱为主,而十二指肠球部溃疡则以损害因素的作用为主。

(一)损害因素作用

1.胃酸及胃蛋白酶分泌异常

31 %~46 %的 DU 患者胃酸分泌率高于正常高限(正常男 11.6~60.6 mmol/h,女 8.0~40.1 mmol/h)。因胃蛋白酶原随胃酸分泌,故患者中胃蛋白酶原分泌增加的百分比大致与胃酸分泌增加的百分比相同。

多数 GU 患者胃酸分泌率正常或低于正常,仅少数患者(如佐林格-埃利森综合征)胃酸分泌率高于正常。虽然如此,但并不能排除胃酸及胃蛋白酶是某些 GU 的病因。通常认为在胃酸分泌高的溃疡患者中,胃酸和胃蛋白酶是发病的重要因素。

基础胃酸分泌增加可由下列因素所致:①胃泌素分泌增加(佐林格-埃利森综合征等);②乙酰胆碱刺激增加(迷走神经功能亢进);③组胺刺激增加(系统性肥大细胞病或嗜碱性粒细胞白血病)。

2.药物性因素

阿司匹林、糖皮质激素、非甾体抗炎药等可直接破坏胃黏膜屏障,被认为与消化性溃疡的发病有关。

3.胆汁及胰液反流

胆酸、溶血卵磷脂及胰酶是一些消化性溃疡的致病因素,尤其见于某些 GU 患者。这些

GU 患者幽门括约肌功能不全,胆汁和(或)胰酶反流入胃造成胃炎,继发 GU。

　　胆汁及胰液损伤胃黏膜的机制可以改变覆盖上皮细胞表面的黏液,损伤胃黏膜屏障,使黏膜更易受胃酸和胃蛋白酶的损害。

(二)保护因素减弱

1.黏膜防护异常

　　胃黏膜屏障由黏膜上皮细胞顶端的一层脂蛋白膜组成,使黏膜免受胃内容损伤或在损伤后迅速修复。黏液的分泌减少或结构异常均能使凝胶层黏液抵抗力减弱。胃黏膜血流减少导致细胞损伤与溃疡。胃黏膜缺血是严重内、外科疾病患者发生急性胃黏膜损伤的直接原因。胃小弯处易发溃疡可能与其侧枝血管较少有关。黏膜碳酸氢盐和前列腺素分泌减少亦可使黏膜防御功能降低。

2.胃肠道激素

　　胃肠道黏膜与胰腺的内分泌细胞分泌多种肽类和胺类胃肠道激素(胰泌素、胆囊收缩素、血管活性肠肽、高血糖素、肠抑胃肽、生长抑素、前列腺素等)。它们具有一定的生理作用,主要参与食物消化过程,调节胃酸或分泌胃蛋白酶,并能营养和保护胃肠黏膜,一旦这些激素分泌和调节失衡,极易产生溃疡。

(三)易感及诱发因素

1.遗传倾向

　　消化性溃疡有相当高的家族发病率。曾有报告 20 %～50 %的患者有家族史,而一般人群的发病率仅为 5 %～10 %。许多临床调查研究表明,DU 患者的血型以 O 型多见,消化性溃疡伴并发症者也以 O 型多见,这与 50 %DU 患者和 40 %GU 患者不分泌 ABH 血型物质有关。DU 与 GU 的遗传易感基因不同,提示 GU 与 DU 是两种不同的疾病。GU 患者的子女患GU 风险为一般人群的3倍,而 DU 患者子女的风险则并不比一般人群高。曾有报道 62 %的儿童 DU 患者有家族史。消化性溃疡的遗传因素还直接表现为某些少见的遗传综合征。

2.性腺激素因素

　　国内报道消化性溃疡的男女性别比为(3.9～8.5)∶1,这种差异被认为与性激素的作用有关。女性性激素对消化道黏膜具有保护作用。生育期妇女罹患消化性溃疡者明显少于绝经期后妇女,妊娠期妇女的发病率亦明显低于非妊娠期妇女。现认为女性性腺激素,特别是黄体酮,能阻止溃疡病的发生。

3.心理社会因素

　　研究认为,消化性溃疡属于心理生理疾患的范畴,特别是 DU,其与心理社会因素的关系尤为密切。与溃疡病的发生有关的心理社会因素主要有以下几方面。

　　(1)长期的精神紧张:不良的工作环境和劳动条件,长期的脑力活动造成的精神疲劳,加之睡眠不足,缺乏应有的休息和调节导致精神过度紧张。

　　(2)强烈的精神刺激:重大生活事件,生活情景的突然改变,社会环境的变迁,如丧偶、离婚、自然灾害、战争动乱等造成的心理应激。

　　(3)不良的情绪反应:不协调的人际关系,工作生活中的挫折,无所依靠而产生的心理上的"失落感"和愤怒、抑郁、忧虑、沮丧等不良情绪。

消化系统是情绪反应的敏感器官系统,因此这些心理社会因素就会在其他一些内、外致病因素的综合作用下,促使溃疡病发生。

4.个性和行为方式

个性特点和行为方式与本病的发生也有一定关系,它既可作为本病的发病基础,又可改变疾病的过程,影响疾病的转归。溃疡病患者的个性和行为方式有以下几个特点。

(1)竞争性强,雄心勃勃。有的人在事业上虽取得了一定成就,但其精神生活往往过于紧张,即使在休息时,也不能取得良好的精神松弛。

(2)独立和依赖之间的矛盾,生活中希望独立,但行动上又不愿吃苦,因循守旧、被动、顺从、缺乏创造性、依赖性强,因此引起心理冲突。

(3)情绪不稳定,遇到刺激,内心情感反应强烈,易产生挫折感。

(4)惯于自我克制。情绪虽易波动,但往往喜怒不形于色,即使在愤怒时,也常常是"怒而不发",情绪反应被阻抑,导致更为强烈的自主神经系统功能紊乱。

(5)其他。性格内向、孤僻、过分关注自己、不好交往、自负、焦虑、易抑郁、事无巨细、苛求井井有条等。

5.吸烟

吸烟与溃疡发病是否有关,尚不明确。但流行病学研究发现溃疡患者中吸烟者比例较对照组高;吸烟量与溃疡病流行率呈正相关;吸烟者死于溃疡病者比不吸烟者多;吸烟者的 DU 较不吸烟者难愈合;吸烟者的 DU 复发率比不吸烟者高。吸烟与 GU 的发病关系则不清楚。

6.酒精及咖啡饮料

两者都能刺激胃酸分泌,但缺乏引起胃、十二指肠溃疡的确定依据。

二、症状和体征

(一)疼痛

溃疡疼痛的确切机制尚不明确。较早曾提出胃酸刺激是溃疡疼痛的直接原因,因为溃疡疼痛发生于进餐后一段时间,此时胃内胃酸浓度达到最高水平。然而,以酸灌注溃疡病患者却不能诱发疼痛,"酸理论"亦不能解释十二指肠溃疡疼痛。因溃疡痛与胃内压力的升高同步,故胃壁肌紧张度增高与十二指肠球部痉挛均被认为是溃疡痛的原因。溃疡周围水肿与炎症区域的肌痉挛,或溃疡基底部与胃酸接触可引起持续烧灼样痛。给溃疡病患者服用安慰剂,发现其具有与抗酸剂同样的缓解疼痛疗效,有些患者进食反而会加重疼痛,因此溃疡疼痛的另一种机制可能与胃、十二指肠运动功能异常有关。

1.疼痛的性质与强度

溃疡痛常为绞痛、针刺样痛、烧灼样痛和钻痛,也可仅为烧灼样感或类似饥饿性胃收缩感,以至难与饥饿感相区别。疼痛的程度因人而异,多数呈钝痛,可忍受,无须立即停止工作。老年人感觉迟钝,疼痛往往较轻。少数则剧痛,须使用止痛剂才可缓解。约 10 % 的患者在病程中不觉疼痛,直至出现并发症时才被诊断,故称为无痛性溃疡。

2.疼痛的部位和放射

无并发症的 GU 的疼痛部位常在剑突下或上腹中线偏左;DU 多在剑突下偏右,范围较局限。疼痛常不放射。一旦发生穿透性溃疡或溃疡穿孔,则疼痛向背部、腹部其他部位,甚至肩部放射。有报道一些吸烟的溃疡病患者疼痛可向左下胸放射,类似心绞痛,称胃心综合征。患者戒烟和溃疡治愈后,左下胸痛即消失。

3.疼痛的节律性

消化性溃疡病中一项最特别的表现是疼痛的出现与消失呈节律性,这与胃的充盈和排空有关。疼痛常与进食有明显关系。GU 疼痛多在餐后 0.5～2 小时出现,至下餐前消失,即有"进食—疼痛—舒适"的规律。DU 疼痛多在餐后 3～4 小时出现,进食后可缓解,即有"进食—舒适—疼痛"的规律。疼痛出现在晚间睡前或半夜痛醒,称为夜间痛。

4.疼痛的周期性

消化性溃疡的疼痛发作可延续数天或数周后自行缓解,称为溃疡痛小周期。每逢深秋至冬春季节交替时疼痛发作,构成溃疡痛的大周期。溃疡病病程的周期性原因不明,可能与机体全身反应,特别是神经系统兴奋性的改变有关,也与气候变化和饮食失调有关。一般饮食不当、情绪波动、气候突变等可加重疼痛;进食、饮牛奶、休息、局部热敷、服制酸药物可缓解疼痛。

(二)胃肠道症状

1.恶心、呕吐

溃疡病的呕吐为胃源性呕吐,属反射性呕吐。呕吐前常有恶心,且与进食有关。但恶心与呕吐并非单纯性胃、十二指肠溃疡的症状。消化性溃疡患者发生呕吐很可能伴有胃潴留或与幽门附近的溃疡刺激有关。刺激性呕吐于进食后迅速发生,患者在呕吐大量胃内容物后感觉轻松。幽门梗阻胃潴留所致呕吐很可能发生于清晨,呕吐物中含有隔夜的食物,并带有酸馊气味。

2.嗳气与胃灼热

(1)嗳气可见于溃疡病患者,此症状无特殊意义。多见于年轻的 DU 患者,可伴有幽门痉挛。

(2)胃灼热(烧心)是位于心窝部或剑突后的发热感,见于 60 ％～80 ％溃疡病患者,患者胃酸分泌过多。可在消化性溃疡发病之前多年发生。胃灼热与溃疡疼痛相似,有在饥饿时与夜间发生的特点,且同样具有节律性与周期性。胃灼热的发病机制仍有争论,目前多认为是由反流的酸性胃内容物刺激下段食管的黏膜引起的。

3.其他消化系统症状

消化性溃疡患者食欲一般无明显改变,少数有食欲亢进。由于疼痛常与进食有关,往往不敢多食。有些患者因长期疼痛或并发慢性胃炎、十二指肠炎,胃分泌与运动功能减退,导致食欲减退,这较多见于慢性 GU 患者。有些 DU 患者有周期性唾液分泌增多,可能与迷走神经功能亢进有关。

痉挛性便秘是消化性溃疡常见症状之一,但其原因与溃疡病无关,而与迷走神经功能亢进,严重偏食使纤维食物摄取过少,以及药物(铝盐、铋盐、钙盐、抗胆碱能药)的不良反应有关。

(三)全身性症状

除胃肠道症状外,患者可有自主神经功能紊乱的症状,如缓脉、多汗等。久病更易出现焦虑、抑郁和失眠等精神症状。疼痛剧烈的患者可有消瘦及贫血。

三、并发症

约 1/3 的消化性溃疡患者在病程中出现出血、穿孔或梗阻等并发症。

(一)出血

出血是消化性溃疡最常见的并发症,见于 15 %～20 %的 DU 患者和 10 %～15 %的 GU 患者。它标志着溃疡病变处于高度活动期。发生出血的危险率与病期长短无关,1/4～1/3 的患者在出血时无溃疡病史。出血多见于寒冷季节。

出血为溃疡腐蚀血管所致。急性出血最常见现象为黑便和呕血。50～75 mL 的少量出血即可表现为黑便。GU 患者大量出血时有呕血伴黑便。DU 患者则多为黑便,量多时反流入胃亦可表现为呕血。如大量血流快速通过胃肠道,粪色则为暗红或酱色。大量出血导致急性循环血量下降,出现体位性心动过速、血压脉压减小和直立性低血压,严重者发生休克。

(二)穿孔

溃疡严重,穿破浆膜层,可致十二指肠内容物经过溃疡穿孔进入腹膜腔,即游离穿孔;溃疡侵蚀穿透胃、十二指肠壁,但被胰、肝、脾等实质器官所封闭而不形成游离穿孔;溃疡扩展至空腔脏器如胆总管、胰管、胆囊或肠腔,形成瘘管。

6 %～11 %的 DU 患者和 2 %～5 %的 GU 患者发生游离穿孔,甚至以游离穿孔为起病方式。老年男性及服用非甾体抗炎药者较易发生游离穿孔。十二指肠前壁溃疡容易穿孔,偶有十二指肠后壁溃疡穿孔至小网膜囊引起背痛而非弥漫性腹膜炎症。GU 穿孔多位于小弯处。

游离穿孔的特点为突然出现、发展很快,有持续的剧烈疼痛。疼痛始于上腹部,很快发展为全腹痛,活动可加剧,患者多取仰卧不动的体位。腹部触诊压痛明显,腹肌广泛板样强直。由于体液向腹膜腔内渗出,患者常有血压降低、心率加快、血液浓缩及白细胞增高,而少有发热。16 %的患者血清淀粉酶轻度升高。75 %的患者直立位胸腹部 X 线检查可见游离气体。经鼻胃管注入 400～500 mL 空气或碘造影剂后摄片,更易发现穿孔。

有时,游离穿孔的临床表现可不典型。如穿孔很快闭合,腹腔细菌污染很轻,临床症状可很快自动改善;老年或有神经精神障碍者,腹痛及腹部体征不明显,仅表现为原因不明的休克;体液缓慢渗漏入腹膜腔而集积于右结肠旁沟,临床表现似急性阑尾炎。

溃疡穿孔至胰腺者通常有难治性溃疡疼痛。十二指肠后壁穿透者血清淀粉酶及脂酶水平可升高。穿孔偶尔可引起瘘管,如十二指肠穿孔至胆总管瘘管,胃溃疡穿通结肠或十二指肠瘘管。

穿孔死亡率为 5 %～15 %,而靠近贲门的高位胃溃疡的死亡率更高。

(三)幽门梗阻

约 5 %的 DU 和幽门溃疡患者出现幽门梗阻。幽门梗阻由水肿、平滑肌痉挛、纤维化或各种因素合并所致,多为溃疡病后期表现。消化性溃疡并发梗阻的死亡率为 7 %～26 %。

由于梗阻使胃排空延缓,患者常出现恶心、呕吐、上腹部饱满、胀气、食欲减退、早饱、畏食和体重明显下降。上腹痛经呕吐后可暂时缓解。呕吐多在进食后 1 小时或更长时间后出现,吐出量大,为不含胆汁的未消化食物,此种症状可持续数周至数月。体格检查可见血容量不足征象(低血压、心动过速、皮肤黏膜干燥),上腹部蠕动波及胃部振水音。

实验室检查常有血液浓缩、肾前性氮质血症等血容量不足征象及呕吐引起的低钾低氯代谢性碱中毒。若体重丧失明显，可出现低蛋白血症。

(四)癌变

少数 GU 发生癌变，发生率不详。凡 45 岁以上患者，内科积极治疗无效者，以及营养状态差、贫血、粪便隐血试验持续阳性者，均应做钡餐、纤维胃镜检查及活组织病理检查，以尽早发现癌变。

四、检查

(一)血清胃泌素含量

放免法检测胃泌素可检出佐林格-埃利森综合征及其他高胃酸分泌性消化性溃疡。未服过大剂量的抗酸剂、H_2 受体拮抗剂或质子泵抑制剂等药者，如空腹血清胃泌素水平高于 200 pg/mL，应测定胃酸分泌量，以明确是否由恶性贫血、萎缩性胃炎、胃癌或迷走神经切除等造成胃泌素反馈性增高。血清胃泌素含量及基础酸排量均增加仅见于少数疾病。测定静脉注射胰泌素后的血清胃泌素浓度，有助于确诊诊断不明的佐林格-埃利森综合征。

(二)胃酸分泌试验方法

胃酸分泌试验方法是在透视下将胃管置入胃内，管端位于胃窦，以吸引器吸取胃液，测定每次吸取的胃液量及酸浓度。健康人胃酸分泌量见表 5-1。GU 患者的酸排量与正常人相似，而 DU 患者空腹和夜间则均维持较高水平。胃酸分泌幅度在正常人和消化性溃疡患者之间重叠，GU 与 DU 之间亦有重叠，故胃酸分泌检查对溃疡病的定性诊断意义不大。对缺乏胃酸的溃疡病，应疑有癌变；胃酸很高，基础酸排量和最高酸排量明显增高，则提示有胃泌素瘤的可能。

表 5-1 健康男女性正常胃酸分泌的高限及低限值

	基础/(mmol/h)	最高/(mmol/h)	最大/(mmol/h)	基础/最大
男性(N=172)高限值	10.5	60.6	47.7	0.22
男性(N=172)低限值	0	11.6	9.3	0
女性(N=76)高限值	5.6	40.1	31.2	0.18
女性(N=76)低限值	0	8.0	5.6	0

(三)X 线钡餐检查

X 线钡餐检查是确定诊断的有效方法，尤其对临床表现不典型者。消化性溃疡在 X 线征象上出现形态和功能的改变，即直接征象与间接征象。由钡剂充填溃疡形成龛影为直接征象，是最可靠的诊断依据。溃疡病周围组织的炎性病变与局部痉挛产生钡餐检查时的局部压痛或激惹现象，以及溃疡愈合形成瘢痕收缩使局部变形均属于间接征象。

(四)胃镜检查

胃镜检查对消化性溃疡的诊断和鉴别诊断有很大价值。该检查可以发现 X 线难以发现的浅小溃疡，确切地判断溃疡的部位、数目、大小、深浅、形态及病期(活动期、愈合期、瘢痕期)，对随访溃疡的过程和判定治疗的效果有价值。胃镜检查还可在直视下做胃黏膜活组织检查等，故对溃疡良性、恶性的鉴别价值较大。

(五)粪便隐血试验

溃疡活动期,溃疡面有微量出血,粪隐血试验大都阳性,治疗1~2周后多转为阴性。如持续阳性,则疑有癌变。

(六)幽门螺杆菌(Helicobacter pylori,HP)感染检查

近年来 HP 在消化性溃疡发病中的重要作用备受重视。我国人群 HP 感染率为 40 %~60 %。HP 在 GU 和 DU 中的检出率更是分别在 70 %~80 %和 90 %~100 %。诊断 HP 的方法有多种:①直接在活检胃黏膜中进行细菌培养、组织涂片或切片染色查 HP;②用尿素酶试验、^{14}C尿素呼吸试验、胃液尿素氮检测等方法测定胃内尿素酶活性;③血清学查抗 HP 抗体;④聚合酶链式反应技术查 HP。

五、护理

(一)护理观察

1.腹痛

观察腹痛的部位、性质、强度,有无放射痛,与进食、服药的关系,腹痛有无周期性。

2.呕吐

观察呕吐物性质、气味、量、颜色,呕吐次数及与进食的关系,注意有无呕吐导致的脱水和低钾、低钠血症,以及低氯性碱中毒发生。

3.呕血和黑粪

观察呕血、便血的量、次数和性质。注意出血前有无恶心、呕吐、上腹不适,血中是否混有食物,以便与咯血相区别。半数以上溃疡出血者有 38.5 ℃ 以下的低热,持续时间与出血时间一致,可作为出血活动的一个标志,故应每日多次测体温。

4.穿孔

由于老年人常有其他慢性病,穿孔时腹痛、腹肌紧张不明显,可无显著压痛和反跳痛,常易误诊,死亡率高,应予密切观察生命体征和腹部情况。

5.幽门梗阻观察以下情况可了解胃潴留程度

餐后 4 小时后胃液量(正常小于 300 mL),禁食 12 小时后胃液量(正常小于 200 mL),空腹胃注入750 mL生理盐水 30 分钟后胃液量(正常小于 400 mL)。

6.其他

注意观察有无影响溃疡愈合的焦虑和忧郁,饮食不节、熬夜、过度劳累、服药不正规,服用阿司匹林和肾上腺皮质激素及吸烟等情况。

(二)常规护理

1.休息

消化性溃疡属于典型的心身疾病,心理-社会因素对发病起着重要作用。因此,规律的生活和劳逸结合的工作安排,无论在本病的发作期还是缓解期都十分重要。休息是消化性溃疡基本和重要的护理。休息包括精神休息和躯体休息。病情轻者可边工作边治疗,较重者应卧床数天至 2 周,继之休息 1~2 月。平卧休息时胆汁反流明显减少,对胃溃疡患者有利。另外,应保证充足的睡眠,服用适量镇静剂。

2.戒烟、酒及其他嗜好品

吸烟者消化性溃疡的发病率较不吸烟者多。吸烟可使溃疡恶化或延迟溃疡愈合。吸烟会削弱十二指肠液中和胃酸的能力,还能引起十二指肠液反流入胃。患者戒烟后溃疡症状明显改善。有研究认为,就 DU 患者而言,戒烟比服西咪替丁更重要。

酒精能损坏胃黏膜屏障,引起胃炎而加重症状,延迟愈合。此外,还能减弱胰泌素对胰外分泌腺分泌水和碳酸氢根的作用,降低胰液中和胃酸的能力。临床观察也显示消化性溃疡患者停止饮酒后症状减轻,故应劝患者戒酒。

咖啡等物质能刺激胃酸与胃蛋白酶分泌,还可使胃黏膜充血,加剧溃疡病症状。故应不饮或少饮咖啡、可口可乐、茶、啤酒等。

3.饮食

饮食护理是治疗消化性溃疡病的重要组成部分。饮食护理的目的是减轻机械性和化学性刺激,缓解和减轻疼痛。合理营养有助于改善营养状况、纠正贫血,促进溃疡愈合,避免发生并发症。

(三)饮食护理原则

1.宜少量多餐,定时、定量进餐

每日 5～7 餐,每餐不宜过饱,约为正常量的 2/3。少量多餐可中和胃酸,减少胃酸对溃疡面的刺激,又可供给足够营养。少量多餐在急性消化性溃疡时更为适宜。

2.宜选食营养价值高、质软而易于消化的食物

牛奶、鸡蛋、豆浆、鱼、嫩的瘦猪肉等食物,经加工烹调变得细软易消化,对胃肠无刺激。同时,注意补充足够的热量及蛋白质和维生素。

3.蛋白质、脂肪、碳水化合物的供给要求

蛋白质按每日每千克体重 1～1.5 g 供给;脂肪按每日 70～90 g 供给,选择易消化吸收的脂肪(如奶油、牛奶、蛋黄、黄油、奶酪等),也可用适量的植物油;碳水化合物按每日 300～350 g 供给,选择易消化的糖类,如粥、面条、馄饨等,但蔗糖不宜供给过多,否则可使胃酸增加,且易胀气。

4.避免化学性和机械性刺激的食物

化学刺激性的食物有咖啡、浓茶、可可、巧克力等,可刺激胃酸分泌增加;机械性刺激的食物有油炸猪排、花生米、粗粮、芹菜、韭菜、黄豆芽等,这些食物可刺激胃黏膜表面血管和溃疡面。总之,溃疡病患者不宜吃过咸、过甜、过酸、过冷、过热及过硬的食物。

5.食物烹调必须切碎制烂

可选用蒸、煮、汆、烧、烩、焖等烹调方法。不宜采用爆炒、滑溜、干炸、油炸、生拌、烟熏、腌腊等烹调方法。

6.必须预防便秘

溃疡病患者的饮食中含粗纤维少,食物细软,易引起便秘,宜经常吃些润肠通便的食物,如果子冻、果汁、菜汁等,可预防便秘。

患者在溃疡病急性发作或出血刚停止后进流质饮食,每天 6～7 餐。无消化道出血且疼痛较轻者宜进厚流质食物或少渣半流质食物,每日 6 餐。病情稳定、自觉症状明显减轻或基本消

失者,每日 6 餐细软半流质食物。基本愈合者每日 3 餐普通饮食加 2 餐点心,不宜进食煎、炸和粗纤维多的食物。

出现呕血、幽门梗阻严重或急性穿孔者均应禁食。

(四)心理护理

护士在治疗护理过程中应注重教育,应把防病治病的基本知识介绍给患者。如让患者注意避免精神紧张和不良情绪的刺激;注意精神卫生,注意锻炼身体、增强体质、培养良好的生活习惯;生活有规律,注意劳逸结合,节制烟酒,慎用对胃黏膜有损害的药物等;使患者了解本病的规律性、治疗原则和方法,从而坚定战胜疾病的信心,自觉配合治疗和护理。在心理护理过程中,护士应当了解患者在疾病的不同时期所出现的心理反应,如否认、焦虑、抑郁、孤独感、依赖心理等。在护理上的重点是要给患者心理支持,特别是帮助他们克服紧张、焦虑、抑郁等常见的心理问题;帮助他们进行认识重建,即认识个人、认识社会,调整和处理好人与人、个人与社会之间的关系,重新找到自己的起点,减少疾病造成的痛苦和不安。在心理护理中,护士应当实施有针对性、个性化的心理护理,对那些具有明显心理素质上的弱点的患者,如易暴怒、抑郁、孤僻及多疑倾向者应及早通过心理指导加强其个性的培养;对那些有明显行为问题者,如酗酒、吸烟、多食、缺少运动及 A 型行为等,应用心理学技术指导其进行矫正;对那些工作和生活环境里存在明显应激源的人,应及时帮助其进行适当的调整,减少不必要的心理刺激。

(五)药物治疗护理

1.抗酸药

胃酸、胃蛋白酶对消化性溃疡的发病有重要作用。抗酸药能中和胃酸,缓解疼痛并降低胃蛋白酶的活性。常用的抗酸药分为可溶性和不溶性两种。可溶性抗酸药主要为碳酸氢钠,该药止痛效果快,但自肠道吸收迅速,大量及长期应用可引起钠潴留和代谢性碱中毒,且与胃酸反应可产生 CO_2,引起腹胀和继发胃酸增高,故不宜单独使用,而应小剂量与其他抗酸药混合服用。不溶性抗酸药有氢氧化铝、碳酸铝、氧化铝、三硅酸镁等,作用缓慢而持久,肠道不吸收,可单独或联合用药。各种抗酸药均有其特点,临床上常联合应用,以提高疗效,减少不良反应。抗酸药对缓解溃疡疼痛十分有效,但是否能促进溃疡愈合,目前尚无肯定结论。

使用抗酸药应注意以下几点。①在饭后 1~2 小时服用,可延长中和作用时间,而不可在餐前或就餐时服药。睡前加服 1 次,可中和夜间所分泌的大量胃酸。②片剂嚼碎后服用效果较好,因药物颗粒越小,溶解越快,中和酸的作用越大,因此凝胶或溶液的效果最好,粉剂次之,片剂较差。③抗酸药除可引起便秘、腹泻外,尚可引起一些其他不良反应,特别是当患者有肾功能不全或心力衰竭时,如碳酸氢钠可造成钠潴留和碱中毒。碳酸钙剂量过大时,高血钙可刺激 G 细胞分泌大量胃泌素,引起胃酸分泌反跳而加重上腹痛;长期大量服用氢氧化铝,因铝结合饮食中的磷,使肠道对磷的吸收减少,严重缺磷可引起食欲不振、软弱无力等,甚至导致软骨病或骨质疏松。

2.抗胆碱能药

这类药物可抑制迷走神经功能,因而具有减少胃酸分泌、解除平滑肌和血管痉挛、改善局部营养和延缓胃排空等作用。延缓胃排空有利于延长抗酸药的药效和食物对胃酸的中和,达到止痛目的。但其延缓胃排空引起胃窦部潴留,可促使胃酸分泌,因此不宜用于胃溃疡。抗胆碱能药服后 2 小时出现最大药理作用,故常于餐后 6 小时及睡前服用。抗胆碱能药物的最大缺点是不但能抑制胃酸分泌,也抑制乙酰胆碱在全身的生理作用,有口干、视力模糊、心动过速、汗闭、便秘和尿潴留等不良反应,故有溃疡出血、幽门梗阻、反流性食管炎、青光眼、前列腺肥大等患者均不宜使用。常用的药物有溴丙胺太林、胃疡平、胃复康、氢溴酸山莨菪碱、硫酸阿托品等。

3.H$_2$ 受体阻滞剂

组胺通过两种受体而产生效应,其中与胃酸分泌有关的是 H$_2$ 受体。H$_2$ 受体阻滞剂能抑制胃酸的分泌,代表药是西咪替丁,它对胃酸的分泌具有强大抑制作用。该药口服后很快被小肠吸收,1～2 小时内血液浓度达高峰,可完全抑制由饮食或胃泌素所引起的胃酸分泌 6～7 小时。该药常于进餐时与食物同服。年龄大,伴有肾功能不全和其他疾病者易发生不良反应。常见的不良反应有头痛、腹泻、嗜睡、疲劳、肌痛、便秘等。其他常用的药物还有雷尼替丁、法莫替丁等。西咪替丁会影响华法林、茶碱或苯妥英的药物代谢,与抗酸剂合用时,间隔时间应不小于 2 小时。

4.丙谷胺及其他减少胃酸分泌药

丙谷胺的分子结构与胃泌素的末端相似,能抑制基础酸排量和最大酸排量,竞争性抑制胃泌素受体,并对胃黏膜有保护和促进愈合作用,其抑酸和缓解症状的作用较西咪替丁弱。该药常于饭前 15 分钟服用,无明显不良反应。哌吡氮平能选择性拮抗乙酰胆碱的促胃分泌效应而不拮抗其他效应,很少有不良反应,宜餐前 90 分钟服用。甲氧氯普胺为胃运动促进剂,能增强胃窦蠕动,加速胃排空,减少食糜等对胃窦部的刺激而使胃酸分泌减少,还可减少胆汁反流,减轻胆汁对胃黏膜的损害。一般用药后 60～90 分钟可达作用高峰,故宜在餐前 30 分钟服用,严重的不良反应为锥体外系反应。

5.细胞保护剂

临床常用的细胞保护剂有多种。生胃酮能加强胃黏液分泌,强固胃黏膜屏障,促进胃黏膜再生,但具有醛固酮样效应,可引起高血压、水肿、水钠潴留、低血钾等不良反应,故高血压、心脏病、肾脏病和肝脏病患者慎用。服药的最佳时间为餐前 15～30 分钟和睡前。胶态次枸橼酸铋在酸性胃液中与溃疡坏死组织螯合,形成保护性铋蛋白凝固物,使溃疡面与胃酸、胃蛋白酶隔离。宜在餐前 1 小时和睡前服。严重肾功能不全者忌用,少数人服药后便秘、转氨酶升高。硫糖铝可与胃蛋白酶直接络合或结合,使酶失去活性而发挥作用,宜餐前 30 分钟及睡前服,偶见口干、便秘、恶心等不良反应。米索前列醇(喜克馈)抑制胃酸分泌,保护黏膜屏障,主要用于与非甾体抗炎药合用者,最常见的不良反应是腹泻和腹痛,孕妇忌用。

6.质子泵抑制剂

洛赛克(奥美拉唑)直接抑制质子泵,有强烈的抑酸能力,疗效明显,起效快,不良反应少而轻,无严重不良反应。

(六)急性大量出血的护理

1.急诊处理

按医嘱插入鼻胃管,建立静脉通道,输液开始宜快,可选用等渗盐水、林格液、右旋糖酐或其他血浆代用品,一般不用高渗溶液。观察患者意识、血压、脉搏、体温、面色、鼻胃管引出胃液量和颜色、皮肤(干、湿、温度)、肠鸣、上腹压痛、出入量。

2.重症监护

急诊处理后,患者应予重症监护。除密切观察生命体征和出血情况外,应抽血查血红蛋白、血球压积(出血 4～6 小时后才开始变化)、血型和交叉反应、凝血酶原时间、部分凝血酶原时间或激活部分凝血酶原时间、血钠(开始代偿性升高,补液后降低)、血钾(大量呕吐后降低,多次输液后可增高)、尿素氮(急性出血后 24～48 小时内升高,一般丢失 1 000 mL 血,尿素氮升高为正常值的2～5 倍)、肌酐(肾灌注不足致肌酐升高)。向患者介绍为了确诊可能需做的钡餐、纤维胃镜、胃液分析等检查的过程,使患者受检时更好地合作。告知患者检查时体位,术前服镇静药可能会产生昏睡感,喉部喷局麻药会引起不适。及时了解胃镜检查结果,如无严重再出血应拔除鼻胃管以减少机械刺激。在恶心反射出现前,仍予禁食。

3.再出血

先观察鼻胃管引出血量、颜色、患者生命体征。然后确认鼻胃管位置是否正确,引流瓶处于低位持续吸引,压力为 80 mmHg。如明确再次出血,安慰患者不必紧张,使患者相信医护人员可以很好地处理再次出血。

4.胃管灌注

为使血管收缩,减少黏膜血流量,达到一过性止血效果,常经胃管灌注冰生理盐水或冷开水。灌注时抬高头位 30°～45°,关闭吸引管。灌注时应加快滴注速度,观察血压、体温、脉搏、寒战。发生寒战可多盖被,给患者解释不必紧张。注意寒战易诱发心律失常。灌注后注意有无输液过多的症状(呼吸困难)和体征(脉搏快,颈静脉怒张,肺部捻发音)。

(七)急性穿孔的护理

任何消化性溃疡均可发生穿孔,穿孔前常无明显诱因,有些可能由服肾上腺皮质激素、阿司匹林、饮酒和过度劳累诱发。上腹部难以忍受的剧痛及恶心呕吐常是穿孔引起的腹膜炎症状。患者两腿卷曲,腹肌强直伴反跳痛,甚至出现面色苍白、出冷汗、脉搏细速、血压下降、休克。一般在穿孔后 6 小时内及时治疗疗效较佳,若不及时抢救可危及生命。一经确诊,患者就应绝对卧床休息,禁食并留置胃管抽吸胃内容物,进行胃肠减压。补液,应用抗生素控制腹腔感染。密切观察生命体征,及时发现和纠正休克,迅速做好各种术前准备。

(八)幽门梗阻的护理

功能性或器质性幽门梗阻的早期处理基本相同。①纠正体液和电解质紊乱,严格正确记录每日出入量,抽血测定血清钾、钠、氯及血气分析,了解电解质及酸碱失衡情况,及时补充液体和电解质。②胃肠减压:幽门梗阻者每日清晨和睡前用 3 ％盐水或苏打水洗胃,保留1 小时后排出。必要时行胃肠减压,连续 72 小时吸引胃内容物,可解除胃扩张和恢复胃张力,抽出胃液也可减轻溃疡周围的炎症和水肿。若对梗阻的性质不明,应做上消化道内镜或钡餐检查,同时也可估计治疗效果。病情好转给流质饮食,每晚餐后4 小时洗胃 1 次,测胃内潴留量,准确记录颜色、气味、性质。临床操作过程中常遇胃管不畅的情况,通常原因为:胃管扭曲在口腔或咽部;胃管置入深度不够;胃管置入过深至幽门部或十二指肠内;胃管侧孔紧贴胃壁;食物残渣或凝血块阻塞。有报道胃肠减压过程中发生少见的并发症,如下胃管困难致环杓关节脱位,减压器故障大量气体入胃致腹膜炎,蛔虫堵塞致无效减压,胃管结扎致拔管困难等。③能进流质食物时,同时服用抗酸药、西咪替丁等药物治疗。禁用抗胆碱能药物。

并发症经处理后观察病情是否好转,若未见改善,做好手术准备,考虑外科手术。

第二节　上消化道大出血

一、疾病概述

(一)概念和特点

上消化道出血是指屈氏韧带以上的消化道,包括食管、胃、十二指肠、胰腺、胆管等病变引起的出血,以及胃空肠吻合术的空肠病变引起的出血。上消化道大出血是指数小时内失血量超过 1 000 mL 或循环血容量的 20 %,主要表现为呕血和(或)黑便,常伴有血容量减少而引起急性周围循环衰竭,是临床的急症,严重者可导致失血性休克而危及生命。

近年来,本病的诊断和治疗水平有很大的提高,临床资料统计显示,80 %～85 %的急性上消化道大出血患者短期内能自行停止,仅 15 %～20 %的患者出血不止或反复出血,最终死于出血并发症,其中急性非静脉曲张性上消化道出血的发病率在我国仍居高不下,严重威胁人民的生命健康。

(二)相关病理生理

上消化道出血多由消化性溃疡侵蚀胃基底血管导致其破裂所致。出血后逐渐影响周围血液循环量,若出血量多,引起有效循环血量减少,进而引发血液循环系统代偿,以致血压降低,心悸、出汗,则须即刻处理。出血处可能因血块形成而自动止血,但也可能再次出血。

(三)上消化道出血的病因

上消化道出血的病因包括溃疡性疾病、炎症、门静脉高压、肿瘤、全身性疾病等。临床上最常见的病因是消化性溃疡,其他依次为急性糜烂出血性胃炎、食管胃底静脉曲张破裂和胃癌。现将病因归纳列述如下。

1.上消化道疾病

(1)食管疾病、食管物理性损伤、食管化学性损伤。

(2)胃、十二指肠疾病:消化性溃疡、佐林格-埃利森综合征、胃癌等。

(3)空肠疾病:胃肠吻合术后空肠溃疡、空肠克罗恩病。

2.门静脉高压引起的食管胃底静脉曲张破裂出血

(1)各种病因引起的肝硬化。

(2)门静脉阻塞:门静脉炎、门静脉血栓形成、门静脉受邻近肿块压迫。

(3)肝静脉阻塞:巴德-基亚里综合征。

3.上消化道邻近器官或组织的疾病

(1)胆管出血:胆囊或胆管结石、胆管蛔虫、胆管癌、肝癌、肝脓肿或肝血管瘤破入胆管等。

(2)胰腺疾病:急慢性胰腺炎、胰腺癌、胰腺假性囊肿、胰腺脓肿等。

(3)其他:纵隔肿瘤或囊肿破入食管、主动脉瘤、肝或脾动脉瘤破入食管等。

4.全身性疾病

（1）血液病：白血病、血友病、再生障碍性贫血、弥散性血管内凝血（DIC）等。

（2）急性感染：脓毒症、肾综合征出血热、钩端螺旋体病、重症肝炎等。

（3）脏器衰竭：尿毒症、呼吸衰竭、肝衰竭等。

（4）结缔组织病：系统性红斑狼疮、结节性多动脉炎、皮肌炎等。

5.诱因

（1）服用水杨酸类或其他非甾体抗炎药物，或大量饮酒。

（2）应激相关胃黏膜损伤：严重感染、休克、大面积烧伤、大手术、脑血管意外等应激状态下，会引起应激相关胃黏膜损伤。应激性溃疡可引起大出血。

（四）临床表现

上消化道大量出血的临床表现主要取决于出血量及出血速度。

1.呕血与黑便

呕血与黑便是上消化道出血的特征性表现。上消化道出血之后，均有黑便。出血部位在幽门以上者常有呕血，若出血量较少、速度慢亦可无呕血。反之，幽门以下出血如出血量大、速度快，则可导致血反流入胃腔，引起恶心、呕吐，从而表现为呕血。

呕血多棕褐色呈咖啡渣样，如出血量大、未经胃酸充分混合即呕出，则为鲜红色或有血块。黑便呈柏油样，黏稠而发亮，若出血量大，血液在肠内推进快，粪便可呈暗红甚至鲜红色。

2.失血性周围循环衰竭

急性大量失血由于循环血容量迅速减少而导致周围循环衰竭。一般表现为头昏、心慌、乏力，突然起立发生晕厥、肢体冷感、心率加快、血压偏低等。严重者呈休克状态。

3.发热

大量出血后，多数患者在24小时内出现低热，持续3～5天后降至正常。发热原因可能与循环血量减少和周围循环衰竭导致体温调节中枢功能紊乱等有关。

4.氮质血症

上消化道大量出血后，由于大量血液蛋白质的消化产物在肠道被吸收，血中尿素氮浓度可暂时增高，称肠源性氮质血症。一般于一次出血后数小时血尿素氮开始上升，24～48小时达到高峰，一般不超过14.3 mmol/L（40 mg/dL），3～4日后降至正常。

5.贫血和血象

急性大量出血后均有失血性贫血。但在出血的早期，血红蛋白浓度、红细胞计数与血细胞比容可无明显变化。在出血后，组织液渗入血管内，使血液稀释，一般经3～4小时才出现贫血，出血后24～72小时血液稀释到最大限度。贫血程度除取决于失血量外，还和出血前有无贫血、出血后液体平衡状态等因素相关。

急性出血患者为正细胞正色素性贫血，在出血后骨髓有明显代偿性增生，可暂时出现大细胞性贫血，慢性失血则呈小细胞低色素性贫血。出血24小时内网织红细胞即见增高，出血停止后逐渐降至正常。白细胞计数在出血后2～5小时轻至中度升高，血止后2～3日才恢复正常。但在肝硬化患者中，如同时有脾功能亢进，则白细胞计数可不升高。

（五）辅助检查

1.实验室检查

测定红细胞、白细胞和血小板计数，血红蛋白浓度，血细胞比容，肝肾功能，大便隐血检查等（以了解其病因、诱因及潜在的护理问题）。

2.内镜检查

出血后 48 小时内行急诊内镜检查，可以直接观察出血部位，明确出血的病因，同时对出血灶进行止血治疗是上消化道出血病因诊断的首选检查方法。

3.X 线钡餐检查

X 线钡餐检查对明确病因亦有价值。主要适用于不宜或不愿进行内镜检查者，或胃镜检查未能发现出血原因者，须排除十二指肠降段以下的小肠段有出血病灶者。

4.其他

放射性核素扫描或选择性动脉造影如腹腔动脉、肠系膜上动脉造影可帮助确定出血部位，适用于内镜及 X 线钡剂造影未能确诊而又反复出血者。不能耐受 X 线、内镜或动脉造影检查的患者可做吞线试验，根据棉线有无沾染血迹及其部位，可以估计活动性出血部位。

（六）治疗原则

上消化道大量出血为临床急症，应采取积极措施进行抢救。迅速补充血容量，纠正水电解质失衡，预防和治疗失血性休克，给予止血治疗，同时积极进行病因诊断和治疗。

药物治疗包括局部用药和全身用药两部分。

1.局部用药

经口或胃管注入消化道内，对病灶局部进行止血，主要如下。

（1）将 8～16 mg 去甲肾上腺素溶于 100～200 mL 冰盐水口服，强烈收缩出血的小动脉而止血，适用于胃、十二指肠出血。

（2）口服凝血酶，经接触性止血，促使纤维蛋白原转变为纤维蛋白，加速血液凝固，近年来被广泛应用于局部止血。

2.全身用药

经静脉进入体内，发挥止血作用。

（1）抑制胃酸分泌药：对消化性溃疡和急性胃黏膜损伤引起的出血，常规给予 H_2 受体拮抗剂或质子泵阻滞剂，以提高和保持胃内较高的 pH 值，有利于血小板聚集及血浆凝血功能所诱导的止血过程。常用药物有西咪替丁 200～400 mg，每 6 小时 1 次；雷尼替丁 50 mg，每 6 小时 1 次；法莫替丁 20 mg，12 小时 1 次；奥美拉唑 40 mg，每 12 小时 1 次。急性出血期均为静脉用药。

（2）降低门静脉压力药：①血管升压素及其拟似物为常用药物，其机制是收缩内脏血管，从而减少门静脉血流量，降低门静脉及其侧支循环的压力。用法为血管升压素 0.2 U/min 持续静脉滴注，视治疗反应，可逐渐加至 0.4 U/min。同时用硝酸甘油静脉滴注或含服，以减轻大剂量用血管升压素的不良反应，且硝酸甘油有协同降低门静脉压力的作用。②生长抑素及其拟似物止血效果好，可明显减少内脏血流量，并减少奇静脉血流量，而奇静脉血流量是食管静脉血流量的标志。14 肽天然生长抑素，用法为首剂 250 μg 缓慢静注，继以 250 μg/h 持续静滴。

人工合成剂奥曲肽,常用首剂100 μg缓慢静注,继以25～50 μg/h持续静滴。

(3)促进凝血和抗纤溶药物:补充凝血因子,如静脉注入纤维蛋白原和凝血酶原复合物对凝血功能异常引起出血者有明显疗效;抗血纤溶芳酸和 6-氨基己酸有对抗或抑制纤维蛋白溶解的作用。

二、护理评估

(一)一般评估

1.生命体征

大量出血患者因血容量不足,外周血管收缩,体温可能偏低,出血后 2 天内多有发热,一般不超过 38.5 ℃,持续 3～5 天;脉搏增快(＞120 次/分)或细速;呼吸急促、浅快;血压降低,收缩压在 80 mmHg(10.66 kPa)以下,甚至可持续下降至测不出;脉压减小,小于 30 mmHg(3.99 kPa)。

2.患者主诉

头晕、乏力、心慌、气促、冷、口干口渴等症状。

3.相关记录

呕血颜色及量、皮肤、尿量、出入量、黑便颜色和量等记录结果。

(二)身体评估

1.头颈部

上消化道大量出血,有效循环血容量急剧减少,患者可出现精神萎靡、嗜睡、表情淡漠、烦躁不安、意识模糊,甚至昏迷。

2.腹部

(1)有无肝脾肿大。如果脾大、蜘蛛痣、腹壁静脉曲张或有腹腔积液,提示肝硬化门静脉高压食管底静脉曲张破裂出血;肝大、质地硬、表面凹凸不平或有结节,提示肝癌。

(2)腹部肿块的质地软硬度,如果质地硬、表面凹凸不平或有结节,应考虑胃、胰腺、肝胆肿瘤。

(3)中等量以上的腹腔积液可有移动性浊音。

(4)肠鸣音活跃,肠蠕动增强,肠鸣音达 10 次/分以上,但音调不是特别高,提示有活动性出血。

(5)直肠和肛门有无结节、触痛和肿块、狭窄等异常情况。

3.其他

(1)出血部位与出血性质的评估。上消化道出血不包括口、鼻、咽喉等部位出血及咯血,应注意鉴别。出血部位在幽门以上,呕血及黑便可同时发生,而幽门以下部位出血,多以黑便为主。下消化道出血较少时,易被误认为是上消化道出血。下消化道出血仅有便血,无呕血,粪便鲜红、暗红或有血块,患者常感下腹部疼痛等不适感。进食动物血、肝,服用骨炭、铁剂、铋剂或中药也可使粪便发黑,但黑而无光泽。

(2)出血量的评估。粪便隐血试验阳性,表示每天出血量大于 5 mL;出现黑便时表示每天出血量在50～70 mL,胃内积血量达 250～300 mL,可引起呕血;急性出血量少于 400 mL 时,组织液及脾脏贮血补充失血量,可无临床表现;若大量出血,数小时内失血量超过 1 000 mL 或循环血容量的 20 %,可引起急性周围循环衰竭,导致急性失血性休克而危及患者生命。

（3）失血程度的评估。失血程度除按出血量评估外，还应根据全身状况来判断。失血的表现多伴有全身症状，表现为：①轻度失血，失血量达全身总血量的 10 ％～15 ％，患者表现为皮肤苍白、头晕、怕冷，血压可正常但有波动，脉搏稍快，尿量减少；②中度失血，失血量达全身总血量的 20 ％以上，患者表现为口干、眩晕、心悸，血压波动、脉压变小，脉搏细数，尿量减少；③重度失血，失血量达全身总血量的 30 ％以上，患者表现为烦躁不安、意识模糊、出冷汗、四肢厥冷、血压显著下降，脉搏次数超过120 次/分钟，尿少或尿闭，重者失血性休克。

（4）出血是否停止的评估。①反复呕血，呕吐物由咖啡色转为鲜红色，黑便次数增多且粪便稀薄，色泽转为暗红色，伴肠鸣音亢进；②周围循环衰竭的表现经充分补液、输血仍未见明显改善，或暂时好转后又恶化，血压不稳，中心静脉压不稳定；③红细胞计数、血细胞比容、血红蛋白测定值不断下降，网织红细胞计数持续增高；④在补液足够、尿量正常时，血尿素氮升高；⑤门脉高压患者的脾脏大，因出血而暂时缩小，如不见脾脏恢复肿大，则提示出血未止。

（三）心理-社会评估

患者发生呕血与黑便时都可导致患者紧张、烦躁不安、恐惧、焦虑。病情危重者，患者可出现濒死感，而此时其家属表现伤心状态，使患者出现较强烈的紧张感及恐惧感。慢性疾病或全身性疾病致反复呕血与黑便者，易使患者对治疗和护理失去信心，表现为护理工作上不合作。患者及其家属对疾病的认识态度影响患者的生活质量，影响其工作、学习、社交等活动。

（四）辅助检查结果评估

1.血常规

上消化道出血后均有急性失血性贫血；出血后 6～12 小时红细胞计数、血红蛋白浓度及血细胞比容下降；在出血后 2～5 小时白细胞数开始增高，血止后 2～3 天降至正常。

2.血尿素氮测定

呕血的同时因部分血液进入肠道，血红蛋白的分解产物在肠道被吸收，故在出血数小时后尿素氮开始升高，24～48 小时可达高峰，持续时间不等，与出血时间有关。

3.粪便检查

隐血试验（OBT）阳性，但检查前须禁止食用动物血、肝及绿色蔬菜等 3～4 天。

4.内镜检查

直接观察出血的原因和部位，黏膜皱襞迂曲可提示胃底静脉曲张。

（五）常用药物治疗效果的评估

1.输血

输血前评估患者的肝功能，肝功能受损宜输新鲜血，因库存血含氨量高，易诱发肝性脑病。同时要评估患者的年龄、病情、周围循环动力学及贫血状况，注意因输液、输血过快过多导致的肺水肿，原有心脏病或老年患者必要时可根据中心静脉压调节输液量。

2.血管升压素

滴注速度应准确，并严密观察有无出现腹痛、血压升高、心律失常、心肌缺血，甚至发生心肌梗死等不良反应。评估药液是否外溢，一旦外溢，用 50 ％硫酸镁湿敷，因血管升压素有抗利尿作用，突然停用会引起反射性尿液增多，故应观察尿量并向家属做好解释工作。同时，孕妇、冠心病、高血压者禁用血管升压素。

3.凝血酶

口服凝血酶时评估有无有恶心、头昏等不良反应,并指导患者更换体位。此药不能与酸碱及重金属等药物配伍,应现用现配,若出现过敏现象应立即停药。

4.镇静剂

评估患者的肝功能,肝病患者忌用吗啡、巴比妥类等强镇静药物。

三、主要护理诊断/问题

(一)体液不足

体液不足与上消化道大量出血有关。

(二)活动无耐力

活动无耐力与上消化道出血所致周围循环衰竭有关。

(三)营养失调

低于机体需要量,与急性期禁食及贫血有关。

(四)恐惧

恐惧与急性上消化道大量出血有关。

(五)知识缺乏

缺乏有关出血的知识及防治的知识。

(六)潜在并发症

休克、急性肾衰竭。

四、护理措施

(一)一般护理

1.休息与体位

少量出血者应卧床休息,大出血者绝对卧床休息,取平卧位并将下肢略抬高,以保证脑部供血。呕吐时头偏向一侧,防止窒息或误吸。指导患者坐起、站起时动作要缓慢,出现头晕、心慌、出汗时立即卧床休息并告知护士。病情稳定后,逐渐增加活动量。

2.饮食护理

急性大出血伴恶心、呕吐者应禁食。少量出血无呕吐者,可进食温凉、清淡的流质食物。出血停止后改为营养丰富、易消化、无刺激性半流质、软食,少量多餐,逐渐过渡到正常饮食。食管胃底静脉曲张破裂出血者避免粗糙、坚硬、刺激性食物,且应细嚼慢咽。防止损伤曲张静脉而再次出血。

3.安全护理

轻症患者可起身稍做活动,可上厕所大小便。但应注意有活动性出血时,患者常有便意而至厕所,在排便时或便后起立时晕厥,因此必要时由护士陪同如厕或暂时改为在床上排泄。重症患者应多巡视,用床栏加以保护。

(二)病情观察

上消化道大量出血时,有效循环血容量急剧减少,可导致休克或死亡,所以要严密监测。①精神和意识状态:是否精神萎靡、嗜睡、表情淡漠、烦躁不安、意识模糊甚至昏迷。②生命体征:体温不升或发热、呼吸急促、脉搏细弱、血压降低、脉压变小,必要时行心电监护。③周围循环状况：观察皮肤和甲床色泽，肢体温暖或是湿冷，周围静脉特别是颈静脉的充盈情况。④准确记录 24 小时出入量，测每小时尿量，应保持尿量大于每小时 30 mL，并记录呕吐物和粪便的性质、颜色及量。⑤定期复查红细胞计数、血细胞比容、血红蛋白、网织红细胞计数、血尿素氮、粪潜血，以了解贫血程度，出血是否停止。

(三)用药护理

立即建立静脉通道，遵医嘱迅速、准确地实施输血、输液、各种止血治疗及用药等抢救措施，并观察治疗效果及不良反应。血管升压素可引起腹痛、血压升高、心律失常、心肌缺血，甚至发生心肌梗死，故滴注速度应准确，并严密观察不良反应。同时，孕妇、冠心病、高血压禁用血管升压素。肝病患者忌用吗啡、巴比妥类药物，宜输新鲜血液，因库存血含氨量高，易诱发肝性脑病。

(四)三腔两囊管护理

插管前应仔细检查，确保三腔气囊管通畅，无漏气，并分别做好标记，以防混淆，备用。插管后检查管道是否在胃内，抽取胃液，确定管道在胃内，分别向胃囊和食管囊注气，将食管引流管、胃管连接负压吸引器，定时抽吸，观察出血是否停止，并记录引流液的性状及量。做好留置于腔气囊管期间的护理和出血停止后的观察及拔管。

(五)心理护理

护理人员应关心、安慰患者，尤其是反复出血者。解释各项检查、治疗措施，耐心细致地解答患者或家属的提问，消除他们的疑虑。同时，经常巡视，大出血时陪伴患者，以减轻患者的紧张情绪。抢救工作应迅速而不忙乱，使患者产生安全感、信任感，保持稳定情绪，帮助患者消除紧张恐惧心理，更好地配合治疗及护理。

(六)健康教育

1.疾病知识指导

应帮助患者和家属掌握有关疾病的病因和诱因，以及预防、治疗和护理知识，以减少再度出血的危险，并且指导患者及家属学会早期识别出血征象及应急措施。

2.饮食指导

合理饮食是避免诱发上消化道出血的重要措施。注意饮食卫生和规律饮食，进食营养丰富、易消化的食物，避免粗糙、刺激性食物，或过冷、过热、产气多的食物、饮料，禁浓茶、咖啡等对胃有刺激的食物和烟。

3.生活指导

生活起居要有规律，劳逸结合，情绪乐观，保证身心愉悦，避免长期精神紧张。应在医师指导下用药。同时，慢性病者应定期门诊随访。

4.自我观察

教会患者出院后早期识别出血征象及应急措施：出现头晕、心悸等不适，或呕血、黑便时，立即卧床休息，保持安静，减少身体活动；呕吐时取侧卧位以免误吸；立即送医院治疗。

5.及时就诊的指标

(1)有呕血和黑便。

(2)出现血压降低、头晕、心悸等不适。

五、护理效果评估

(1)患者呕血和黑便停止,生命体征正常。

(2)患者活动耐受力增加,活动时无晕厥、跌倒危险。

(3)患者置管期间无窒息、意外吸入,食管胃底黏膜无溃烂、坏死。

(4)患者体重逐渐恢复正常,营养状态良好。

第三节　反流性食管炎

反流性食管炎是指胃、十二指肠内容物反流入食管所引起的食管黏膜炎症、糜烂、溃疡和纤维化等病变,甚至可引起咽喉、气道等食管以外的组织损害。其发病男性多于女性,男女比例大约为 3：2,发病率为 1.92 %。随着年龄的增长,食管下段括约肌收缩力的下降,胃、十二指肠内容物自发性反流,使老年人反流性食管炎的发病率有所增加。

一、病因与发病机制

(一)抗反流屏障削弱

食管下括约肌是指食管末端 3～4 cm 长的环形肌束。正常人静息时压力为 10～30 mmHg(1.3～4.0 kPa),为高压带,防止胃内容物反流入食管。由于年龄的增长,机体老化导致食管下括约肌的收缩力下降,从而引起食物反流。一过性食管下括约肌松弛也是反流性食管炎的主要发病机制。

(二)食管清除作用减弱

在正常情况下,一旦发生食物的反流,大部分反流物经过 1～2 次食管自发性和继发性的蠕动收缩排入胃内,即容量清除,剩余的部分则由唾液缓慢地中和。老年人食管蠕动缓慢和唾液产生减少,影响了食管的清除作用。

(三)食管黏膜屏障作用下降

反流物进入入食管后,可以凭借食管上皮表面黏液、不移动水层和表面 HCO_3^-、复层鳞状上皮等构成上皮屏障,以及黏膜下丰富的血液供应构成的后上皮屏障,发挥其抗反流物对食管黏膜损伤的作用。随着机体的老化,食管黏膜逐渐萎缩,黏膜屏障作用下降。

二、护理评估

(一)健康史

询问患者的饮食结构及习惯,有无长期服用药物史。

(二)身体评估

1.反流症状

反酸、反胃(指胃内容物在无恶心和不用力的情况下涌入口腔)、嗳气等,多在餐后明显或加重,平卧或躯体前屈时易出现。

2.反流物引起的刺激症状

患者胸骨后或剑突下有烧灼感及胸痛、吞咽困难等,由胸骨下段向上延伸,常在餐后 1 小时出现,平卧、弯腰或腹压增高时可加重。反流物刺激食管痉挛导致胸痛,常发生在胸骨后或剑突下。严重时可为剧烈刺痛,可放射到后背、胸部、肩部、颈部、耳后,有的酷似心绞痛。

3.其他症状

咽部不适,有异物感、棉团感或堵塞感,可能与酸反流引起食管上段括约肌压力升高有关。

4.并发症

(1)上消化道出血:食管黏膜炎症、糜烂及溃疡可以导致上消化道出血。

(2)食管狭窄:食管炎反复发作致使纤维组织增生,最终导致瘢痕性狭窄。

(3)巴雷特食管:在食管与黏膜的修复过程中,食管与贲门交界处 2 cm 以上的食管鳞状上皮被特殊的柱状上皮取代,称巴雷特食管。巴雷特食管发生溃疡时,又称巴雷特溃疡。巴雷特食管是食管癌的主要癌前病变,其腺癌的发生率较正常人高 30～50 倍。

(三)辅助检查

1.内镜检查

内镜检查是反流性食管炎最准确、最可靠的诊断方法,能判断其严重程度和有无并发症,结合活检可与其他疾病相鉴别。

2.24 小时食管 pH 值监测

应用便携式 pH 值记录仪在生理状态下对患者进行 24 小时食管 pH 值监测,可提供食管是否存在过度酸反流的客观依据。在进行该项检查前 3 日,应停用抑酸药与促胃肠动力的药物。

3.食管吞钡 X 线检查

对不愿意接受或不能耐受内镜检查者行该检查。严重患者可发现阳性 X 线征。

(四)心理社会状况

反流性食管炎长期持续存在,病情反复、病程迁延,因此患者会出现食欲减退,体重下降,心情烦躁、焦虑;合并消化道出血会使患者紧张、恐惧。应注意评估患者的情绪状态及对本病的认知程度。

三、常见护理诊断及问题

(一)疼痛

胸痛,与胃食管黏膜炎性病变有关。

(二)营养失调:低于机体需要量

低于机体需要量与害怕进食、消化吸收不良等有关。

(三)有体液不足的危险

有体液不足的危险与合并消化道出血引起活动性体液丢失、呕吐及液体摄入量不足有关。

(四)焦虑

焦虑与病情反复、病程迁延有关。

(五)知识缺乏

缺乏对反流性食管炎病因和预防知识的了解。

四、诊断要点与治疗原则

(一)诊断要点

临床上有明显的反流症状,内镜下有反流性食管炎的表现,有过度酸反流的客观依据即可做出诊断。

(二)治疗原则

以药物治疗为主,对药物治疗无效或发生并发症者可选择手术治疗。

1.药物治疗

药物治疗目前多主张采用递减法,即开始使用质子泵抑制剂加促胃肠动力药,迅速控制症状,待症状控制后再减量维持。

(1)促胃肠动力药。目前常用的药物是西沙必利。常用量为每次 5～15 mg,每天 3～4 次,疗程8～12周。

(2)抑酸药。①H_2 受体拮抗剂(H_2RA):西咪替丁 400 mg、雷尼替丁 150 mg、法莫替丁 20 mg,每日2 次,疗程 8～12 周。②质子泵抑制剂(proton pump inhibitor,PPI):奥美拉唑 20 mg、兰索拉唑 30 mg、泮托拉唑 40 mg、雷贝拉唑 10 mg 和埃索美拉唑 20 mg,一日 1 次,疗程 4～8 周。③抗酸药:仅用于症状轻、间歇发作的患者以临时缓解症状,反流性食管炎有并发症或停药后很快复发者,需要长期维持治疗。H_2RA、西沙必利、PPI 均可用于维持治疗,其中以 PPI 效果最好。维持治疗的剂量因患者而异,以使患者无症状的最低剂量为合适剂量。

2.手术治疗

手术为不同式式的胃底折叠术。手术适应证为:①经内科治疗无效;②内科治疗虽然有效,但患者不能忍受长期服药;③经反复扩张治疗后仍反复发作的食管狭窄;④确证由反流性食管炎引起的严重呼吸道疾病。

3.并发症的治疗

(1)食管狭窄。大部分狭窄可行内镜下食管扩张术治疗。扩张后予以长程 PPI 维持治疗可防止狭窄复发。少数严重瘢痕性狭窄须行手术切除。

(2)巴雷特食管。药物治疗是预防巴雷特食管发生和发展的重要措施,必须使用 PPI 治疗及长期维持。

五、护理措施

(一)一般护理

为减少平卧时及夜间反流,可将床头抬高 15～20 cm。避免睡前 2 小时内进食,白天进餐后亦不宜立即卧床。应避免食用使食管下括约肌压力降低的食物和药物,如高脂肪食物、巧克力、咖啡、浓茶及硝酸甘油、钙拮抗剂等。应戒烟及禁酒。减少一切影响腹压增高的因素,如肥胖、便秘、紧束腰带等。

(二)用药护理

遵医嘱给予药物治疗,注意观察药物的疗效及不良反应。

1.H_2 受体拮抗剂

应在餐中或餐后即刻服药,若需同时服用抗酸药,则两药应间隔 1 小时以上。静脉给药应注意控制速度,过快可引起低血压和心律失常。西咪替丁对雄性激素受体有亲和力,可导致男性乳腺发育、阳痿及性功能紊乱,应做好解释工作。该药物主要通过肾排泄,用药期间应监测肾功能。

2.质子泵抑制剂

奥美拉唑可引起头晕,应嘱患者用药期间避免开车或做其他必须高度集中注意力的工作。兰索拉唑的不良反应包括荨麻疹、皮疹、瘙痒、头痛、口苦、肝功能异常等,轻度不良反应不影响继续用药,较严重时应及时停药。泮托拉唑的不良反应较少,偶可引起头痛和腹泻。

3.抗酸药

该药在饭后 1 小时和睡前服用。服用片剂时应嚼服,乳剂给药前应充分摇匀。抗酸药应避免与奶制品、酸性饮料及食物同时服用。

(三)饮食护理

(1)指导患者有规律地进餐,饮食不宜过饱,选择营养丰富、易消化的食物。避免摄入过咸、过甜、过辣的刺激性食物。

(2)制订饮食计划:与患者共同制订饮食计划,指导患者及家属改进烹饪技巧,增加食物的色、香、味,引起患者食欲。

(3)观察并记录患者每天进餐次数、量、种类,以了解其摄入营养素的情况。

六、健康指导

(一)疾病知识的指导

向患者及家属介绍本病的有关病因,避免诱发因素。保持良好的心理状态,平时生活要有规律,合理安排工作和休息时间,注意劳逸结合,积极配合治疗。

(二)饮食指导

指导患者加强饮食卫生和饮食营养,养成有规律的饮食习惯;避免过冷、过热、辛辣等刺激性食物及浓茶、咖啡等饮料;嗜酒者应戒酒。

(三)用药指导

根据病因及病情进行指导,嘱患者长期维持治疗,介绍药物的不良反应,如有异常及时复诊。

第四节　慢性胃炎

慢性胃炎是由不同原因引起的胃黏膜慢性炎症。病变可局限于胃的一部分(常见于胃窦部),也可累及整个胃部。慢性胃炎一般可分为慢性浅表性胃炎、慢性萎缩性胃炎两大类。前者是慢性胃炎中最常见的一种,占 60 %～80 %,后者则因易发生癌变而受到人们的关注。慢性胃炎的发病率随年龄增长而增加。

一、护理要点

合理应用药物,及时对症处理;戒除烟酒嗜好,养成良好的饮食习惯;做好健康指导,保持良好心理状态;重视疾病变化,定期检查随访。

二、护理措施

(1)慢性胃炎的患者应立即解除疲劳的工作状态而加强休息,必要时卧床休息。患者应撇开一切烦恼,保持乐观的人生态度。周围环境应保持清洁、卫生和安静。可以听轻音乐,以助慢性胃炎的康复。

（2）改变不规律进食、过快进食或暴饮暴食等不良习惯，养成定时、定量规律进食的好习惯。进食宜细嚼慢咽，使食物与唾液充分混合，减少对胃黏膜的刺激。

（3）停止进食过冷、过热、辛辣、高钠、粗糙的食物，最好以细纤维素、易消化的面食为主食。

（4）慢性胃炎的患者必须彻底戒除烟酒，最好也不要饮用浓茶。

（5）停止服用水杨酸类药物。胃酸减少或缺乏者可适当喝米醋。

三、用药及注意事项

（一）保护胃黏膜

1.硫糖铝

硫糖铝能与胃黏膜中的黏蛋白结合，形成一层保护膜，是一种很好的胃黏膜保护药。同时，它还可以促进胃黏膜的新陈代谢。每次 10 g，每日 3 次。

2.生胃酮

生胃酮能促使胃黏液分泌增加和胃黏膜上皮细胞寿命延长，从而形成保护黏膜的屏障，增强胃黏膜的抵抗力。每次 50～100 mg，每日 3 次。高血压患者不宜应用。

3.胃膜素

胃膜素为从猪胃黏膜中提取的抗胃酸多糖质，遇水变为具有附着力的黏浆，附贴于胃黏膜而起保护作用，并有制酸作用。每次 2～3 g，每日 3 次。

4.麦滋林-S 颗粒

此药具有胃黏膜保护功能，最大的优点是不被肠道吸收入血，故几乎无任何不良反应。每次0.67 g，每日 3 次。

（二）调整胃运动功能

1.甲氧氯普胺

该药能抑制延脑的催吐化学感受器，有明显的镇吐作用，同时能调整胃窦功能，增强幽门括约肌的张力，防止和减少碱性反流。每次 5～10 mg，每日 3 次。

2.吗丁啉（多潘立酮）

吗丁啉作用较甲氧氯普胺强而不良反应少，且不透过血脑屏障，不会引起锥体外系反应，是目前较理想的促进胃蠕动的药物。每次 10～20 mg，每日 3 次。

3.西沙必利（普瑞博思）

西沙必利的作用类似吗丁啉，但不良反应更小，疗效更好。每次 5 mg，每日 3 次。

（三）抗酸或中和胃酸

西咪替丁

西咪替丁能使基础胃酸分泌减少约 80 ％，使各种刺激引起的胃酸分泌减少约 70 ％。每次200 mg，每日 3 次。

（四）促胃酸分泌

1.康胃素

康胃素能促进胃肠功能，使唾液、胃液、胆液、胰液及肠液等的分泌增加，从而加强消化功能，有利于低酸的恢复。

2.多酶片

多酶片每片内含淀粉酶 0.12 g、胃蛋白酶 0.04 g、胰酶 0.12 g,作用也是加强消化功能。每次 2 片,每日 3 次。

(五)抗感染

1.庆大霉素

庆大霉素口服每次 4 万 U,每日 3 次;对治疗上呼吸道炎症、牙龈炎、鼻炎等慢性炎症,有较快较好的疗效。

2.德诺(De-Nol)

德诺的主要成分是枸橼酸铋钾,具有杀灭幽门螺杆菌的作用。每次 240 mg,每日 2 次。服药时间最长不得超过 3 个月,因为久服有引起锥体外系中毒的危险。

3.三联疗法

三联疗法,即胶体枸橼酸铋钾+甲硝唑+四环素或阿莫西林,是当前根治幽门螺杆菌的最佳方案,根治率可达 96 %。用法为:德诺每次 240 mg,每日 2 次;甲硝唑每次 0.4 g,每日 3 次;四环素每次 500 mg,每日 4 次,或阿莫西林每次 1.0 g,每日 4 次,或此方案连服 14 天为 1 个疗程。

四、健康指导

慢性胃炎因病程较长,治疗进展缓慢,而且可能反复发作,所以患者常有严重焦虑。而焦虑不安、精神紧张又是慢性胃炎病情加重的重要因素之一。如此恶性循环,必将严重影响慢性胃炎的治疗。因此,对患者进行心理疏导治疗,往往能收到良好的效果。告诫患者生活要有规律,保持乐观情绪;饮食应少食多餐,戒烟酒,以清淡、无刺激性、易消化为宜;禁用或慎用阿司匹林等可致溃疡的药物;定期复诊,若上腹疼痛节律发生变化或出现呕血、黑便,则应立即就医。

第六章　内分泌疾病护理

第一节　甲状腺功能亢进症

一、定义

甲状腺功能亢进(甲亢)系多种因素导致的体内甲状腺素分泌过多,引起以神经、循环、消化等系统兴奋性增高和代谢亢进为主要表现的一组疾病的总称。

二、临床表现

1.症状和体征

(1)高代谢症状:疲乏无力、不耐热、多汗、皮肤温暖、体重下降、低热等。

(2)甲状腺肿:甲状腺不同程度肿大,可触及震颤,闻及血管杂音(连续性或收缩期吹风样杂音)。

(3)眼部表现:可有眼球突出、上睑挛缩、眼裂增宽、瞬目减少、惊恐眼神、内聚不能,甚至有充血、水肿、眼睛不能闭合、角膜溃疡、失明等。

(4)精神症状:易激动、神经过敏、舌及双手平举时有细震颤、多言多动、失眠、焦虑,甚至躁狂等,也可寡言抑郁。

(5)心血管系统:心动过速、房性早搏或房颤等心律失常,甲亢性心脏病有明显的心律失常、心脏扩大,甚至发生心力衰竭。

(6)消化系统:多表现为食欲亢进,也可表现为食欲缺乏、畏食,甚至恶病质,有些患者有恶心、呕吐、腹泻症状。部分患者肝大、肝功能异常。

(7)生殖系统:女性月经稀少、周期延长、闭经;男性阳痿、乳房发育。

(8)其他:皮肤色素加深、脱失、白癜风或毛发脱落,可有对称性黏液性水肿,还可有糖耐量异常。

(9)甲亢危象:主要表现为甲亢症状加剧、高热、心动过速(常在 160 次/分以上)、恶心、呕吐、腹泻、心力衰竭,严重水、电解质代谢紊乱,谵妄、昏迷,甚至死亡。

(10)甲亢性肌肉病变:急性的、严重的肌病可有言语和吞咽困难,发音不准,甚至合并呼吸肌瘫痪。

2.实验室检查

(1)测定 FT_4、TT_4、FT_3 及促甲状腺激素(thyroid stimulating hormone,TSH)。此外,测 TSH 受体抗体(TRAb)可以确定病因。怀孕的妇女应测游离甲状腺素指数(FT_4I)或游离甲状腺素(FT_4)和 TSH。

(2)除此之外,当甲状腺激素测定的结果在边缘值时,可做促甲状腺激素释放激素(thyrotropin-releasing hormone，TRH)试验。若注射 TRH 后，TSH 不上升，则提示甲状腺功能亢进症。但脑垂体功能低下或使用肾上腺皮质激素时，会有相似的变化。

(3)吸碘率测定。

(4)甲状腺素抑制试验：主要用于甲亢症状不典型、甲状腺素水平增高不显著而吸碘率升高，不能确定是单纯性甲状腺肿还是甲亢的情况。

3.超声波检查

甲状腺肿大，在格拉夫(Graves)甲亢甲状腺弥散性肿大，多普勒血流显像示甲状腺内血流呈弥漫性分布，为红蓝相间的簇状或分支状图像，血流量大，速度增快。如为结节性甲状腺肿或高功能腺瘤，则有相应的表现。

三、诊断

1.功能诊断

根据典型症状、体征和测定 FT_4、TT_4、FT_3、TT_3 及 TSH 水平可以得到诊断。对一些心血管疾病、消化系疾病或其他不典型症状的表现，及时测定上述激素有助于澄清诊断问题。

2.病因诊断

常见的是甲亢类型是格拉夫甲亢，其主要特点是有眼征、甲状腺弥漫性肿大、胫前黏液性水肿、低血钾和抗甲状腺抗体阳性。甲状腺有结节者要与自主性高功能结节、多结节性甲状腺肿合并甲亢和毒性腺瘤相鉴别。

3.鉴别诊断

本病要与单纯性甲状腺肿、神经官能症、更年期综合征、抑郁症、糖尿病、心血管疾病、消化系统疾病相鉴别，单侧突眼要与眶内肿瘤等相鉴别。

四、治疗

禁碘或减少含碘食物摄入，给予足够的热量和营养，包括糖、蛋白质和 B 族维生素，注意休息，部分患者应同时采用心理支持治疗。

1.药物治疗

药物治疗可用甲巯咪唑、卡比马唑、丙硫氧嘧啶等。前两者最初剂量每日约 30 mg，而后者则是300 mg，分 3 次服用。1 个月后减少 1/3 的药量，再 1 个月后减少 1/3，即前两者是 10 mg，后者为 100 mg 左右。主要的不良反应为皮肤瘙痒，由于卡比马唑吸收后转变成甲巯咪唑，因此对这一类药物过敏的患者可以改用丙硫氧嘧啶，反之亦然，可以添加抗组胺类药物。若不能控制，则须用别的方法治疗。此外，可能出现肝功能受损，特别是应用丙硫氧嘧啶时。

可并用其他交感神经阻滞剂控制心悸、手抖的症状，如盐酸普萘洛尔，有哮喘病史的人可使用美托洛尔等选择性 β_1 受体阻滞剂。

由于患者有失眠、焦虑不安的现象，因此在疾病初期可使用镇静剂。

2.放射性碘治疗

放射性碘治疗可在甲状腺功能亢进症复发时使用，一般为 5～7 mCi。原则上，妇女在停止治疗4～6 个月后方可受孕。通常在轻中度甲亢时应用。如果症状较重，可用药物控制症状后，停药 2～4 周后进行。

第二节　甲状腺功能减退症

一、定义

甲状腺功能减退症(甲减)是多种原因引起的甲状腺激素合成、分泌或生物学效应不足所造成的一组内分泌疾病。

二、临床表现

新生儿甲减可在出生后数周至数月发病。青春期由生长发育的需要引起代偿性甲状腺肿和轻度的甲减,成年人起病隐匿,有时在病程十余年后才有典型表现。

1.成人型甲减

(1)低代谢症状:怕冷、无汗、体温低、疲乏、行动迟缓、记忆力下降等。

(2)黏液水肿面容:面部表情淡漠、面颊及眼睑水肿;面色苍白,贫血或带黄色;鼻唇增厚,发音不清;言语缓慢、音调低哑;头发干燥、稀疏、脆弱;睫毛和眉毛脱落。

(3)皮肤苍白或呈姜黄色:皮肤粗糙,少光泽,厚而凉,多鳞屑和角化。

(4)精神及神经系统症状:影响宫内发育,可引起呆小病;可有记忆力下降,反应迟钝,嗜睡,智力减退,甚至昏迷等症状。

(5)肌肉关节:肌肉软弱无力,可出现重症肌无力,深腱反射迟缓期延长。

(6)心血管系统:表现为心动过缓、心音低弱、心输出量减低,可出现心包积液。

(7)消化系统:畏食、腹胀、便秘。

(8)内分泌系统:性欲减退、月经异常、泌乳等,如有其他内分泌腺体功能低下,要注意有无多发性内分泌功能减退症。

(9)呼吸系统:呼吸浅而弱,对缺氧等反应弱。

(10)黏液水肿昏迷:由严重甲状腺功能不足所致,诱发因素为寒冷,感染,呼吸疾病,脑卒中,失血性心力衰竭,使用止痛剂、麻醉剂、中枢抑制剂不当等,表现为非凹陷性水肿、脸色蜡黄、怕冷、便秘、抽搐、低温、呼吸缓慢、心动过缓,可出现昏迷和休克。

2.呆小病

初生时体重重、不活泼、不主动吸奶。患儿体格、智力发育迟缓,表情呆钝。音调低哑、面色苍白、眶周水肿、眼距增宽、鼻梁扁塌、唇厚流涎、舌大外伸、四肢短粗、出牙换牙延迟、骨龄延迟、行走呈鸭步、心率慢、性器官发育延迟。

三、诊断

如果有上述症状,加上血 FT_4 水平低就要考虑诊断,原发性甲减同时伴有 TSH 增高。亚临床甲减可只表现为 TSH 增高。垂体性或丘脑下部性甲减时 FT_4 降低而 TSH 正常或降低。新生儿 TSH 筛查对早期发现甲减具有重大意义。

四、鉴别诊断

主要鉴别甲减的病变部位是丘脑下部、垂体还是原发于甲状腺。甲状腺自身抗体及脑部的 CT、MRI 等检查可以帮助诊断。

五、治疗

用甲状腺素替代治疗。

1.甲状腺素片

25～300 μg/d。从小量开始,逐渐增大,并根据 TSH 调整剂量。

2.黏液水肿昏迷的治疗原则

即刻补充甲状腺素,保持呼吸道通畅,可给糖皮质激素,慎重补液,控制感染。300 μg T_4 静脉注射,以后每天 80 μg 静脉注射至口服为止。用毛毯保温,必要时使用人工呼吸器。另外,皮质醇 100mg,静脉注射,证明无肾上腺危症时也应使用。若有感染也要治疗。一般 24 小时内应好转。

第三节　原发性甲状旁腺功能亢进症

一、定义

原发性甲状旁腺功能亢进症(原发性甲旁亢)是甲状旁腺本身的病变导致甲状旁腺激素(parathyroid hormone,PTH)过度分泌而引起钙磷和骨代谢紊乱的一种全身性疾病,是最常见的高血钙病因之一,在人群中数千人就可以见到 1 例。90 ％为单发的腺瘤,其他为全部的 4 个腺体增生,或是少见的甲状旁腺癌。

二、临床表现

1.症状

典型的表现是 4S(moans,groans,stones,bones:悲叹、呻吟、结石、骨病)。复发性肾结石、消化性溃疡、精神改变及广泛的骨吸收。临床表现可分为高血钙、骨骼改变和泌尿系统 3 种主要表现。

2.高钙血

PTH 增高伴血钙增高。可有精神症状、消化性溃疡症状、胃肠道蠕动慢或伴高钙血症的胰腺炎,高血钙还可引起心律失常和心力衰竭。

3.骨骼改变

骨骼改变可有骨密度减低、纤维囊性骨炎、囊肿形成、病理性骨折和骨畸形。主要表现为广泛的骨关节疼痛,伴明显的压痛,可出现骨畸形、骨折和局部膨隆。

4.泌尿系统

长期的高钙血症可引起肾小管浓缩功能受损,同时尿钙和磷增加,患者可表现为烦渴、多饮和多尿。可反复出现泌尿系统结石。

5.体征

多数人无特殊体征,10 ％～30 ％在颈部可触及肿块;可有骨骼压痛、畸形、局部膨隆和身材矮小。

三、诊断

1.基本诊断

原发性甲状旁腺功能亢进症的诊断要点如下。

(1)肾石病、钙化性肾功能不全,多尿、烦渴、高血压及难治性消化性溃疡、便秘。

(2)骨痛、囊肿性病变和病理性骨折。

(3)血和尿钙增高,尿磷酸盐增高伴血磷降低,碱性磷酸酶(alkaline phosphatase,ALP)正常。

(4)眼裂隙灯检查显示"带状角膜病变"。

(5)X线检查示骨膜下吸收、牙齿硬板损耗、骨实质钙化或结石、骨囊肿。

(6)在高钙的同时有不正常的 PTH 分泌增加。

2.诊断标准

(1)原发性甲旁亢的诊断标准一:具备以下 8 项即可诊断。①血清钙常大于 2.50 mmol/L,且血清蛋白无变化,伴有多尿、烦渴、食欲缺乏、恶心呕吐等;②血清磷低下或正常下限(<1.13 mmol/L);③血氯上升或正常上限;④ALP 升高或正常上限;⑤尿钙排泄增加,大于 200 mg/d;⑥复发性双侧尿路结石,骨吸收加速;⑦PTH 增高或正常上限;⑧无恶性肿瘤或在肿瘤切除后上述症状继续存在。

(2)原发性甲旁亢的诊断标准二:具备以下第 1～3 项及第 4 项的 b 和第 5 项可确诊,第 6 项作为辅助诊断。①周身骨质疏松。②颅骨内外板不清,板障增厚,呈毛玻璃或颗粒样改变。③纤维囊性骨炎样改变。④骨膜下吸收。a.皮质的外缘密度减低、不规则,呈花边状或毛糙不整,失去原有的清晰边缘;b.指骨骨膜下吸收最为典型。⑤软骨下骨吸收。⑥异位钙化和泌尿系结石。

3.定位诊断

甲状旁腺瘤可以出现在前颈部及纵隔中的任何一个部位,因此有时不易找到,主要通过超声、CT、MRI、血管造影和核素扫描来确定。不妨以颈部超声波及细针抽取细胞检查开始。1 cm以上的腺瘤,^{201}铊及^{99m}锝的同位素减除扫描法也能协助定位,对异位性的腺瘤特别有用。

四、鉴别诊断

1.高钙血症的鉴别诊断

(1)多发性骨髓瘤和各种癌症。各种实体瘤及淋巴瘤或白血病均可造成高钙血症,发生高钙血症的机制主要是恶性肿瘤分泌的甲状旁腺素相关蛋白(PTHrP)或细胞激素(如白介素-1)过度刺激破骨细胞。在淋巴瘤偶可见由维生素 D 的异位性活化造成肠钙的过量吸收。在这些状况下甲状旁腺素浓度应是被压低的。实体癌以各处的上皮细胞癌、乳癌、肝癌、肾癌、消化道及肺部腺癌等为主。淋巴瘤或白血病,多发性骨髓瘤是最常见的病因。实体癌在引起高钙血症时,通常都是很大的肿瘤,临床上极少看到小肿瘤引起高钙血症。此外,并发有骨转移的癌症,发生高钙血症的机会并不是特别高。

(2)其他病因包括维生素 D 中毒(特别是活性维生素 D)、结核或结节病等肉芽肿、肾衰竭、乳碱症(服用太多碳酸钙,每日 4 g 以上,或吞食太多槟榔汁)则较少见。肾衰竭患者由继发性转为三发性甲旁亢,也较常见,但诊断并不困难。

2.其他鉴别

在诊断时还要与其他代谢性骨病相鉴别,如骨质疏松、骨质软化、骨营养不良、骨纤维异常增生症等。

五、治疗

治疗方法以手术切除为主,手术前定位虽非绝对必要,但可以证实诊断,供手术参考。在手术后,患者有时需使用钙片及活化型维生素 D 制剂,以克服"骨饥饿"引起的低血钙,此时血中甲状旁腺素浓度会再度上升,不应认为是甲状旁腺肿瘤的复发。可用 3 g/d 的碳酸钙(1 200 mg 元素钙),活性维生素 D 可用 0.25 μg,骨化三醇每日 3 次或 1 μg 的 $1\alpha(OH)D_3$,一日 1 粒。在术前有严重纤维性骨炎骨囊肿样变化者,"骨饥饿"会较明显,某些病例需补充钙质半年之久。

第四节　甲状旁腺功能减退症

一、概念

甲状旁腺功能减退症(甲旁减)是指甲状旁腺激素分泌减少和(或)功能障碍的一种临床综合征,主要导致血钙降低及血磷增加和相关的症状。甲状旁腺功能减退可以是先天性的,也可以是手术导致的;可以是自身免疫引起的破坏,也可由其他全身疾病如血色病铁质沉积所致。

二、临床表现

1.症状和体征

(1)手足搐搦:麻木、抽搐、手足痉挛,肌肉疼痛,拇指内收,其他手指并紧,掌指关节或腕关节屈曲,呈助产士手或握拳手。

(2)精神神经系统表现:神经衰弱症状及精神异常、肠道痉挛、腹胀、腹泻、便秘、吞咽困难、癫痫发作、癔症样发作、强直、昏迷。

(3)运动障碍:锥体外系症状,如不自主运动、手足徐动、帕金森病、小脑共济失调等。

(4)沃斯特克氏征(Chvostek's sign):三角锤敲耳前引起上唇抽动。

(5)陶瑟征(Trousseau sign):以血压带止血,回流 3 分钟内引起手痉挛。

(6)其他表现:心力衰竭、大细胞性贫血、皮肤异常、牙齿异常和软组织钙化。

(7)心电图:QT 延长、心律不齐。

2.内分泌检查

(1)血钙:血钙低于 2 mmol/L。应注意的是,人体血中钙元素有一半与携带蛋白(主要是清蛋白)结合,另外的一半是所谓的游离钙。血中清蛋白降低是最常见的低血钙原因。

(2)血磷:血清无机磷高于 1.61 mmol/L。

(3)24 小时尿钙和尿磷:均有减少。

(4)血清免疫活性甲状旁腺激素(iPTH):iPTH 多数低于正常。如果血钙低于 7.5 mg/dL,iPTH 应增加 10 倍,此时正常的 iPTH 也表明有甲状旁腺功能减退。

(5)PTH 兴奋试验:注射 PTH 后,通过测定尿磷及环磷酸腺苷(cyclic adenosine monophosphate，cAMP)的变化来确定是 PTH 减少还是组织对 PTH 不敏感。

(6)肾小管磷重吸收试验：正常应在 84 ％～96 ％，甲旁减患者大于 90 ％。

3.X 线检查

X 线检查见多数全身骨质正常，少数骨质致密，可有软组织包括脑实质钙化。

三、诊断

我国学者提出甲状旁腺功能减退的诊断标准如下。

(1)手足搐搦或麻木感。

(2)低钙血症：血钙小于 2.0 mmol/L，但清蛋白大于 3.5 g/dL。

(3)血清磷上升或正常上限，肾小管磷重吸收大于 95 ％。

(4)肾功能正常。

(5)尿钙降低小于 50 mg/d。

(6)脑电图显示慢波或棘波；尿中 cAMP 减少，对外源性 PTH 有明显的增加反应。

四、鉴别诊断

1.与其他低钙血症鉴别

营养不良导致的维生素 D 和(或)钙缺乏及肾性骨病。

2.与正常血钙的手足搐搦相鉴别

碱中毒时游离低钙、低镁等可引起手足搐搦。

3.与特殊类型的甲状旁腺功能减退鉴别

(1)多发性内分泌功能减退症：自身免疫导致的多个内分泌腺体功能低下，如同时有肾上腺、性腺、垂体等功能低下，部分患者还有白念珠菌感染、秃发等症状。

(2)假性特发性甲旁减：PTH 结构异常引起的甲旁减的表现，但测定免疫反应性 PTH 是正常或偏高的，对外源性 PTH 有正常的反应。

(3)假性甲旁减：主要由 PTH 受体反应异常所致，临床表现为甲状旁腺功能减退，但甲状旁腺是增生的，PTH 分泌增多，常有特殊体型，如身材矮小、肥胖、智力低下等。

五、治疗

1.急性低血钙的治疗

100～300 mg 钙静脉注射 15～20 分钟(30 mL 10 ％葡萄糖酸钙＝279 mg 钙)。若症状仍持续，以 3 mg/(kg·h)静脉注射，并考虑是否有低镁血症。同时，开始口服碳酸钙或磷酸钙片(每日 600～1 000 mg 钙)，以及活化型维生素 D 制剂(calcitriol 或 alfacalcidol，0.25 mg，每日 2～3 次)，再依患者反应增加剂量。

2.慢性低血钙的治疗

原发性甲旁减需要终身服用维生素 D 治疗(加或不加钙)，以达到三个目的：控制症状；减少甲旁减并发症的发生；避免维生素 D 中毒。甲状旁腺抑制还在探索阶段。

第七章　泌尿内科护理

第一节　肾内科常见症状的诊断及处理

一、尿成分异常

(一)血尿

用显微镜观察离心后的尿沉渣,每高倍视野红细胞数大于 3 个即血尿。依靠显微镜才能查出的血尿称为镜下血尿;若尿液已呈红色(碱性尿时)或酱油色(酸性尿时),则称肉眼血尿(每升尿液含 1mL 血即可呈肉眼血尿)。

1.诊断及鉴别诊断

(1)肾小球源血尿:相差显微镜检查为变形性红细胞血尿(尿中红细胞大小不等,呈多种形态),肉眼血尿时尿中无凝血块,提示肾脏内科疾病(如肾小球疾病及肾小管间质疾病等)。

(2)非肾小球源血尿:相差显微镜检查为均一性红细胞血尿(尿中红细胞大小均一,形态基本正常),肉眼血尿中常有凝血块,提示泌尿外科疾病(如上下尿路肿瘤、结石、炎症及畸形等)。

2.处理

对肾小球源血尿应着重内科检查,如尿沉渣检查红细胞管型、尿蛋白定量、肾功能化验及肾穿刺病理检查等;对非肾小球源红细胞血尿应着重泌尿外科检查,如尿脱落细胞、膀胱镜检查、肾盂造影、CT 检查等。

(二)蛋白尿

正常人尿蛋白定量常少于 80 mg/d。当尿蛋白排泄量大于 150 mg/d 时,尿常规化验蛋白定性阳性,称为蛋白尿。

1.诊断及鉴别诊断

(1)功能性蛋白尿:在发热、剧烈运动、高温或严寒刺激等应激状态下,尿液可一过性出现少量蛋白(尿蛋白定性＋,定量常少于 0.5 g/d)。蛋白尿产生与肾小球血流动力学及滤过膜通透变化相关,属功能性变化。

(2)体位性蛋白尿:多见于瘦高体型的青少年,卧床休息时尿蛋白阴性,而直立(尤其脊柱前凸时)或行走后尿中出现蛋白,这主要见于左肾静脉压迫综合征(又称胡桃夹现象)。

(3)病理性蛋白尿:为持续性蛋白尿,尿蛋白量常较多,甚至出现大量蛋白尿(定量大于 3.5 g/d)。常伴随血尿、肾功能异常、水肿及高血压等肾脏病表现。

2.处理

蛋白尿处理要进行尿蛋白定性及定量检查,并全面化验尿常规、肾功能等。体位性蛋白尿患者还需做直立蛋白尿试验及左肾静脉彩超检查。诊断功能性或体位性蛋白尿要十分谨慎,有的轻症肾炎患者也能呈类似表现,需要做肾穿刺病理检查鉴别。

(三)白细胞尿

清洁中段尿离心沉渣显微镜检查,每高倍视野白细胞多于 5 个即白细胞尿,亦称脓尿。

1.诊断及鉴别诊断

(1)泌尿系感染:白细胞尿多由泌尿系感染引起,常伴随出现尿频、尿急、尿痛等尿路刺激征,致病源包括各种非特异细菌、结核杆菌、霉菌及性病病原体(支原体、衣原体、淋球菌)等。

(2)非泌尿系感染:某些肾小球肾炎及肾间质肾炎也可出现白细胞尿,此时患者常有相应疾病临床表现,而无尿路刺激征,尿液微生物检验亦阴性。

2.处理

女性患者留尿前应常规清洗会阴,然后留取中段尿,以免白带污染出现假性白细胞尿。疑有泌尿系感染时应行尿微生物学检查,确诊后还应进一步检查以区别上下尿路感染。疑有由肾小球或肾间质疾病引起的白细胞尿时,应做尿白细胞分类化验。

二、排尿异常

(一)尿路刺激征

尿路刺激征包括尿频、尿急和尿痛等症状。

(1)尿频指排尿次数增多(正常成人白天平均排尿 4～6 次),严重时排尿毕数分钟需再排尿。

(2)尿急指一有尿意即需排尿,不能等待,常出现尿失禁。

(3)尿痛指排尿时尿道出现疼痛或烧灼感。

1.诊断及鉴别诊断

(1)泌尿系感染:引起尿路刺激征的主要疾病。急性肾盂肾炎常伴寒战、高热、患侧腰痛及脊肋角叩痛;膀胱炎不伴发热或仅有低热,无腰痛及脊肋角叩痛。有不洁性交史,尿道口出现稀薄分泌物时应怀疑支原体或衣原体感染;有不洁性交史,尿道口红肿并出现黏稠脓性分泌物时应怀疑淋病。

(2)肾结核:早期因伴随膀胱结核而出现尿频或尿路刺激征,晚期膀胱壁纤维化,容量缩小,故尿路刺激症状更明显。

(3)膀胱肿瘤及膀胱附近肿瘤:由于压迫,患者出现尿频,但尿急、尿痛不明显。

2.处理

怀疑泌尿系统感染时,应行耻骨联合上膀胱穿刺留尿培养,或清洁后行中段尿培养及细菌菌落计数;怀疑性病尿道炎时应留取分泌物,做病原体涂片检查(如免疫荧光法查衣原体,革兰染色法查淋球菌)或培养;怀疑肾结核时应留晨尿查结核菌,并做肾盂造影及膀胱镜检查。

(二)尿潴留

排尿后仍有过多尿液残留于膀胱称尿潴留。

1.诊断及鉴别诊断

轻度尿潴留常需排尿后超声检查膀胱内残余尿确诊,重度尿潴留时于耻骨上常可触及过度充盈的膀胱。

(1)尿路梗阻尿潴留:由前列腺肥大或尿道狭窄所致。

(2)神经病变尿潴留:由脊髓排尿中枢或支配膀胱神经病变引起。

(3)膀胱疾病尿潴留:由膀胱逼尿肌无力或括约肌张力过高所致。

2.处理

尿潴留患者应行前列腺、膀胱及神经系统相应检查,明确病因。

(三)尿失禁

不能由意识控制排尿功能,尿液不自主地流出,称为尿失禁。

1.诊断及鉴别诊断

(1)真性尿失禁:膀胱或尿道感染、结石、肿瘤和结核等疾患使膀胱逼尿肌张力过高,尿道括约肌弛缓或麻痹,造成尿液不自主地流出。

(2)假性尿失禁:慢性尿潴留患者的膀胱过度膨胀,内压升高,致尿流被迫溢出,又称溢出性尿失禁。

(3)应力性尿失禁:由于尿道括约肌松弛,在用力咳嗽或打喷嚏时腹压升高致尿液流出,常见于妊娠或盆腔肿瘤。

(4)先天性尿失禁:可见于各种先天性的尿路畸形。

2.处理

进行泌尿生殖系统及神经系统全面检查,必要时做膀胱镜检查、尿路 X 线造影、盆腔超声检查等。

三、尿量异常

(一)少尿或无尿

24 小时尿量少于 400 mL 或每小时尿量少于 17 mL 称少尿;24 小时尿量少于 100 mL 称无尿。

1.诊断及鉴别诊断

少(无)尿在临床上可分为:肾前性(如急性失血、脱水等导致的循环容量不足,或肾病综合征、左心功能衰竭等导致的有效血容量不足)、肾性(如各种肾实质疾病导致的急性肾衰竭)及肾后性(如各种病因导致的尿路梗阻,常呈现无尿)。

2.处理

无尿须与尿潴留鉴别。少(无)尿常伴随急性肾衰竭,应尽快查明病因,予以处理。肾性少(无)尿常须做肾穿刺病理检查,肾后性无尿须做膀胱镜及尿路影像学检查,才能明确病因。

(二)多尿

正常人在一般情况下 24 小时尿量在 1 500 mL 左右,经常超过 2 500 mL 者称为多尿。

1.诊断及鉴别诊断

(1)肾源性多尿:常见于各种原因所致的肾小管浓缩功能障碍,如急性肾小管坏死多尿期、低钾性肾病及高钙性肾病。

(2)非肾性多尿:可见于中枢神经系统疾病(如垂体肿瘤)、代谢性疾病(如糖尿病)及功能性疾病(如神经性烦渴)等。

2.处理

多尿伴多饮及多食,应检查有无糖尿病。单纯多尿应鉴别为肾性或非肾性,禁水试验或高张盐水试验配合加压素试验对鉴别很有意义。

（三）夜尿

正常人白天尿量应多于夜间尿量，年轻人比例为 2∶1，随年龄的增长，此比值下降，至 60 岁时可为 1∶1。如夜间尿量超过全天总尿量的一半，即夜尿增多。

1.诊断及鉴别诊断

各种慢性肾脏病导致肾功能不全时，均可出现夜尿多。

2.处理

应分别留取 3 天昼夜尿量判断有无夜尿增多，尚应检测尿渗透压及比重以了解肾脏浓缩功能，最后应明确导致夜尿增多的肾脏疾病。

四、其他

（一）水肿

人体组织间隙过多，液体积聚使组织肿胀称为水肿。

1.诊断与鉴别诊断

水肿是肾脏病最常见症状，但是水肿还可见于心脏病、肝脏病、营养不良及内分泌疾病。

(1)肾源性水肿：多见于肾小球肾炎及肾病综合征。水肿常从眼睑、颜面开始，可遍及双下肢及全身，并出现腹腔积液及胸腔积液。

(2)心源性水肿：多见于右心力衰竭。呈坠积性水肿，立位时水肿最先出现于下肢及足部。

(3)肝源性水肿：多见于肝硬化。患者常最先出现腹腔积液，而后出现下肢水肿。

2.处理

应注意患者水肿部位、发展顺序及伴随症状，必要时进行肾、心、肝病的相应检查，以确定病因。

（二）高血压

血压增高，在 140/90 mmHg 以上即高血压，高血压可分为原发性及继发性两大类，后者常继发于肾脏病及内分泌疾病。

1.诊断及鉴别诊断

(1)原发性高血压：常有高血压家族史，发病年龄较大，并能排除各种继发性高血压疾病。

(2)肾性高血压：肾实质性高血压（由各种肾实质疾病引起，肾功能不全患者更易发生）及肾血管性高血压（由肾动脉狭窄引起）。前者为继发性高血压最常见的病因。

(3)内分泌病高血压：肢端肥大症、皮质醇增多症、原发性醛固酮增多症及嗜铬细胞瘤等。

2.处理

高血压患者要进行相关临床、实验室及影像学检查，检查是否存在肾实质及肾血管疾病、内分泌疾病等，只有排除上述继发性高血压，才能诊断原发性高血压。

（三）腰痛

肾实质无感觉神经分布，无疼痛感。但肾被膜、输尿管和肾盂有胸10至腰 1 感觉神经分布，上述部位病变时可引起肾区疼痛。根据疼痛性质，其分为肾绞痛和肾区钝痛。二者鉴别诊断如下。

(1)肾绞痛：常由结石、血块或坏死组织阻塞输尿管引起，患侧腰骶部绞痛，串向大腿根，持续性疼痛阵发性加重，伴随血尿（非肾小球源血尿）。

（2）肾区钝痛：肾脏病所致肾区钝痛多由肾脏肿大牵撑被膜引起。急性肾盂肾炎常有患侧腰痛，并有尿路刺激征、寒战、高热及患侧脊肋角叩痛，尿化验白细胞增多；IgA 肾病也可有肾区钝痛，但主要表现为血尿（镜下或肉眼血尿，后者常在上呼吸道感染后 3 日内出现，为肾小球源血尿）、蛋白尿及其他肾炎表现（水肿、高血压及肾功能损害），部分患者血清 IgA 增高。其他肾小球疾病腰痛一般不明显。

第二节　原发性肾小球疾病

一、急性肾小球肾炎

急性肾小球肾炎简称"急性肾炎"，好发于儿童，常于溶血性链球菌感染后 1～4 周（多为 10～14 天）发病，临床以血尿（常见肉眼血尿）、蛋白尿（少见大量蛋白尿）、高血压、水肿及肾功能一过性减退为主要表现，称为急性肾炎综合征。病初常伴血清补体 C3 下降，并于发病 8 周内逐渐恢复正常。病理表现为毛细血管内增生性肾小球肾炎。该病多能自发痊愈，但重症可出现心力衰竭、脑病、急性肾衰竭等并发症。

（一）诊断

链球菌感染后 1～4 周急性起病，呈现急性肾炎综合征，伴血清补体 C3 下降，即可于临床诊断急性肾炎。非典型病例需做肾穿刺活检，只有病理类型为毛细血管内增生性肾炎才与急性肾炎诊断相符。

（二）鉴别诊断

1.IgA 肾病

患者常在上呼吸道感染后出现肉眼血尿，并可呈现急性肾炎综合征，故需鉴别。但是，IgA 肾病肉眼血尿多出现在感染后 3 日内，部分患者血清 IgA 升高，血清补体 C3 正常，均可资鉴别。

2.急进性肾小球肾炎

该病除呈急性肾炎综合征外，早期出现少尿、无尿及肾功能急剧恶化，可与急性肾炎区分。不过少数重症急性肾炎也能呈现上述急进性肾炎表现，此时必须进行肾穿刺活检才能鉴别。

3.慢性肾小球肾炎急性发作

某些病理类型的慢性肾炎，如膜增生性肾炎（又称系膜毛细血管性肾炎），在感染后可急性发病，呈现急性肾炎综合征表现，此时须与急性肾炎鉴别。系膜毛细血管性肾炎除呈急性肾炎综合征外，常伴大量蛋白尿，甚至肾病综合征；患者血清补体 C3 常下降，但为持续性下降，发病 8 周内并不恢复；病变持续进展无自愈倾向。这些特点都与急性肾炎不同。

4.继发性肾小球肾炎

系统性红斑狼疮肾炎及过敏性紫癜肾炎等病也须与急性肾炎鉴别，发现系统性疾病的临床及实验室证据是鉴别要点。

上述各病在进行临床鉴别困难时，做肾穿刺病理检查常有帮助。

(三)治疗

本病是自限性疾病,基本上以对症治疗为主。

急性肾炎治疗的主要环节为预防和治疗水钠潴留,控制循环血容量,从而减轻症状(水肿、高血压),预防致死性合并症(心力衰竭、脑病、急性肾衰),以及防止各种加重肾脏病变的因素,促进病肾组织学及功能上的修复。

1.一般治疗

(1)休息:急性期应卧床休息,直到肉眼血尿及水肿消失。

(2)饮食:低盐(每日食盐少于 3 g),出现肾功能不全时应限制蛋白质入量[0.6 g/(kg·d)]。

2.感染灶治疗

可选用对链球菌敏感的抗生素(如青霉素或大环内酯类抗生素)控制感染,以消除致病抗原。

3.对症治疗

(1)利尿:轻者用噻嗪类利尿剂,重者用襻利尿剂。尿少时禁用保钾利尿剂,以防高钾血症。

(2)降压:常选用钙通道阻滞剂、α 受体阻滞剂。尿少时禁用血管紧张素转化酶抑制剂及血管紧张素受体阻滞剂(angiotensin receptor blockers,ARB),防止产生高钾血症。

4.透析治疗

重症病例者出现少尿、急性肾衰竭、高钾血症时须做透析,多采用血液透析。伴严重心力衰竭时可用连续性肾脏替代治疗(CRRT)。

二、急进性肾小球肾炎

急进性肾小球肾炎,简称急进性肾炎。临床表现为急性肾炎综合征,肾功能急剧坏转,早期出现少尿或无尿(以上表现统称急进性肾炎综合征),病理表现为新月体肾小球肾炎。此病进展快速,若无有效治疗,患者将于几周至几月(一般不超过半年)进入终末期肾衰竭。

急进性肾炎可分为三型:Ⅰ 型为抗肾小球基膜抗体型;Ⅱ 型为免疫复合物型;Ⅲ 型曾因病因不清而被称为特发型,现知其中 80 %病例为抗中性粒细胞胞质抗体(ANCA)致病。相关肾炎三型鉴别见表 7-1。

表 7-1　三型急进性肾炎的鉴别要点

	抗肾小球基底膜抗体型(Ⅰ)	免疫复合物介导型(Ⅱ)	ANCA 相关型(Ⅲ)
免疫病理	IgG 沿 GBM 线条状沉积	IgG 及补体颗粒状沉积	阴性或微量 IgG 沉积
光镜及电镜特点	肾小球炎症反应轻,无电子致密物	肾小球细胞增生及渗出明显,常伴广泛电子致密物	肾小球节段性坏死,无电子致密物
临床特点	见于 20～30 岁及 50～70 岁 2 个高峰年龄,贫血较突出(小细胞性)	肾病综合征较多见,有些患者有前驱感染性疾病	乏力、体重下降、发热、肌痛等全身症状较重,多见于中老年人
血清学特点	抗 GBM 抗体(＋)	循环免疫复合物(＋)冷球蛋白血症、低补体血症	ANCA(＋)

(一)诊断

凡临床呈急性肾炎综合征的患者,肾功能急剧坏转,无论是否已达到少尿性急性肾衰竭,均应疑及此病而及时做肾活检,如病理证实为新月体肾小球肾炎,急进性肾炎诊断即成立。

(二)鉴别诊断

1.引起少尿性急性肾衰竭的非肾小球病

(1)急性肾小管坏死:常有明确的肾缺血或肾中毒诱因,急性肾衰竭发展快(数小时至数天),临床无急性肾炎综合征表现。

(2)急性过敏性间质性肾炎:常有明确的用药史及药物过敏反应表现,急性肾衰竭发展快(数小时至数天),临床也无急性肾炎综合征表现。

(3)梗阻性肾病:常突然无尿,而发生急性肾衰竭,影像学检查证实尿路梗阻存在,临床无急性肾炎综合征表现。

2.引起急进性肾炎综合征的其他肾小球病

(1)继发性急进性肾炎:肺出血-肾炎综合征(pulmonary-renal syndrome)、系统性红斑狼疮肾炎、过敏性紫癜肾炎均可引起新月体肾小球肾炎,依据系统受累的临床表现和特异性实验室检查,鉴别诊断一般不难。

(2)原发性肾小球肾炎:某些重症原发性肾小球肾炎,如重症毛细血管内增生性肾炎,临床可呈现急进性肾炎综合征,临床上无法与Ⅱ型急进性肾炎鉴别,必须进行肾穿刺活检区分。

(三)治疗

1.强化治疗

急进性肾炎在皮质激素及细胞毒药物(或其他免疫抑制剂)常规治疗基础上,必须尽早进行强化治疗。

(1)强化血浆置换。应用膜血浆滤器或离心式血浆细胞分离器,以正常人血浆或血浆成分置换患者血浆,每日或隔日1次,每次置换2L,直至血液循环中抗肾小球基底膜抗体(Ⅰ型)、免疫复合物(Ⅱ型)或ANCA(Ⅲ型)转阴,病情好转,一般均需置换10次以上。该疗法适用于各型急进性肾炎,但临床上主要应用于治疗最困难的Ⅰ型。进行血浆置换治疗要注意心血管事件(心绞痛、心律失常、低血压等)及过敏反应等不良反应。

现在又发展了双滤器血浆置换术(第一滤器分离血浆及细胞,第二滤器再将血浆中球蛋白与清蛋白分离,然后细胞与含清蛋白的血浆混匀做自体回输),以及用免疫层析吸附治疗(先用滤器将血浆分离,让血浆过免疫层析吸附柱如蛋白A免疫层析吸附柱,吸附掉其中抗体及免疫复合物,再将细胞与吸附后的血浆混匀做自体回输),利用自身血浆,避免输注大量他人血浆的弊端。

(2)甲基泼尼松龙冲击治疗。甲基泼尼松龙0.5～1.0g溶于5%葡萄糖中静脉点滴,每日或隔日1次,3次为一疗程。必要时,间隔3～5天可进行下一疗程,一般不超过三个疗程。甲基泼尼松龙治疗主要适用于Ⅱ、Ⅲ型,Ⅰ型疗效较差。用甲基泼尼松龙冲击治疗时,要注意继发感染、水钠潴留及消化道出血等不良反应。

2.替代治疗

急性肾衰竭已达透析适应证者,应及时透析,以维持生命,赢得治疗时间。对治疗无效、肾功能已无法逆转的晚期病例,则应长期维持透析或肾移植,肾移植应在病情静止半年至1年后进行,尤其 I 型患者须在抗肾小球基底膜抗体阴转后才进行,否则移植肾可能复发新月体肾炎。

三、慢性肾小球炎

慢性肾小球肾炎,简称"慢性肾炎",是由多种病因引起,多种病理类型组成,病情迁延、疾病缓慢进展,最终进入慢性肾衰竭的一组原发性肾小球疾病。

多数患者起病缓慢,少数感染后发病者(多在感染后 3～5 天发病)起病急,甚至临床呈急性肾炎综合征(慢性肾炎急性发作)。患者常呈现不同程度的水肿、高血压、蛋白尿及血尿,病情迁延,逐渐进展,直至慢性肾衰竭。

(一)诊断

呈现蛋白尿(常在 1～3 g/d)、肾小球源血尿、管型尿等尿化验异常,伴水肿(常为轻度水肿)、高血压或(和)肾功能损害,病情迁延应考虑此病,必要时进行肾穿刺活检,病理类型常为系膜增生性肾小球肾炎、膜增生性肾炎、膜性肾病、局灶节段性肾小球硬化、局灶增生硬化性肾小球肾炎及硬化性肾小球肾炎。

慢性肾炎患者的病理改变不同,临床表现轻重不一。有的患者可无明显症状,或仅有乏力、腰酸痛,水肿时有时无。化验检查有轻度的尿异常(镜下血尿、少量蛋白尿或见管型),肾功能正常或轻度受损。这种状况持续数年,甚至数十年,肾功能逐渐恶化并出现相应的临床表现。有的患者可表现为大量蛋白尿,或突出表现为持续性中等以上程度的高血压,致肾功能恶化较快。部分患者易有急性发作倾向,在疾病相对稳定的情况下,由于呼吸道感染或其他突然的恶性刺激(包括不适当的中西药物的运用等),病情在短期内急骤进展,肾功能坏转。

(二)鉴别诊断

1.继发性肾小球肾炎

如系统性红斑狼疮肾炎、过敏性紫癜性肾炎等,依据相应的系统表现及特异性实验室检查,不难鉴别。

2.遗传性肾小球肾炎

如奥尔波特综合征(Alport syndrome),家系调查,以及眼(球形晶状体等)、耳(神经性耳聋)、肾(血尿,蛋白尿及进行性肾功能损害)病变特点,可资鉴别。

3.其他原发性肾小球疾病

(1)隐匿性肾小球肾炎:须与轻型慢性肾炎鉴别。该病呈现无症状性血尿或(和)蛋白尿,尿蛋白定量不超过 1.0 g/d,无水肿、高血压和肾功能减退,均与慢性肾炎不同。

(2)急性肾小球肾炎:须与慢性肾炎急性发作相鉴别。从感染到肾炎发病的潜伏期不同,血清补体 C3 的动态变化及疾病转归不同,均可资鉴别。

上述各病临床鉴别困难时,做肾穿刺病理检查将很有帮助。

(三)治疗

要以延缓肾损害进展、改善临床症状为主要治疗目的,并非以消除蛋白尿及血尿为治疗目标。一般不给糖皮质激素及细胞毒药物,可采用下列综合措施。

1.饮食蛋白控制

慢性肾炎患者应减少蛋白入量至 0.8 g/(kg·d),肾小球滤过率(GFR)下降至 60 mL/min,

即应进低蛋白饮食[0.6 g/(kg·d)],应以优质蛋白为主(主要指瘦肉、蛋清和牛奶等),并可适当加用复方 α-酮酸片——开同。

低蛋白饮食可减轻肾小球内高压、高灌注及高滤过,即"三高",延缓肾损害进展。实施低蛋白饮食时,患者热量必须保持在 125~146 kJ/kg(30~35 kcal/kg),以免发生营养不良。

2.积极控制高血压

高血压可导致肾小球内"三高",加速肾小球硬化,因此积极控制高血压极其重要。高血压控制要达标:尿蛋白小于 1 g/d 时,血压应降至 130/80 mmHg;尿蛋白大于 1 g/d 时,血压应在 125/75 mmHg 以下。

降血压药物应首选具有较强肾脏保护作用的药物,如血管紧张素转化酶抑制剂(ACEI)及血管紧张素受体阻滞剂,并配合少量利尿剂应用。血压不能达标时,再加钙通道拮抗剂及其他降压药。高血压患者应限制钠盐(不超过 3.0 g/d)的摄入。

3.抗血小板药物治疗

血小板具有强大的促炎症作用,抗血小板治疗很可能对延缓肾损害进展有益。常用药物为双嘧达莫,用量至少为 300 mg/d,阿司匹林亦可,用量要小,100 mg/d 即可,两药均需长期服用。肾功能不全时,体内小分子毒素将抑制血小板功能,此时不宜再服抗血小板药物。

4.其他防治措施

可配合中药辨证论治,实验研究发现某些中药确实具有抗纤维化作用,能够延缓肾损害进展。患者并存高血糖、高脂血症及高尿酸血症时,也应做相应治疗,以避免这些因素加重肾损害。感染、劳累、妊娠及肾毒性药物(包括西药及中药),均会损伤肾脏,致肾功能恶化,应予避免。

四、隐匿性肾小球肾炎

隐匿性肾小球肾炎也称无症状性血尿或(和)蛋白尿,患者无水肿、高血压及肾功能损害,仅呈现少量蛋白尿(<1 g/d)或(和)血尿(一般为镜下血尿,可偶见肉眼血尿,均为变性红细胞血尿),多数患者长期保持上述状态,少数可自发痊愈或转成慢性肾炎。

(一)诊断

仅有肾小球源性血尿或(和)少量蛋白尿(<1.0 g/d),无水肿、高血压及肾功能减退,并能排除其他肾脏疾病时,本病诊断即成立。本病病理改变轻,多为肾小球轻微病变、局灶性肾小球肾炎及轻度系膜增生性肾小球肾炎,包括 IgA 肾病及非 IgA 肾病。

(二)鉴别诊断

1.无症状性血尿鉴别

须做相差显微镜尿红细胞形态检查以鉴别血尿性质,若为均一红细胞血尿,即非隐匿性肾炎,应行泌尿外科检查。

若为变形红细胞血尿,仍需小心排除其他肾小球病如薄基膜肾病等,必要时做肾穿刺病理检查。

2.无症状蛋白尿的鉴别

应小心排除功能性蛋白尿(仅发生于剧烈运动、发热或寒冷时)及体位性蛋白尿(多见于青少年,直立腰椎前凸时出现,卧床后消失),后者多为"胡桃夹现象"(站立时腹主动脉及肠系膜上动脉间夹角变小,压迫左肾静脉淤血致成蛋白尿),超声检查能帮助确诊。同时,还须小心排除其他原发性、继发性肾小球病的早期或恢复期。

(三)治疗

隐匿性肾炎无须特殊治疗,并可从事轻工作。患者应避免感冒及劳累,并勿用肾毒性中西药物。如有反复发作的慢性扁桃体炎,可在急性期后行扁桃体摘除术(术前后均应注射青霉素预防感染)。患者应定期检查血压、尿常规(尿蛋白阳性时还应做尿蛋白定量)及肾功能(必须查肌酐清除率)。女性患者在妊娠过程中须密切监护。

第三节　肾病综合征

肾病综合征是由不同病因、发病机制及病理类型的肾小球疾病引起的一组临床症候群,包括:①大量蛋白尿(≥ 3.5 g/d);②低清蛋白血症(≤ 30 g/L);③水肿;④高脂血症。肾病综合征可分为原发性及继发性两大类,后者继发于全身系统性疾病或先天遗传性疾病。下文将重点讨论原发性肾病综合征。

(一)诊断

原发性肾病综合征应按如下思路诊断。

1.是否为肾病综合征

肾病综合征由以下四方面表现组成:①大量蛋白尿;②低清蛋白血症;③水肿;④高脂血症。我国标准规定头两条必备,再加上后两条之一,即能诊断肾病综合征。

2.是否为原发性肾病综合征

只有排除继发性肾病综合征(详见鉴别诊断),原发性肾病综合征诊断才能成立。

3.是由哪种肾小球疾病引起

必要时应做肾穿刺病理检查,确定该肾病综合征由哪种病理类型的肾小球疾病引起。原发性肾病综合征的常见病理类型为:微小病变病、系膜增生性肾小球肾炎、膜性肾病、系膜毛细血管性肾小球肾炎(又称膜增生性肾小球肾炎)和局灶节段性肾小球硬化。

(二)鉴别诊断

肾病综合征的病因很多,因此必须排除全身系统疾病及先天遗传疾病所致的继发性肾病综合征,才可诊断原发性肾病综合征。一般而言,婴幼儿患病应仔细排除先天性肾病综合征(包括芬兰型及非芬兰型);少年儿童患病应排除过敏性紫癜肾炎及乙型肝炎病毒相关肾炎;中青年患病应排除系统性红斑狼疮性肾炎(尤其女性应注意鉴别)、人类免疫缺陷病毒相关肾病及海洛因相关肾病(后两种病国内目前尚少见);中老年患病应排除糖尿病肾病、肾淀粉样变性、多发性骨髓瘤肾病及其他肿瘤相关肾病。

(三)并发症

1.感染

感染是肾病综合征的常见并发症,也是肾病综合征复发和疗效不佳的重要原因之一。免疫功能紊乱、营养不良、使用糖皮质激素和免疫抑制剂是患者易于感染的原因。常见感染部位为呼吸道、泌尿道、消化道及皮肤。

2.血栓、栓塞并发症

肾病综合征大量蛋白尿时，小分子的抗凝因子(抗凝血酶Ⅲ等)及纤溶酶原从尿中丢失，大分子的凝血因子(Ⅴ、Ⅶ、Ⅷ、X因子及纤维蛋白原)在肝内合成增多，血小板功能增强，使机体处于高凝状态；而血浆清蛋白降低导致的有效血容量不足、高脂血症和过度利尿又使患者血液黏稠度增高。此外，长期使用糖皮质激素也加重了高凝倾向，因此患者极易发生血栓栓塞并发症，膜性肾病尤好发。临床以肾静脉及下肢静脉血栓常见，栓子脱落所致肺梗死可威胁患者生命。

3.蛋白质代谢紊乱

长期低清蛋白血症可导致营养不良、小儿生长发育延缓，并可导致胶体渗透压降低，出现水肿，甚至出现浆膜腔积液；免疫球蛋白 IgG 丢失可致机体抵抗力下降，易于感染；药物结合蛋白丢失可致血浆游离药物浓度增加，以及排泄或降解加速，使药物疗效降低及毒性增加；维生素 D_3 结合蛋白丢失，可使肾脏 $1.25-(OH)_2-D_3$ 生成减少，导致低钙血症；金属结合蛋白丢失，可使微量元素锌、铁、铜等缺乏。

4.高脂血症

低蛋白血症将刺激肝脏合成蛋白增加，此时脂质及载脂蛋白合成也增加，而乳糜微粒和极低密度脂蛋白的清除减少。高脂血症的危害包括：高黏状态及促血小板聚集，诱发血栓形成；促进动脉粥样硬化，导致心血管疾病；促进肾小球硬化，加速慢性肾病进展。

5.急性肾衰竭

(1)肾前性氮质血症。患者有效血容量不足，肾血流量下降，即可导致肾前性氮质血症。这些患者血红蛋白及血细胞比容常增高，可出现直立性低血压或循环虚脱，尿量减少，尿比重及渗透压增高，血尿素氮及肌酐成不成比例上升(若二者均以 mg/dL 为单位，血尿素氮与肌酐的比值此时常为 10∶1)。若给予扩容、利尿治疗，患者尿量则迅速增加，肾功能恢复正常。

(2)特发性急性肾衰竭。该急性肾衰竭机制不清，可能是肾间质高度水肿压迫肾小管，大量蛋白管型堵塞肾小管，导致肾小囊内压升高，肾小球滤过率下降，而发生肾衰竭。临床多见于 50 岁以上微小病变病患者，尤其在肾病综合征复发时，患者无明显诱因而出现少尿或无尿，血清肌酐迅速增高。扩容利尿无效。只有排除各种原因导致的急性肾衰竭才能诊断本病。

(四)治疗

1.一般治疗

(1)休息。有严重水肿时应注意休息，卧床休息时要进行床上肢体活动，以免形成肢体血栓。

(2)饮食。应进低盐饮食(<3 g/d)。给予 1.0 g/(kg·d)的优质蛋白，热量应保证不少于 125 kJ/kg[30 kcal/(kg·d)]。少进食富含胆固醇及饱和脂肪酸的食物，多食富含多聚不饱和脂肪酸及可溶性纤维的食物。注意补充维生素及微量元素。

2.对症治疗

(1)利尿消肿。可予噻嗪类利尿药(如氢氯噻嗪)及保钾利尿药(如氨苯蝶啶或螺内酯)联合治疗，疗效差时可用袢利尿剂(如呋塞米或布美他尼)。若低清蛋白血症，血浆胶体渗透压低，利尿效果不好，则可先从静脉滴注低分子右旋糖酐或 706 代血浆(用含糖、不含氯化钠制剂)扩容,然后再静脉投给袢利尿剂,常可获利尿效果。

但是,当尿量少于 400 mL/d 时应禁用此类药,因为此时药物易滞留并堵塞肾小管,致成"渗透性肾病",诱发急性肾衰竭。注意不应滥输血浆或清蛋白制剂扩容利尿,以免加重肾脏负担,损伤肾脏。利尿效果好时,注意勿利尿过快、过猛,以免出现电解质紊乱及血液浓缩形成血栓。利尿以每天减少体重 0.5~1.0 kg 为宜。

(2)减少尿蛋白。服用血管紧张素转化酶抑制剂或血管紧张素受体阻滞剂可对症性减少尿蛋白。服药期间,尤其头两个月应密切监测血清肌酐,若血清肌酐值增高超过基础值 50%,则提示肾缺血(肾病综合征有效血容量不足,或过度利尿),应暂时停药,待纠正肾缺血,血清肌酐恢复至基础值再用。为有效减少尿蛋白,ACEI 或(和)ARB 剂量常需高于降血压治疗剂量。

3.主要治疗

(1)糖皮质激素:具有抑制免疫反应及炎症反应的作用。用药原则为"足量、缓撤、长期维持"。常用药物为泼尼松或泼尼松龙,起始剂量为 1 mg/(kg·d)(一般最高剂量不超过 60 mg/d),口服 8~12 周,有效后每 2~3 周减少原用药量的 10%,减至 20 mg/d 左右时病情易于复发,应更加缓慢减量。减至 10 mg/d 时可改为隔日顿服,继续服药 1 年或更久。

长期大剂量应用激素须注意药物不良反应:感染、水钠潴留、消化道出血、类固醇糖尿病、骨质疏松、股骨头无菌性坏死等。

(2)细胞毒药物:如环磷酰胺、盐酸氮芥、苯丁酸氮芥及硫唑嘌呤等,它们常与激素配伍应用,不作为首选或单独使用。目前临床最常用环磷酰胺,每日 100 mg 口服或 200 mg 隔日静脉注射,累积量达 6~8 g 停药。主要不良反应为骨髓抑制、中毒性肝损害、胃肠反应、性腺抑制、脱发及出血性膀胱炎。盐酸氮芥因不良反应大,目前临床应用较少,仅在其他细胞毒药物无效时与激素联合使用,累积量达 80~110 mg 停药。苯丁酸氮芥毒性较盐酸氮芥小,但疗效也较差,常用量为每日 0.15~0.2 mg/kg,累积量达 10~15 mg/kg 停药。

(3)环孢素 A:属于二线药物,用于治疗激素及细胞毒药物无效的难治性肾病综合征。该药选择性作用于 T 淋巴细胞抑制免疫。起始用量常为每日 4~5 mg/kg,分 2 次口服,2~3 个月后缓慢减量,共服药半年至 1 年。服药期间应定期监测血药浓度,并维持谷值在 100~200 ng/mL。主要不良反应为肝肾毒性、高尿酸血症、高血压、齿龈增生及多毛症等。

(4)吗替麦考酚酯:选择性作用于 T、B 淋巴细胞抑制免疫。常与激素合用,剂量为 1~2 g/d,分 2 次空腹口服。优点为不良反应小,主要是胃肠道反应和感染,而骨髓抑制及肝功能损害轻。

(5)雷公藤多苷:具有免疫抑制作用,常与激素合用,30~60 mg/d,分 3 次服。主要不良反应为性腺抑制、肝功能损害及外周血白细胞减少。

4.并发症防治

(1)感染:在激素及免疫抑制剂治疗时不应使用抗生素预防感染,以免诱发二重感染。一旦发现感染,应及时选用敏感、强效、无肾毒性的药物进行治疗,并加强支持治疗。

(2)血栓及栓塞:如血浆清蛋白低于 20 g/L,提示机体有高凝状态,可予以抗凝治疗。常给肝素钙 50 mg,每 12 小时皮下注射一次,维持凝血时间于正常的一倍。同时应给予抗血小板治疗,双嘧达莫 300 mg/d,或阿司匹林 30~100 mg/d。如已发生血栓栓塞,应尽早给予尿激酶或链激酶溶栓,同时配合抗凝治疗。

（3）蛋白质代谢紊乱:肾病综合征在得到缓解前常难以完全纠正蛋白质代谢紊乱。除注意饮食中的蛋白入量及结构外,可服用黄芪和当归促进蛋白质的合成,并服用 ACEI 或 ARB 减少尿蛋白排泄。

（4）高脂血症:除上述饮食治疗外,具有明显高脂血症的难治性肾病综合征病例应服用降脂药治疗。

（5）急性肾衰竭:肾前性氮质血症常在扩容利尿后迅速好转,而特发性急性肾衰竭常需大剂量甲基泼尼松龙冲击治疗原发病,并用透析治疗维持生命及超滤脱水减轻肾间质水肿,病情才能恢复。

第八章 职业性尘肺病及其他呼吸系统疾病

第一节 尘肺病

(一)住院第1日

1.护理处置

(1)安静休息,取半卧位。

(2)询问病史,体格检查,进行入院护理评估。

(3)测量生命特征及指脉氧。

(4)立即给予低流量鼻导管吸氧,1~2 L/min,必要时给予无创呼吸机正压通气。检查呼吸机性能,连接管道,调节好参数,给患者戴上面罩。患者取舒适体位,一般取半卧位或平卧位,保持气道通畅,防止枕头过高,使呼吸道变窄,影响气流通过,降低疗效。头带的松紧度适宜,既要防止漏气刺激眼部和面部皮肤,又要防止口鼻面罩过紧产生的皮肤红斑。

(5)观察患者咳嗽、咳痰及呼吸困难程度。

(6)遵医嘱给予支气管扩张剂、抗生素及祛痰药等药物治疗。

(7)制订护理计划,给予口腔护理、皮肤护理及管道护理。

(8)评估患者跌倒、压疮风险及日常生活能力,采取相应的护理措施。

2.健康教育

(1)介绍病室环境、主管医生、责任护士及同病室病友,消除患者的陌生感。

(2)介绍吸氧或无创通气的目的、方法及注意事项,配合治疗。

(3)介绍相关检查,如胸部 X 线摄片、胸部 CT、动脉血气分析检查的目的、方法及注意事项。

3.康复指导

指导患者呼吸疗法。

(1)氧气疗法:氧气吸入是肺功能损害、低氧血症必要的科学治疗手段,及时补充氧气可增加患者吸入气体氧含量,减轻呼吸做功,弥补呼吸功能不全,提高动脉血氧分压,对应动脉血氧分压下降引起的缺氧疗效较好,改善组织缺氧,使心、脑、肾等重要器官的功能得以维持,提高生活质量,延长生命。

(2)无创正压通气治疗:研究表明长期无创正压通气使膈肌肌电活动幅度减低,肌肉得到了休息,进而缓解慢性阻塞性肺疾病患者的呼吸困难。无创正压通气治疗通过缓解呼吸肌疲劳,减轻患者呼吸困难,进而改善患者的运动耐力,这对尘肺患者康复及提高患者生存质量有非常实际的意义,因此无创正压通气可以作为一项辅助治疗措施应用于稳定期尘肺患者的康复治疗。

4.饮食

(1)增加优质蛋白质摄入,如鱼类、蛋类,并可适当进食动物的肺脏、肾脏。

(2)增加维生素的摄入。

①维生素 A 能维持上皮细胞组织,特别是呼吸道上皮组织的健康,对减轻咳嗽症状有一定的益处。天然维生素 A 只存在于动物性食品,如动物肝脏、蛋类、奶油和鱼肝油中;植物所含的胡萝卜素进入人体,可在肝中转变为维生素 A。此外,咸带鱼、鲫鱼、白鲢、鳝鱼、鱿鱼、蛤蜊、人奶、牛奶等也含丰富的维生素 A。

②维生素 C 具有抗氧化作用,其主要存在于新鲜的水果和蔬菜,如新鲜的大枣、柑橘、橙子、草莓、猕猴桃、酸枣、沙棘、辣椒、番茄、菠菜、菜花等。

(二)住院 2～3 日

1.护理处置

(1)安静休息,取半卧位。

(2)保持病室安静,室内空气新鲜,每日开窗通风 2～3 次,每次 30 分钟,做好病房的消毒隔离工作。

(3)观察患者呼吸频率、节律及深浅度,监测指脉氧。

(4)观察痰液的颜色、性质、量及气味,促进患者痰液排出,保持呼吸道通畅。

(5)根据病情给予低流量鼻导管吸氧或无创机械通气。

(6)做好药物治疗的护理。

①抗纤维化药。a.汉防己甲素,可抑制胶原合成,影响细胞分泌功能,阻止胶原、黏多糖从细胞内向细胞外分泌,使其不能在细胞外形成胶原纤维。常规用法是汉防己甲素 100 mg,每日 3 次口服,每周 6 天,休息 1 天,防止尘细胞崩解,服用 3 个月,休息 1 个月为一个疗程。给药后患者会轻度嗜睡、乏力、恶心、上腹部不适,长期口服可能会引起面部色素沉着。b.克矽平。克矽平的 N-O 优先与-OH 结合,使石英不与巨噬细胞生成氢键反应,从而保护巨噬细胞,提高巨噬细胞对矽尘毒性的抵抗力,间接增强肺对矽的廓清能力,阻滞和延缓胶原的形成。

②抗生素及祛痰药。抗生素须做药敏试验,选用敏感药物,要注意联合用药时应选用协同作用的药物以提高疗效,同时剂量要足,时间要够,防止耐药。

(7)准确留取痰标本做检查以协助诊断及治疗。

2.健康教育

(1)指导患者正确留取痰标本。

①一般以清晨第一口痰为宜,采集时应先漱口,然后用力咳出气管深处的痰液,盛于清洁容器内送检。

②细菌培养,须使用无菌容器并及时送检。

③做浓集结核杆菌检查时,须留 12～24 小时痰液送检。

(2)向患者及家属说明咳嗽及咳痰的意义,鼓励患者主动咳嗽。

(3)脱离粉尘作业。

（4）完善检验或检查前的宣教,如通知禁食水,告知检验与检查的目的、时间、地点及注意事项等。

3.康复指导

指导患者进行深呼吸和有效咳嗽:取坐位,助患者先进行几次深而慢的呼吸,然后尽量深吸气、屏气,继而缩唇缓慢地将气体呼出;再深吸一口气、屏气,身体稍前倾,自胸腔进行 2～3次短促有力的咳嗽;咳痰后进行放松性深呼吸。

4.饮食

（1）增加优质蛋白质摄入,如鱼类、蛋类,并可适当进食动物的肺脏、肾脏。

（2）增加维生素的摄入。

①维生素 A 能维持上皮细胞组织,特别是呼吸道上皮组织的健康,对减轻咳嗽症状有一定的益处。天然维生素 A 只存在于动物性食品,如动物肝脏、蛋类、奶油和鱼肝油中;植物所含的胡萝卜素进入人体,可在肝中转变为维生素 A。此外,咸带鱼、鲫鱼、白鲢、鳝鱼、鱿鱼、蛤蜊、人奶、牛奶等也含丰富的维生素 A。

②维生素 C 具有抗氧化作用,其主要存在于新鲜的水果和蔬菜,如新鲜的大枣、柑橘、橙子、草莓、猕猴桃、酸枣、沙棘、辣椒、番茄、菠菜、菜花等。

（三）住院期间

1.护理处置

（1）继续给予低流量鼻导管吸氧或无创正压通气。

（2）保持病室安静,室内空气新鲜,每日开窗通风 2～3 次,每次 30 分钟,做好病房的消毒隔离工作。

（3）观察患者呼吸频率、节律及深浅度,监测指脉氧。

（4）观察痰液的颜色、性质、量及气味,给予雾化吸入等促进患者痰液排出,保持呼吸道通畅。

（5）遵医嘱准确及时地使用抗纤维化、抗生素、祛痰药及支气管舒张剂等药物。

（6）根据患者耐受程度制订康复计划,如深呼吸及有效咳嗽、腹式呼吸、缩唇式呼吸、有氧训练、八段锦等呼吸操及膈肌训练等。

（7）遵医嘱予体外膈肌起搏仪治疗。尘肺患者多合并慢性支气管炎、肺气肿、肺心病,重症者常伴低氧血症、高黏血症,机体的能量利用障碍,心、肺功能不同程度受影响,慢性呼吸功能不全、呼吸肌疲劳等。利用体外膈肌起搏器治疗可增加膈肌运动,达到增加肺通气量、改善肺功能的目的,因此能有效改善尘肺患者的心肺功能状态,可作为尘肺病呼吸肌疲劳康复、肺功能改善的一种方法。

（8）落实基础护理,如口腔护理、皮肤护理、管道护理等。

2.健康教育

（1）告知患者疾病相关知识,嘱其注意保暖,多饮水。

（2）嘱患者保证充足的休息与睡眠,活动应循序渐进,从卧床休息—坐起—床边活动—室外活动逐步进行;睡前不喝咖啡、浓茶,睡前热水泡脚,喝热牛奶以促进睡眠,保证每晚有效睡眠6～8 小时。

（3）指导深呼吸及有效咳嗽的方法及意义。

（4）氧疗的方法及意义。

3.康复指导

（1）深呼吸及有效咳嗽：方法同上。

（2）腹式呼吸。

①患者取舒适体位，可取坐位或半卧位，两膝半屈使腹肌放松，一手放于腹部，一手放于胸部。

②用鼻缓慢深呼吸，膈肌放松，尽力挺腹，使其鼓起。

③缓慢呼气，腹肌收缩，腹部下凹。

④动作要领：肩背放松，腹部吸鼓呼瘪，吸时经鼻，呼时经口，深吸细呼。

⑤训练时注意：a.避免用力呼气或呼气过长，以免发生喘息、憋气、支气管痉挛；b.深呼吸练习时以每次练 3～4 次吸/呼为宜，避免过度通气。

（3）缩唇呼吸。

①指导患者取舒适体位。

②经鼻深吸气，呼气时将嘴唇缩起呈吹口哨状缓慢呼气 4～6 秒。

③吸气与呼气时间比为 1∶2，尽量深吸慢呼。

④每天 2 次，每次 10～20 分钟，每分钟 7～8 次。

（4）有氧训练，如步行、快走、慢跑、打太极拳等。

运动三部曲：第一，热身运动（5～10 分钟）；第二，正式运动（20～60 分钟），应将运动量慢慢提高，直至感觉到有点吃力，并保持这个速度/运动量锻炼 20～60 分钟，运动强度不应太容易或过分困难；第三，缓和运动（5～10 分钟）。

（5）八段锦。a.两手托天理三焦；b.左右开弓似射雕；c.调理脾胃臂单举；d.五劳七伤往后瞧；e.摇头摆尾去心火；f.两手攀足固肾腰；g.攒拳怒目增气力；h.背后七颠百病消。

（6）膈肌阻力训练。患者仰卧位，头稍微抬高，让患者掌握横膈吸气，在患者腹部放置 1～2 kg 的沙袋，让患者深吸气同时保持上胸廓平静，沙袋重量必须以不妨碍膈肌活动及上腹部鼓起为宜，逐渐延长患者阻力呼吸时间，当患者可以保持横膈肌呼吸模式且吸气不会使用辅助肌约 15 分钟时，则可增加沙袋重量。

（7）吸气阻力训练。用阻力训练器吸气，可以改善吸气肌的肌力和耐力，减少吸气肌的疲劳。吸气阻力训练器有各种不同直径的管子，提供吸气时气流的阻力，气道管径越窄，则阻力越大。开始训练每次 3～5 分钟，每天 3～5 次，以后训练时间可增加至每次 20～30 分钟，以增加吸气肌耐力。

（8）呼气阻力训练。

①吹蜡烛法。将点燃的蜡烛放在口前 10 cm 处，吸气后用力吹蜡烛，使蜡烛火焰飘动。

②吹瓶法。用两个有刻度的玻璃瓶，瓶的容积为 2 000 mL，各装入 1 000 mL 水。将两个瓶用胶管或玻璃管连接，其中一个瓶插入吹气用的玻璃管或胶管，另一个瓶插入一个排气管。训练时用吹气管吹气，使另一个瓶的液面提高 30 mm 左右。休息片刻可反复进行。

4.饮食

(1)增加优质蛋白质摄入,如鱼类、蛋类,并可适当进食动物的肺脏、肾脏。

(2)增加维生素的摄入。

①维生素 A 能维持上皮细胞组织,特别是呼吸道上皮组织的健康,对减轻咳嗽症状有一定的益处。天然维生素 A 只存在于动物性食品,如动物肝脏、蛋类、奶油和鱼肝油中;植物所含的胡萝卜素进入人体,可在肝中转变为维生素 A。此外,咸带鱼、鲫鱼、白鲢、鳝鱼、鱿鱼、蛤蜊、人奶、牛奶等也含丰富的维生素 A。

②维生素 C 具有抗氧化作用,其主要存在于新鲜的水果和蔬菜,如新鲜的大枣、柑橘、橙子、草莓、猕猴桃、酸枣、沙棘、辣椒、番茄、菠菜、菜花等。

(四)出院前 1~3 日

1.护理处置

(1)保持病室安静,室内空气新鲜,每日开窗通风 2~3 次,每次 30 分钟,做好病房的消毒隔离工作。

(2)给予鼻导管吸氧 1~2 L/min,每日大于 15 小时。

(3)监测生命体征及动脉血氧饱和度。

(4)观察痰液的颜色、性质、量及气味,给予雾化吸入等促进患者痰液排出,保持呼吸道通畅。

(5)根据患者耐受程度制订康复计划,如深呼吸及有效咳嗽、腹式呼吸、缩唇式呼吸、有氧训练、八段锦等呼吸操及膈肌训练等。

(6)落实基础护理,如口腔护理、皮肤护理、管道护理等。

(7)给予心理护理:尘肺患者常有悲观、抑郁、焦虑、恐惧、抱怨、不满、希望获得赔偿等心理活动,护理人员应和蔼真诚,体贴关心患者,细心观察患者的心理变化,了解不良情绪的根本原因,有针对性地给予心理疏导。

2.健康教育

(1)告知患者疾病相关知识,嘱其注意防寒保暖,多饮水,戒烟酒。

(2)嘱患者保证充足的休息与睡眠,活动应循序渐进,从卧床休息—坐起—床边活动—室外活动逐步进行;睡前不喝咖啡、浓茶,用热水泡脚、喝热牛奶以促进睡眠,保证每晚有效睡眠时间6~8 小时。

(3)指导深呼吸及有效咳嗽的方法及意义。

(4)指导家庭氧疗的方法、意义及注意事项。

3.康复指导

(1)检验患者及家属是否知晓深呼吸及有效咳痰的方法及意义。

(2)落实患者及家属对腹式呼吸、缩唇式呼吸、呼吸操等的掌握程度。

(3)指导患者及家属自我放松的方法。

①前倾依靠位。患者坐于桌前或床前,桌上或床上置折叠的被子或软枕,患者两臂置于被下或枕下,固定肩带并放松肩带肌群,头靠于被或枕上放松颈肌。前倾位还可降低腹肌张力,使腹肌在吸气时容易隆起,有助于腹式呼吸模式的建立。

②椅后依靠位。患者坐在柔软、舒适、有扶手的椅子或沙发上,头稍后靠于椅背或沙发背上,完全放松 5～15 分钟。

③前倾站位。患者两手支撑于体前桌上,身体前倾站立。此体位不仅起到放松肩部和腹部肌群的作用,还有利于训练腹式呼吸。

4.饮食

(1)提供富含优质蛋白质及钙的食物。

(2)饮食中注意糖、脂肪、蛋白质三大营养物质的合理搭配。

(3)多吃新鲜蔬菜、水果,补充维生素。

(4)多饮水,戒烟酒,忌吃辛辣刺激食物。

(五)出院日

1.护理处置

(1)与患者及家属共同制订居家康复计划,例如:居室环境要求;家庭氧疗;活动耐力训练;有效咳嗽、咳痰;呼吸训练;有氧训练;膈肌训练;放松训练;饮食康复计划;心理支持疗法。

(2)教会患者自我监测和调护。

(3)指导患者及家属做好尘肺康复日记。

2.健康教育

(1)自我监测。

①监测痰液的颜色和量。由于尘肺患者呼吸系统对粉尘的清除能力下降,因此分泌物增多,多为稀薄灰色痰,痰量不多,痰液颜色及量的改变提示有感染或并发症的发生。

②监测胸痛的部位及性质。尘肺患者大多伴有胸痛,若胸痛突然加剧和呼吸困难,提示自发性气胸。

(2)自我调护。

①正确面对尘肺,保持健康心理。

②养成良好的生活习惯。a.注意生活起居,保持居室空气新鲜,避免吸入烟雾、粉尘和刺激性气体;室温维持在 18～22 ℃,每日开窗通风,多晒太阳、进行户外活动,避免过劳;坚持耐寒锻炼,温水洗澡,冷水洗脸;注意天气变化,及时增减衣服,避免受凉感冒。b.加强康复锻炼,增强体质。根据实际情况,在最大呼吸耐受水平上选择连续步行或慢跑、户外行走、打太极拳等。坚持练习腹式呼吸、缩唇式呼吸和全身呼吸操。c.饮食搭配均衡,戒烟戒酒。

③掌握缓解病情的方法,如有效咳嗽、咳痰的方法等。

④正确使用药物:在医生的指导下用药,不过度依赖或错误用药。

⑤安全有效的氧疗:氧疗的原则为低流量(1～2 L/min)、低浓度(<30 ％),注意防火、防爆,保持鼻导管通畅、清洁。

3.康复指导

(1)有氧训练:根据实际情况,在最大呼吸耐受水平上选择连续步行或慢跑、户外行走、打太极拳等。

(2)指导患者及家属自我放松方法:方法同上。

(3)腹式呼吸:方法同上。

(4)缩唇呼吸:方法同上。

(5)八段锦:方法同上。

(6)膈肌阻力训练:方法同上。

(7)吸气阻力训练:方法同上。

(8)呼气阻力训练:方法同上。

4.饮食

(1)提供富含优质蛋白质及钙的食物。

(2)饮食中注意糖、脂肪、蛋白质三大营养物质的合理搭配。

(3)多吃新鲜蔬菜、水果补充维生素。

(4)多饮水,戒烟酒,忌吃辛辣刺激食物。

第二节　过敏性肺炎

(一)住院第1日

1.护理处置

(1)迅速使患者脱离致敏环境。

(2)保持病室清洁、安静,注意通风,避免烟雾灰尘及异味刺激。

(3)高热患者卧床休息,以减少氧耗量,缓解头痛、肌肉酸痛等症状。

(4)严密监测生命体征,尤其是体温、脉搏、呼吸及指脉氧的监测。

(5)加强口腔护理,鼓励患者经常漱口,对不能自行漱口者协助其口腔护理,保持口腔清洁。

(6)加强皮肤护理,患者大汗时及时擦拭和更换衣服,避免受凉。

(7)观察患者有无心率加快、脉搏细速、血压下降、脉压变小、体温不升或高热、呼吸困难、精神萎靡、表情淡漠、烦躁不安、神志模糊、肢端湿冷、发绀、尿量减少等感染性休克征象。

(8)保持呼吸道通畅。呼吸道堵塞可引起通气功能障碍,从而造成唤起功能障碍,导致缺氧和二氧化碳潴留。向患者讲解咳嗽、咳痰的重要性,鼓励患者咳嗽。

(9)床旁备好急救药品及器材。

2.健康教育

(1)介绍病室环境、主管医生、责任护士及同病室病友,消除患者的陌生感。

(2)介绍本病发生的原因及诱因,告知患者脱离抗原环境后病情会逐渐缓解,消除患者的紧张、恐惧心理。

(3)介绍相关检查,如胸部 X 线摄片、胸部 CT、动脉血气分析检查的目的、方法及注意事项。

3.康复指导

教会患者自我放松。过敏性肺炎致呼吸困难的患者,通常会有紧张甚至惊恐不安的情绪,放松训练有助于阻滞肌肉紧张和精神紧张导致的呼吸短促,减少能量消耗,改善缺氧,提高呼吸效率。放松体位常用的有前倾依靠位、椅后依靠位和前倾站位。

(1)前倾依靠位。患者坐于桌前或床前,桌上或床上置折叠的被子或软枕,患者两臂置于被下或枕下,固定肩带并放松肩带肌群,头靠于被或枕上放松颈肌。前倾位还可降低腹肌张力,使腹肌在吸气时容易隆起,有助于腹式呼吸模式的建立。

(2)椅后依靠位。患者坐在柔软舒适有扶手的椅子或沙发上,头稍后靠于椅背或沙发背上,完全放松 5～15 分钟。

(3)前倾站位。患者两手支撑于体前桌上,身体前倾站立。此体位不仅起到放松肩部和腹部肌群的作用,还有利于训练腹式呼吸。

4.饮食

(1)高蛋白质、高维生素、易消化的饮食。

(2)多饮水。

(二)住院 2～3 日

1.护理处置

(1)卧床休息,保持病室安静、整洁,温湿度适宜。

(2)严密观察体温、脉搏、呼吸、血压、指脉氧等。观察咳嗽、咳痰情况。

(3)高热患者给予物理降温,在降温过程中严密观察体温和出汗情况,大量出汗者协助其温水擦浴,及时更换衣服和被褥。

(4)遵医嘱使用抗生素,观察药物疗效和不良反应。头孢类可出现发热、皮疹、肠道不适等不良反应;喹诺酮类偶见皮疹、恶心等;氨基糖苷类有肾、耳毒性,用药后观察是否有耳鸣、头晕、唇舌发麻等不良反应。

(5)给予低流量氧气吸入,患者有感染性休克时给予中、高流量吸氧,维持 $PaO_2>60$ mmHg,改善缺氧状况。

2.健康教育

(1)介绍疾病相关知识。

(2)告知药物疗效及不良反应。

(3)指导患者正确留取痰标本。

①一般以清晨第一口痰为宜,采集时应先漱口,然后用力咳出气管深处的痰液,盛于清洁容器内送检。

②细菌培养,须用无菌容器并及时送检。

③做浓集结核杆菌检查时,须留 12～24 小时痰液送检。

3.康复指导

(1)指导患者深呼吸和有效咳嗽。患者坐位,双脚着地,身体稍前倾,双手环抱一个枕头,进行数次深而缓慢的腹式呼吸,深吸气末屏气,然后缩唇,缓慢呼气,再深吸一口气后屏气 3～5 秒,身体前倾,从胸腔进行 2～3 次短促有力的咳嗽,张口咳出痰液。咳嗽时收缩腹肌,或用自己的手按压上腹部,帮助咳嗽。

(2)胸部叩击法。叩击时避开乳房、心脏和骨突部位,患者侧卧位,叩击者使掌侧呈杯状,以手腕力量,从肺底自下而上、由外向内、迅速而有节律地叩击 5～15 分钟。

4.饮食

(1)提供有足够热量、蛋白质和维生素的流质或半流质饮食,以补充高热引起的营养物质消耗。

(2)鼓励患者多饮水,每日 1～2 L,以保证足够的入量并有利于稀释痰液。

(三)住院期间

1.护理处置

(1)使患者保持舒适的体位,采取坐位或半坐位,有助于改善呼吸和咳嗽排痰。

(2)为患者提供安静、舒适的环境,保持室内空气清新、洁净,温湿度适宜。

(3)严密观察生命体征及咳嗽、咳痰情况,记录痰液的颜色、性质和量。

(4)咳嗽激烈者给予止咳药,痰液黏稠不易咳出者给予深呼吸、有效咳嗽、胸部叩击、体位引流、机械吸痰等措施,促进痰液排出。

(5)对胸痛恐惧咳嗽的患者采取相应措施,防止因咳嗽加重疼痛。疼痛激烈时,遵医嘱予止痛药,30 分钟后进行有效咳嗽。

(6)加强口腔护理,鼓励患者经常漱口,对不能自行漱口者协助其口腔护理,保持口腔清洁。

(7)加强皮肤护理,患者大汗时,及时擦拭和更换衣服,避免受凉。

(8)心理护理:主动询问和关心患者的需求,鼓励患者说出内心感受,与患者进行积极有效的沟通。

2.健康教育

(1)指导患者经常变换体位,以利于痰液排出。

(2)指导患者采取适当的措施避免疾病传播,防止交叉感染。

(3)注意休息,多饮水,并遵医嘱用药。

3.康复指导

(1)指导患者深呼吸和有效咳嗽:方法同上。

(2)胸部叩击法:方法同上。

4.饮食

(1)给予热量足够的饮食,增加蛋白质和维生素,尤其是维生素 C 和维生素 E 的摄入。

(2)避免油腻、辛辣刺激的食物。

(3)鼓励患者多饮水,每日 1～2 L,以保证足够的入量并有利于稀释痰液。

(四)出院前 1～3 日

1.护理处置

(1)使患者保持舒适的体位,逐渐增加机体活动量,以活动后不感到心慌、气急、劳累为原则。

(2)为患者提供安静、舒适的环境,保持室内空气清新,室内通风每日 2 次,每次 30 分钟。病室温湿度适宜,防止空气干燥。

(3)严密观察生命体征及咳嗽、咳痰情况,记录痰液的颜色、性质和量。指导患者多饮水。

(4)保持呼吸道通畅,给予鼻导管吸氧 1～2 L/min。

(5)落实基础护理,如口腔护理、皮肤护理、管道护理等。

2.健康教育

(1)告知患者感染发生的原因及诱因。

(2)指导患者经常变换体位,勤翻身、叩背,以利于痰液排出。

(3)遵医嘱按时服药,了解药物的作用、用法、疗程和不良反应。

3.康复指导

(1)指导患者深呼吸和有效咳嗽:方法同上。

(2)腹式呼吸。

①患者取舒适体位,可取坐位或半卧位,两膝半屈使腹肌放松,一手放于腹部,一手放于胸部。

②用鼻缓慢深吸气,膈肌放松,尽力挺腹,使其鼓起。

③缓慢呼气,腹肌收缩,腹部下凹。

④动作要领:肩背放松,腹部吸鼓呼瘪,吸时经鼻,呼时经口,深吸细呼。

⑤训练时注意:a.避免用力呼气或呼气过长,以免发生喘息、憋气、支气管痉挛;b.深呼吸练习时以每次练 3～4 次吸/呼为宜,避免过度通气。

(3)缩唇呼吸。

①指导患者取舒适体位。

②经鼻深吸气,呼气时将嘴唇缩起呈吹口哨状,缓慢呼气 4～6 秒。

③吸气与呼气时间比为 1：2,尽量深吸慢呼。每天 2 次,每次 10～20 分钟,每分钟 7～8 次。

4.饮食

(1)给予热量足够的饮食,增加蛋白质和维生素,尤其是维生素 C 和维生素 E 的摄入。

(2)避免油腻、辛辣刺激的食物。

(3)鼓励患者多饮水,每日 1～2 L,以保证足够的入量并有利于稀释痰液。

(五)出院日

1.护理处置

(1)使患者保持舒适的体位,逐渐增加机体活动量,以活动后不感到心慌、气急、劳累为原则。

(2)保持呼吸道通畅,给予鼻导管吸氧 1～2 L/min。

(3)落实基础护理,如口腔护理、皮肤护理、管道护理等。

2.健康教育

(1)告知患者感染的原因及诱因,增强体质,可选择合适的体育活动,如太极拳、快步走、健身操等。

(2)长期卧床者应注意经常变换体位、翻身、拍背,促进痰液排出。

(3)易感人群可接种流感疫苗、肺炎疫苗等,预防发病。

(4)防止受凉感冒,出院后定期随访。

3.康复指导

(1)指导患者深呼吸和有效咳嗽:方法同上。

(2)指导患者腹式呼吸及缩唇式呼吸:方法同上。

4.饮食

(1)给予足够热量的饮食,增加蛋白质和维生素,尤其是维生素 C 和维生素 E 的摄人。

(2)避免油腻、辛辣刺激的食物。

(3)鼓励患者多饮水,每日大于 1.5 L,以保证足够的入量并有利于稀释痰液。

第三节　哮喘

(一)住院第 1 日

1.护理处置

(1)为患者提供舒适体位,如为端坐呼吸者提供床旁桌支撑,以减少体力消耗,根据情况准备气垫床,根据病情准备急救车、吸痰器、监护仪。

(2)给予低流量吸氧,氧浓度不超过 40 %,如哮喘严重发作,经一般药物治疗无效,或患者出现神志改变,$PaO_2 < 60$ mmHg,$PaCO_2 > 50$ mmHg,应准备进行机械通气。

(3)制定相关的护理措施,如口腔护理,管道留置护理,皮肤、毛发、会阴、肛周护理措施。患者在哮喘发作时常会大量出汗,应每天进行温水擦浴,勤换衣服和床单,保持皮肤清洁、干燥和舒适。协助患者咳嗽后或使用糖皮质激素吸入后用温水漱口。

(4)根据病情做好各项监测记录。

(5)密切观察是否有哮喘发作的先兆症状,如胸闷、鼻咽痒、咳嗽、流涕、打喷嚏等。

(6)观察并发症,如哮喘持续状态。沉默肺时,配合做好抢救工作。

(7)翻身拍背,协助排痰,保持呼吸道通畅。

(8)病室避免放置花草、皮毛等物品,减少患者的不良刺激。

(9)根据病情留陪护,上床档,确保安全。

2.健康教育

(1)做好入院介绍,介绍主管医生、责任护士及科主任、护士长。

(2)向患者讲解疾病相关知识、安全知识、服药知识等。

(3)向患者讲解正确使用定量雾化吸入器及各种检查的注意事项。

3.康复指导

教会患者自我放松。哮喘新近发生或重症发作的患者,通常会出现紧张甚至惊恐不安的情绪,放松训练有助于阻滞肌肉紧张和精神紧张导致的呼吸短促,减少能量消耗,改善缺氧,提高呼吸效率。放松体位常用的有前倾依靠位、椅后依靠位和前倾站位。

(1)前倾依靠位。患者坐于桌前或床前,桌上或床上置折叠的被子或软枕,患者两臂置于被下或枕下,固定肩带并放松肩带肌群,头靠于被或枕上放松颈肌。前倾位还可降低腹肌张力,使腹肌在吸气时容易隆起,有助于腹式呼吸模式的建立。

(2)椅后依靠位。患者坐在柔软舒适有扶手的椅子或沙发上,头稍后靠于椅背或沙发背上,完全放松 5～15 分钟。

(3)前倾站位。患者两手支撑于体前桌上,身体前倾站立。此体位不仅起到放松肩部和腹部肌群的作用,还有利于训练腹式呼吸。

4.饮食

(1)给予清淡、易消化、热量足够的饮食,避免进硬、冷、油煎食物。

(2)禁止进已知过敏或可能引起过敏的食物,如虾、蟹、海鱼、蛋类、牛奶等。

(3)嘱患者多饮水。

(二)住院 2～3 日

1.护理处置

(1)基础护理、口腔护理、留置管道护理、皮肤护理、毛发护理、会阴护理、肛周护理。

(2)加强病情观察,重视患者主诉,发现哮喘发作的先兆症状时,立即报告医生处理。

(3)仔细询问病史,找出过敏原因,通过避免接触变应原,治疗或脱敏等治疗方法祛除诱因,减少哮喘的发作。

(4)保持呼吸道通畅:痰液黏稠者可定时给予超声雾化或氧气雾化吸入,指导患者进行有效咳嗽,协助拍背,以促进痰液排出,必要时使用负压吸引器吸痰。

(5)做好心理护理:哮喘新近发生或重症发作的患者通常会出现紧张甚至惊恐不安的情绪,应多巡视患者,耐心解释病情和治疗措施,给予心理疏导和安慰,消除过度紧张的情绪,对减轻哮喘发作的症状和控制病情有重要意义。

2.健康教育

(1)讲解有效咳嗽及排痰方法。

(2)讲解峰流速仪的使用及记录方法。

(3)教会患者正确使用定量雾化吸入器。

3.康复指导

(1)放松训练指导:方法同上。

(2)腹式呼吸。

①患者取舒适体位,可取坐位或半卧位,两膝半屈使腹肌放松,一手放于腹部,一手放于胸部。

②用鼻缓慢深吸气,膈肌放松,尽力挺腹,使其鼓起。

③缓慢呼气,腹肌收缩,腹部下凹。

④动作要领:肩背放松,腹部吸鼓呼瘪,吸时经鼻,呼时经口,深吸细呼。

⑤训练时注意:a.避免用力呼气或呼气过长,以免发生喘息、憋气、支气管痉挛;b.深呼吸练习时以每次练 3～4 次吸/呼为宜,避免过度通气。

(3)缩唇呼吸。

①指导患者取舒适体位。

②经鼻深吸气,呼气时将嘴唇缩起呈吹口哨状缓慢呼气 4～6 秒。

③吸气与呼气时间比为 1：2,尽量深吸慢呼。每天 2 次,每次 10～20 分钟,每分钟 7～8 次。

4.饮食

(1)给予清淡、易消化、热量足够的饮食,避免进硬、冷、油煎食物。

（2）禁止进已知过敏或可能引起过敏的食物,如虾、蟹、海鱼、蛋类、牛奶等。

（3）嘱患者多饮水。

（三）住院期间

1.护理处置

（1）为患者提供安静、舒适、温湿度适宜的环境,保持病室清洁、空气流通。

（2）加强用药的护理。观察药物疗效和不良反应。a.糖皮质激素。吸入药物治疗,少数患者可出现口腔念珠菌感染、声音嘶哑或呼吸道不适,指导患者喷药后必须立即用清水充分漱口,减轻局部反应和胃肠道吸收。口服药宜在饭后服用,以减少对胃肠道黏膜的刺激。气雾吸入糖皮质激素可减少口服量,当用吸入剂代替口服剂时通常需同时使用,两周后再逐步减少口服量。指导患者遵医嘱用药,不得自行减量或停药。b.β_2受体激动剂。指导患者遵医嘱用药,不宜长期、规律、单一、大量使用,以免引起β_2受体功能下降或气道反应性增高,出现耐药性。指导患者正确使用雾化吸入器,以保证药物的疗效。静滴沙丁胺醇时注意滴速,用药过程观察有无心悸、骨骼肌震颤、低血钾等不良反应。c.茶碱类。静滴时浓度不宜过高,速度不宜过快,以防中毒症状发生。不良反应有恶心、呕吐、心律失常、血压下降和呼吸中枢兴奋,严重者可致抽搐甚至死亡。用药时监测血药浓度可减少不良反应,其安全浓度为$6\sim15\ \mu g/mL$。茶碱缓（控）释片有控释作用,不能嚼服,必须整片吞服。

（3）心理护理。患者大多存在恐慌、焦躁、心烦、抑郁等心理,常有自卑感,应积极和患者交谈,尊重患者,告知患者积极配合治疗可以减轻痛苦,同时告知家属关心、照顾患者,使患者树立生活的信心。

2.健康教育

（1）讲解呼吸功能锻炼对改善肺通气的作用。

（2）教会患者呼吸操,如全身呼吸操、简易呼吸操等。

（3）讲解坚持正确使用支气管扩张气雾剂对治疗疾病的重要性。

3.康复指导

（1）放松训练指导:方法同上。

（2）腹式呼吸及缩唇式呼吸:方法同上。

（3）呼吸肌训练。

①膈肌阻力训练。患者取仰卧位,在患者上腹部放置$1\sim2\ kg$沙袋作为阻力。嘱患者做腹式呼吸,深吸气时尽量保持上胸廓不动,避免代偿。通过逐渐延长呼吸时间,增加阻力大小来调整难度。

②吹气阻力训练。将点燃的蜡烛放在距口唇$15\sim20\ cm$处,吸气后用力吹蜡烛,使火焰倾斜,每次训练$3\sim5$分钟,每日数次,每天增加蜡烛距离口的距离,直至距离为$90\ cm$。

（4）呼吸操及八段锦训练。

4.饮食

（1）给予清淡、易消化、热量足够的饮食,避免进硬、冷、油煎食物。

（2）禁止进已知过敏或可能引起过敏的食物,如虾、蟹、海鱼、蛋类、牛奶等。

（3）嘱患者多饮水。

（四）出院前 1～3 日

1.护理处置

（1）为患者提供安静、舒适、温湿度适宜的环境，保持病室清洁、空气流通。

（2）基础护理：口腔、皮肤等护理同上。

（3）病情监测，保持呼吸道通畅同上。

（4）氧疗护理。给予 1～2 L/min 氧气湿化吸入，每日用棉签蘸温水湿润鼻腔 2～3 次，以防止鼻黏膜干燥。

（5）观察药物疗效和不良反应。

（6）加强心理护理。

2.健康教育

（1）加强用药指导。

①指导患者正确使用定量雾化吸入器（meterad-dose inhalers，MDI）及干粉吸入器。向患者介绍使用方法，医护人员演示后，指导患者反复练习，直至患者完全掌握。对不易掌握 MDI 吸入方法的儿童和重症患者，可在 MDI 上加储药罐，以简化操作。

②碟式吸入器。指导患者正确将药物转盘装进吸入器中，打开上盖至垂直部位（刺破胶囊），用口唇含住吸嘴用力吸气，屏气数秒。重复上述动作 3～5 次，直至药粉吸净。完全拉开滑盘，再退回原位，此时旋转盘转至一个新囊泡备用。

③都保装置。使用时移去瓶盖，一手垂直握住瓶体，另一手握住盖底，先右转再向左旋转至听到“咔”的一声，吸入前先呼气，然后含住吸嘴，仰头，用力深吸气，屏气 5～10 秒。

④准纳器。使用时一手握住外壳，另一手的大拇指放在拇指柄上向外推动至完全打开，推动滑竿至听到“咔”的一声，将吸嘴放入口中，经口深吸气，屏气 10 秒。

（2）疾病知识指导。指导患者增加对哮喘的激发因素、发病机制、控制目的和效果的认识。

（3）避免诱因。指导患者有效控制可诱发哮喘发作的各种因素，如调离原工作岗位，避免摄入引起过敏的食物，避免强烈的精神刺激和激烈运动，避免持续喊叫等过度换气的动作，不养宠物，避免接触刺激性气体及预防呼吸道感染，冬春季节外出戴围巾和口罩避免冷空气刺激。

3.康复指导

（1）指导患者行有氧训练及耐寒训练。哮喘患者经常出现呼吸困难、运动不耐受、生活质量下降和精神障碍等一系列身体和心理症状。其中，运动不耐受是限制患者日常活动的主要原因之一。有氧运动可使心、肺得到充分有效的刺激，以提高心肺功能，从而让全身各组织、器官得到良好的氧气和营养供应，以维持最佳的功能状况。常见的有氧运动有步行、快走、慢跑、跳健身舞、打太极拳等。

（2）其他康复指导同上。

4.饮食

（1）给予清淡、易消化、热量足够的饮食，避免进硬、冷、油煎食物。

（2）禁止进已知过敏或可能引起过敏的食物，如虾、蟹、海鱼、蛋类、牛奶等。

(3)嘱患者多饮水。

(五)出院日

1.护理处置

(1)为患者提供安静、舒适、温湿度适宜的环境,保持室内清洁、空气流通。

(2)做好基础护理。

(3)保持呼吸道通畅。

(4)观察药物疗效和不良反应。

(5)加强心理护理。

2.健康教育

(1)实施哮喘管理,以控制哮喘发作。

①建立医患合作关系。指导患者自我管理,对治疗目标达成共识,制订个体化的书面计划,包括自我监测、对治疗方案和哮喘控制水平的周期性评估。

②哮喘教育。患者教育的目标是增加理解、增强技能、增加满意度、增强自信心、增加依从性和自我管理能力。

(2)嘱患者随身携带止喘气雾剂,一旦出现哮喘征兆立即吸入,同时保持平静。教会患者正确使用峰流速仪,做好哮喘日记。

(3)指导个人卫生和营养。应注意与流感者隔离,定期注射流感疫苗,预防呼吸道感染。保持良好的营养状态,增强抗感染能力。胃肠道反流可诱发哮喘发作,睡前 3 小时禁饮食,高枕卧位可预防。

(4)患者随访。通常于起始治疗后 2～4 周复诊,以后每 1～3 个月随访 1 次。

3.康复指导

(1)指导患者行有氧训练及耐寒训练。

(2)放松训练指导。

(3)腹式呼吸及缩唇式呼吸指导。

(4)指导呼吸肌训练。

(5)呼吸操及八段锦训练指导。

4.饮食

(1)给予清淡、易消化、足够热量的饮食,避免进硬、冷、油煎食物。

(2)禁止进已知过敏或可能引起过敏的食物,如虾、蟹、海鱼、蛋类、牛奶等。

(3)嘱患者戒烟酒,多饮水。

第四节　尘肺病合并慢性阻塞性肺疾病

(一)住院第 1 日

1.护理处置

(1)急性加重期患者卧床休息,减少消耗,协助患者取舒适体位,如坐位或半卧位,使膈肌下降,以利于肺的扩张。极重度患者宜采取身体前倾位,使辅助呼吸肌参与呼吸。

(2)询问病史,检查体格,进行入院护理评估。

(3)严密监测咳嗽、咳痰及呼吸困难程度,监测动脉血气分析和水、电解质及酸碱平衡情况。

(4)准备好抢救器材和物品,如电动吸引器、气管插管及气管切开用物。

(5)制定相关护理措施,如口腔、皮肤、会阴护理。

(6)给予鼻导管持续低流量吸氧,1～2 L/min,每天氧疗的时间不少于 15 小时。氧疗的有效指标:患者呼吸困难减轻、呼吸频率减慢、发绀减轻、心率减慢、活动耐力增加。对重症患者,协助医生采取机械通气。

①无创正压通气护理。a.根据患者情况选择合适面罩,松紧度应适宜。b.使用时观察患者呼吸情况,注意患者呼吸是否平顺,如患者仍出现不安、烦躁、大汗,应立即通知医生,做好应对处理。c.局部观察及护理。局部皮肤损伤是最常见的护理问题,护理时应注意:头带不宜过紧,允许少许漏气和松动,鼻梁处垫上鼻垫尽量减轻压迫,病情平稳后,每两小时松开面罩,让患者适当休息。d.协助患者有效咳嗽、咳痰,自主排痰无效时给予电动吸痰。e.防止胃内容物反流,嘱患者闭口用鼻呼吸,减少气体进入胃内,机械通气期间可准备写字板或图片进行交流。

②有创正压通气护理。a.保持病室空气新鲜流通,温度(18～22℃)、湿度(50 ％～60 ％)适宜。b.协助患者取舒适的半坐位或坐位。c.每日做好口鼻腔清洁,预防感染。d.保持皮肤清洁、干燥,每 2 小时更换体位,避免局部长时间受压。e.根据患者具体情况协助翻身、叩背,加强体位引流,通过雾化,使气道湿化,稀释痰液,防止痰痂形成。f.吸痰时严格无菌操作,动作轻柔、准确,观察患者的面色、呼吸及心率、血氧饱和度(SpO_2)的变化。g.为意识障碍、烦躁的患者提供保护措施。h.妥善固定各种管路,防止滑脱。

2.健康教育

(1)急性发作时,向患者解释尽量减少说话次数和不能说话的原因,指导患者采用正确的呼吸方式,鼓励患者慢慢说话,说话之间可以停顿、呼吸或休息一会儿接着说,并重复自己的要求,不要急躁。

(2)告知患者使用呼吸机的目的、方法及意义,以便配合。

(3)脱离粉尘作业。

3.康复指导

指导患者进行深呼吸和有效咳嗽:取坐位,嘱患者先进行几次深而慢的呼吸后尽量深吸气、屏气,继而缩唇,缓慢地将气体呼出;再深吸一口气,屏气,身体稍前倾,自胸腔进行 2～3 次短促有力的咳嗽,咳痰后进行放松性深呼吸。

4.饮食

(1)指导患者少量多餐,均衡饮食。

(2)充分评估患者营养状况,根据医嘱给予患者营养支持治疗,如肠内营养液能全力、瑞能、瑞素、瑞代等;必要时遵医嘱给予氨基酸、脂肪乳等静脉营养支持。

(3)水肿患者宜限制水和钠盐的摄入。

(二)住院 2～3 日

1.护理处置

(1)安静休息,取舒适的坐位或半坐位,衣服要宽松,被褥要松软、暖和,以减轻呼吸运动的限制。

(2)保持病室安静,室内空气新鲜,每日开窗通风 2～3 次,每次 30 分钟,做好病房的消毒隔离工作。

(3)严密监测咳嗽、咳痰及呼吸困难程度,监测动脉血气分析和水、电解质及酸碱平衡情况。

(4)根据病情给予低流量鼻导管吸氧或机械通气,使用机械通气的患者护理同上。

(5)用药的护理。尘肺并 COPD 反复感染的患者长期应用抗生素,对许多药已不敏感,应视感染程度或根据药物敏感试验选用抗生素。要注意联合用药,选用协同作用的药物,提高疗效,同时剂量要足,时间要够,防止耐药。重度感染静脉给药,轻、中度感染以口服给药为主,观察用药后患者体温是否下降,咳嗽、咳痰症状是否减轻,肺部啰音是否消失,并注意观察药物的不良反应。感染控制后及时停药。使用糖皮质激素时,加强对患者皮肤及口腔的护理,观察有无便血及肢体抽搐,注意补充营养及钙剂。

2.健康教育

(1)告知患者氧疗的方法及注意事项。

(2)向患者阐述药物的重要性,提高药物依从性。

(3)教会患者缓解焦虑的方法,如听音乐、做游戏等娱乐活动,以分散注意力,减轻焦虑。

3.康复指导

(1)深呼吸及有效咳嗽:方法同上。

(2)腹式呼吸。

①患者取舒适体位,可取坐位或半卧位,两膝半屈使腹肌放松,一手放于腹部,一手放于胸部。

②用鼻缓慢深呼吸,膈肌放松,尽力挺腹,使其鼓起。

③缓慢呼气,腹肌收缩,腹部下凹。

④动作要领:肩背放松,腹部吸鼓呼瘪,吸时经鼻,呼时经口,深吸细呼。

⑤训练时注意:a.避免用力呼气或呼气过长,以免发生喘息、憋气、支气管痉挛;b.深呼吸练习时以每次练 3～4 次吸/呼为宜,避免过度通气。

(3)缩唇呼吸。

①指导患者取舒适体位。

②经鼻深吸气,呼气时将嘴唇缩起呈吹口哨状,缓慢呼气 4～6 秒。

③吸气与呼气时间比为 1：2,尽量深吸慢呼。

④每天 2 次,每次 10～20 分钟,每分钟 7～8 次。

4.饮食

(1)指导患者少量多餐,均衡饮食。

(2)充分评估患者营养状况,根据医嘱给予患者营养支持治疗,如肠内营养液能全力、瑞能、瑞素、瑞代等;必要时遵医嘱给予氨基酸、脂肪乳等静脉营养支持。

(三)住院期间

1.护理处置

(1)卧床休息,取舒适的坐位或半卧位,根据病情安排适当活动,以不感到疲劳、不加重病情为宜。

(2)提供安静、舒适的环境,室内保持合适的温湿度,冬季注意保暖,避免直接吸入冷空气。

(3)严密监测咳嗽、咳痰及呼吸困难程度,监测动脉血气分析和水、电解质及酸碱平衡情况。

(4)保持呼吸道通畅,给予翻身拍背、胸部叩击、体位引流等,协助患者将痰液排出。

①胸部叩击。五指并拢,掌心弯曲,呈空心掌,胸部放松,迅速而规律地叩击胸部。叩击顺序为从肺底到肺尖,从外侧到内测,每一肺叶叩击 1～3 分钟,餐前进行。通过叩击震动背部,间接地使附在肺泡周围及支气管壁的痰液松动脱落。

②机械振动排痰器辅助排痰。每日 2～4 次,每次 5～10 分钟,根据病情也可延长到 20～30 分钟,餐前 1～2 小时或餐后 2 小时进行。

③体位引流。按病灶部位,协助患者取适当体位,使病灶部位开口向下,利用重力,借助有效咳嗽和胸部叩击将分泌物排出体外。引流多在早餐后 1 小时、晚餐前及睡前进行,每次10～15 分钟。观察引流效果,注意神志、呼吸及有无发绀,防止意外发生。

(5)心理护理。患者由于长期患病影响工作和生活,可出现焦虑、抑郁、紧张、悲观、失望等不良心理。针对病情及心理特征及时给予精神安慰和心理疏导,做好患者及家属工作,给予患者精神安慰。

2.健康教育

(1)向患者及家属说明咳嗽、咳痰的意义,鼓励患者主动咳嗽。

(2)指导患者进行有效的咳嗽、咳痰。

(3)教会患者缩唇式呼吸及腹式呼吸的方法。

3.康复指导

(1)深呼吸及有效咳嗽:方法同上。

(2)腹式呼吸:方法同上。

(3)缩唇呼吸:方法同上。

(4)有氧训练:步行、快走、慢跑、打太极拳等。

(5)八段锦。

①两手托天理三焦。

②左右开弓似射雕。

③调理脾胃臂单举。

④五劳七伤往后瞧。

⑤摇头摆尾去心火。

⑥两手攀足固肾腰。

⑦攒拳怒目增气力。

⑧背后七颠百病消。

4.饮食

(1)给予低碳水化合物、高蛋白质、高纤维素饮食。

(2)给予充足的水分或热量,每日饮水量在 1 500 mL 以上。

(3)避免产气食物,如汽水、啤酒、豆类、土豆等。

(四)出院前 1～3 日

1.护理处置

(1)卧床休息,取舒适的坐位或半卧位,根据病情适当安排活动,以不感到疲劳,不加重病情为宜。

(2)提供安静、舒适的环境,室内保持合适的温湿度,冬季注意保暖,避免直接吸入冷空气。

(3)严密监测咳嗽、咳痰及呼吸困难程度,监测动脉血气分析和水、电解质及酸碱平衡情况。

(4)给予低流量鼻导管吸氧,1～2 L/min,氧气充分湿化,并用棉签蘸水湿润鼻腔,以防止呼吸道黏膜干燥。

(5)遵医嘱给予支气管扩张剂、平喘祛痰药,观察用药后的疗效及不良反应。

2.健康教育

(1)注意防寒保暖,预防感冒,避免受凉及与上呼吸道感染患者接触。

(2)采取多种方式劝导吸烟者戒烟,避免或减少有害粉尘、烟雾或气体的吸入,防止呼吸道感染。

(3)家庭氧疗指导。严重低氧血症者坚持长期家庭氧疗(1～2 L/min,每天氧疗的时间不少于 15 小时),可明显提高生活质量和劳动能力,延长寿命。家庭氧疗注意供氧装置周围严禁烟火,防止氧气燃烧爆炸,氧疗装置定期更换、清洁、消毒。

3.康复指导

(1)深呼吸及有效咳嗽:方法同上。

(2)腹式呼吸:方法同上。

(3)缩唇呼吸:方法同上。

(4)有氧训练:方法同上。

(5)八段锦:方法同上。

(6)膈肌阻力训练。患者仰卧位,头稍微抬高。让患者掌握横膈吸气,在患者腹部放置 1～2 kg 的沙袋,让患者在深吸气的同时保持上胸廓平静,沙袋重量以不妨碍膈肌活动及上腹部鼓起为宜,逐渐延长患者阻力呼吸时间,当患者可以保持横膈肌呼吸模式且吸气不会使用辅助肌约 15 分钟时,可增加沙袋重量。

(7)吸气阻力训练。用阻力训练器吸气,可以改善吸气肌的肌力和耐力,减少吸气肌的疲劳。吸气阻力训练器有各种不同直径的管子,提供吸气时气流的阻力,气道管径越窄,阻力越大。开始训练每次 3～5 分钟,每天 3～5 次,以后训练时间可增加至每次 20～30 分钟,以增加吸气肌耐力。

(8)呼气阻力训练。

①吹蜡烛法。将点燃的蜡烛放在口前 10 cm 处,吸气后用力吹蜡烛,使蜡烛火焰飘动。

②吹瓶法。准备两个有刻度的玻璃瓶,瓶的容积为 2 000 mL,各装入 1 000 mL 水。将两个瓶用胶管或玻璃管连接,在其中一个瓶插入吹气用的玻璃管或胶管,另一个瓶插入一个排气管。训练时用吹气管吹气,使另一个瓶的液面提高 30 mm 左右。休息片刻可反复进行。

4.饮食

(1)对心、肝、肾功能正常的患者,应给予充足的水分和热量。

(2)给予低碳水化合物、高蛋白质、高纤维素饮食。

(3)每日饮水量在 1 500 mL 以上。

(4)避免产气食物,如汽水、啤酒、豆类、土豆等。

(五)出院日

1.护理处置

(1)与患者及家属共同制订居家康复计划,例如:居室环境要求;家庭氧疗;活动耐力训练;有效咳嗽、咳痰;呼吸训练;有氧训练;膈肌训练;放松训练;饮食康复计划;心理支持疗法等。

(2)教会患者自我监测和调护。

(3)指导患者及家属做好尘肺康复日记。

2.健康教育

(1)自我监测。a.监测痰液的颜色和量,由于尘肺患者呼吸系统对粉尘的清除能力下降,因此分泌物增多。痰多呈稀薄灰色,痰量不多,痰液颜色及量的改变提示有感染或并发症的发生。b.监测胸痛的部位及性质,尘肺患者大多伴有胸痛,胸痛突然加剧和呼吸困难提示自发性气胸。c.监测病情变化,尽早治疗呼吸道感染,可在家中配备常用药物并掌握其使用方法。

(2)疾病预防指导。加强体育锻炼,根据个人病情、体质及年龄情况量力而行,循序渐进。天气良好时到户外活动,如散步、慢跑、打太极等,以不感到疲劳为宜。

(3)自我调护。

①正确面对尘肺及慢性阻塞性肺疾病,保持健康心理。

②养成良好的生活习惯。a.注意生活起居,保持居室空气新鲜,避免吸入烟雾、粉尘和刺激性气体。室温维持在 18~22 ℃,每日开窗通风,多晒太阳,进行户外活动,避免过劳;坚持耐寒锻炼,温水洗澡、冷水洗脸;注意天气变化,及时增减衣服,避免受凉感冒。b.加强康复锻炼,增强体质。根据实际情况,在最大呼吸耐受水平上选择连续步行或慢跑、户外行走、打太极拳等。坚持练习腹式呼吸、缩唇式呼吸和全身呼吸操。c.饮食搭配均衡,戒烟戒酒。

③掌握缓解病情的方法,如有效咳嗽、咳痰方法等。

④正确使用药物。在医生指导下用药,不过度依赖或错误用药。

⑤安全有效的氧疗。氧疗的原则为低流量(1~2 L/min)、低浓度(<30 %),注意防火、防爆,保持鼻导管通畅、清洁。

3.康复指导

(1)深呼吸及有效咳嗽:方法同上。

(2)腹式呼吸:方法同上。

(3)缩唇呼吸:方法同上。

(4)有氧训练:方法同上。

（5）八段锦：方法同上。

（6）膈肌阻力训练：方法同上。

（7）吸气阻力训练：方法同上。

（8）呼气阻力训练：方法同上。

4.饮食

呼吸功能的恢复可使热量和蛋白质消耗增多，导致营养不良，应给予高热量、高蛋白质、高维生素的饮食，重视营养的摄入，改善全身营养状况，提高呼吸肌力量。

第五节　尘肺病合并肺部感染

（一）住院第 1 日

1.护理处置

（1）高热患者卧床休息，以减少氧耗量，缓解头痛、肌肉酸痛等症状。

（2）病室尽可能保持安静，并维持适宜的温湿度。

（3）严密监测生命体征，尤其是体温、脉搏、呼吸及指脉氧的监测，观察热型。

（4）加强口腔护理，鼓励患者经常漱口，对不能自行漱口者协助其口腔护理，保持口腔清洁。

（5）加强皮肤护理，患者大汗时及时擦拭和更换衣服，避免受凉。

（6）观察患者有无心率加快、脉搏细速、血压下降、脉压变小、体温不升或高热、呼吸困难、精神萎靡、表情淡漠、烦躁不安、神志模糊、肢端湿冷、发绀、尿量减少等感染性休克征象。

（7）床旁备好急救药品及器材。

2.健康教育

（1）介绍病室环境、主管医生、责任护士，使患者尽快熟悉环境。

（2）介绍相关检查（如胸部 X 线摄影、CT、血常规及动脉血气分析等）的目的、意义、方法及注意事项，以便患者配合。

3.康复指导

指导患者放松练习以减少呼吸肌耗氧量，减轻呼吸困难症状。放松体位常用的有前倾依靠位、椅后依靠位和前倾站位。

（1）前倾依靠位。患者坐于桌前或床前，桌上或床上置折叠的被子或软枕，患者两臂置于被下或枕下，固定肩带并放松肩带肌群，头靠于被或枕上放松颈肌。前倾位还可降低腹肌张力，使腹肌在吸气时容易隆起，有助于腹式呼吸模式的建立。

（2）椅后依靠位。患者坐在柔软舒适有扶手的椅子或沙发上，头稍后靠于椅背或沙发背，完全放松 5～15 分钟。

（3）前倾站位。患者两手支撑于体前桌上，身体前倾站立。此体位不仅起到放松肩部和腹部肌群的作用，还有利于训练腹式呼吸。

4.饮食

(1)提供足够热量、蛋白质和维生素的流质或半流质饮食,以补充高热引起的营养物质消耗。

(2)鼓励患者多饮水,每日 1～2 L,以保证足够的入量并有利于稀释痰液。

(二)住院 2～3 日

1.护理处置

(1)卧床休息,保持病室安静、整洁、温湿度适宜。

(2)严密观察体温、脉搏、呼吸、血压、指脉氧等。观察咳嗽、咳痰情况。

(3)高热患者给予物理降温,降温过程中严密观察体温和出汗情况,大量出汗者协助温水擦浴,及时更换衣服和被褥。

(4)遵医嘱使用抗生素,观察药物疗效和不良反应。头孢类可出现发热、皮疹、肠道不适等不良反应;喹诺酮类偶见皮疹、恶心等;氨基糖苷类有肾、耳毒性,用药后观察是否有耳鸣、头晕、唇舌发麻等不良反应。

(5)给予低流量鼻导管吸氧,1～2 L/min。患者有感染性休克时,给予中、高流量吸氧,维持 $PaO_2 > 60$ mmHg,改善缺氧状况。

2.健康教育

(1)介绍疾病相关知识。

(2)告知药物疗效及不良反应。

(3)指导患者正确留取痰标本。

①一般以清晨第一口痰为宜,采集前应漱口,然后用力咳出气管深处痰液,盛于清洁容器内送检。

②细菌培养,须用无菌容器并及时送检。

③做浓集结核杆菌检查时,须留 12～24 小时痰液送检。

3.康复指导

(1)放松训练:方法同上。

(2)指导患者深呼吸和有效咳嗽。患者坐位,双脚着地,身体稍前倾,双手环抱一个枕头,进行数次深而缓慢的腹式呼吸,深吸气末屏气,然后缩唇,缓慢呼气,再深吸一口气后屏气 3～5 秒,身体前倾,从胸腔进行 2～3 次短促有力咳嗽,张口咳出痰液,咳嗽时收缩腹肌,或用自己的手按压上腹部,帮助咳嗽。

(3)胸部叩击法。叩击时避开乳房、心脏和骨突部位,患者侧卧位,叩击者使掌侧呈杯状,以手腕力量从肺底自下而上、由外向内、迅速而有节律地叩击 5～15 分钟。

4.饮食

(1)提供有足够热量、蛋白质和维生素的流质或半流质饮食,以补充高热引起的营养物质消耗。

(2)鼓励患者多饮水,每日 1～2 L,以保证足够的入量并有利于稀释痰液。

(三)住院期间

1.护理处置

(1)使患者保持舒适的体位,采取坐位或半坐位有助于改善呼吸和咳嗽排痰。

（2）为患者提供安静、舒适的环境，保持室内空气清新、洁净、温湿度适宜。

（3）严密观察生命体征及咳嗽、咳痰情况，记录痰液的颜色、性质和量。

（4）咳嗽激烈者给予止咳药，痰液黏稠不易咳出者给予深呼吸、有效咳嗽、胸部叩击、体位引流、机械吸痰等措施，促进痰液排出。

（5）对胸痛恐惧咳嗽的患者采取相应措施，防止咳嗽加重疼痛。疼痛激烈时，遵医嘱予止痛药，30分钟后进行有效咳嗽。

（6）加强口腔护理，鼓励患者经常漱口，对不能自行漱口者协助口腔护理，保持口腔清洁。

（7）加强皮肤护理，患者大汗时，及时协助擦拭和更换衣服，避免受凉。

（8）心理护理：主动询问和关心患者的需求，鼓励患者说出内心感受，与患者进行积极有效的沟通。

（9）患者并发病毒性感染时予以呼吸道隔离，并采取积极抗病毒治疗。

2.健康教育

（1）告知患者感染发生的原因及诱因。

（2）指导患者经常变换体位，以利于痰液排出。

（3）指导患者采取适当的措施避免疾病传播，防止交叉感染。

（4）注意休息，多饮水，并遵医嘱用药。

3.康复指导

（1）放松训练：方法同上。

（2）深呼吸和有效咳嗽：方法同上。

（3）胸部叩击：方法同上。

（4）八段锦。

①两手托天理三焦。

②左右开弓似射雕。

③调理脾胃臂单举。

④五劳七伤往后瞧。

⑤摇头摆尾去心火。

⑥两手攀足固肾腰。

⑦攒拳怒目增气力。

⑧背后七颠百病消。

4.饮食

（1）给予热量足够的饮食，增加蛋白质和维生素，尤其是维生素C和维生素E的摄入。

（2）避免油腻、辛辣刺激的食物。

（3）鼓励患者多饮水，每日1～2 L，以保证足够的入量并有利于稀释痰液。

（四）出院前1～3日

1.护理处置

（1）使患者保持舒适的体位，逐渐增加机体活动量，以活动后不感到心慌、气急、劳累为原则。

(2)为患者提供安静、舒适的环境,保持室内空气清新,室内通风每日 2 次,每次 30 分钟,病室温湿度适宜,防止空气干燥。

(3)严密观察生命体征及咳嗽、咳痰情况,记录痰液的颜色、性质和量。指导患者多饮水。

(4)保持呼吸道通畅,给予鼻导管吸氧 1～2 L/min。

(5)落实基础护理,如口腔护理、皮肤护理、管道护理等。

2.健康教育

(1)告知患者感染发生的原因及诱因。

(2)指导患者经常变换体位,勤翻身、叩背,以利于痰液排出。

(3)遵医嘱按时服药,了解药物的作用、用法、疗程和不良反应。

3.康复指导

(1)放松训练:方法同上。

(2)深呼吸和有效咳嗽:方法同上。

(3)胸部叩击:方法同上。

(4)八段锦:方法同上。

(5)腹式呼吸。

①患者取舒适体位,可取坐位或半卧位,两膝半屈使腹肌放松,一手放于腹部,一手放于胸部。

②用鼻缓慢深呼吸,膈肌放松,尽力挺腹,使其鼓起。

③缓慢呼气,腹肌收缩,腹部下凹。

④动作要领:肩背放松,腹部吸鼓呼瘪,吸时经鼻,呼时经口,深吸细呼。

⑤训练时注意:a.避免用力呼气或呼气过长,以免发生喘息、憋气、支气管痉挛;b.深呼吸练习时以每次练 3～4 次吸/呼为宜,避免过度通气。

(6)缩唇呼吸。

①指导患者取舒适体位。

②经鼻深吸气,呼气时将嘴唇缩起呈吹口哨状缓慢呼气 4～6 秒。

③吸气与呼气时间比为 1:2,尽量深吸慢呼。每天 2 次,每次 10～20 分钟,每分钟 7～8 次。

4.饮食

(1)给予热量足够的饮食,增加蛋白质和维生素,尤其是维生素 C 和维生素 E 的摄入。

(2)避免油腻、辛辣刺激的食物。

(3)鼓励患者多饮水,每日 1～2 L,以保证足够的入量并有利于稀释痰液。

(五)出院日

1.护理处置

(1)使患者保持舒适的体位,逐渐增加机体活动量,以活动后不感到心慌、气急、劳累为原则。

(2)保持呼吸道通畅,给予鼻导管吸氧 1～2 L/min。

(3)落实基础护理,如口腔护理、皮肤护理、管道护理等。

2.健康教育

(1)告知患者感染的原因及诱因,增强体质,可选择合适的体育活动,如太极拳、快步走、健身操等。

(2)长期卧床者应注意经常变换体位,翻身、拍背,促进痰液排出。

(3)易感人群可接种流感疫苗、肺炎疫苗等,预防发病。

(4)防止受凉感冒,出院后定期随访。

3.康复指导

(1)放松训练:方法同上。

(2)深呼吸和有效咳嗽:方法同上。

(3)胸部叩击:方法同上。

(4)八段锦:方法同上。

(5)腹式呼吸:方法同上。

(6)缩唇式呼吸:方法同上。

(7)膈肌阻力训练。患者仰卧位,头稍微抬高。让患者掌握横膈吸气,在患者腹部放置1～2 kg 的沙袋,让患者在深吸气的同时保持上胸廓平静,沙袋重量以不妨碍膈肌活动及上腹部鼓起为宜,逐渐延长患者阻力呼吸时间,若患者可以保持横膈肌呼吸模式,且吸气不会使用到辅助肌约 15 分钟,则可增加沙袋重量。

(8)吸气阻力训练。用阻力训练器吸气,可以改善吸气肌的肌力和耐力,减少吸气肌的疲劳。吸气阻力训练器有各种不同直径的管子,提供吸气时气流的阻力,气道管径越窄则阻力越大。开始训练每次 3～5 分钟,每天 3～5 次,以后训练时间可增加至每次 20～30 分钟,以增加吸气肌耐力。

(9)呼气阻力训练。

①吹蜡烛法。将点燃的蜡烛放在口前 10 cm 处,吸气后用力吹蜡烛,使蜡烛火焰飘动。

②吹瓶法。准备两个有刻度的玻璃瓶,瓶的容积为 2 000 mL,各装入 1 000 mL 水。将两个瓶用胶管或玻璃管连接,在其中一个瓶插入吹气用的玻璃管或胶管,另一个瓶插入一个排气管。训练时用吹气管吹气,使另一个瓶的液面提高 30 mm 左右。休息片刻可反复进行。

4.饮食

(1)给予足够热量的饮食,增加蛋白质和维生素,尤其是维生素 C 和维生素 E 的摄入。

(2)避免油腻、辛辣刺激的食物。

(3)鼓励患者多饮水,每日大于 1.5 L,以保证足够的入量并有利于稀释痰液。

第六节　尘肺病合并支气管扩张

(一)住院第 1 日

1.护理处置

(1)急性感染或病情严重者卧床休息,减少活动,避免诱发咯血;大咯血时绝对卧床,头偏向一侧,防止窒息。

(2)严密监测生命体征、意识状态、咳嗽咳痰情况;观察咯血量、颜色、性质及出血速度;观察有无胸闷、气促、呼吸困难、发绀、面色苍白、出冷汗、烦躁不安等窒息征象;观察有无阻塞性肺不张、肺部感染及休克等并发症的表现。

(3)保持呼吸道通畅,痰液黏稠不易咳出者可经鼻腔吸痰,重症患者吸痰前应提高氧浓度,以防吸痰时发生低氧血症。咯血时轻拍健侧背部,嘱患者不要屏气,以免诱发喉头痉挛,使血液引流不畅形成血块,导致窒息。

(4)加强口腔护理,及时清除口腔内痰液及血迹,给予漱口,清洁患者口腔。

(5)加强心理护理。患者往往会因大咯血而产生恐惧、紧张、焦虑、失望甚至绝望等心理表现,因此护理人员要做好患者的心理护理,让患者镇静下来,尽量避免容易造成患者紧张恐惧的因素。

(6)床旁备好负压吸引器等急救器材及药品。

2.健康教育

(1)向患者介绍窒息的先兆症状,如胸闷、气急、呼吸困难、咯血不畅、喉头有痰鸣音等。

(2)告知患者咯血时不能屏气,以免诱发喉头痉挛,使血液引流不畅形成血块,导致窒息。

(3)告知患者相关检查,如胸部 X 线、CT、支气管镜检查的目的及意义。

3.康复指导

(1)指导患者深呼吸和有效咳嗽。患者坐位,双脚着地,身体稍前倾,双手环抱一个枕头,进行数次深而缓慢的腹式呼吸,深吸气末屏气,然后缩唇,缓慢呼气,在深吸一口气后屏气 3~5 秒,身体前倾,从胸腔进行 2~3 次短促有力的咳嗽,张口咳出痰液,咳嗽时收缩腹肌,或用自己的手按压上腹部,帮助咳嗽。

(2)胸部叩击法。叩击时避开乳房、心脏和骨突部位,患者侧卧位,叩击者使掌侧呈杯状,以手腕力量,从肺底自下而上、由外向内、迅速而有节律地叩击 5~15 分钟。

4.饮食

(1)大量咯血患者禁食,小量咯血者给予少量温凉流质饮食。

(2)多饮水,多食富含纤维素食物,以保持排便通畅,避免排便时腹压增加引起咯血。

(二)住院 2~3 日

1.护理处置

(1)卧床休息,保持室内空气流通,维持适宜的温湿度。

(2)严密监测生命体征、意识状态、咳嗽咳痰情况;观察咯血量、颜色、性质及出血速度;观察有无胸闷、气促、呼吸困难、发绀、面色苍白、出冷汗、烦躁不安等窒息征象;观察有无阻塞性肺不张、肺部感染及休克等并发症的表现。

(3)保持呼吸道通畅,痰液黏稠不易咳出者可经鼻腔吸痰,重症患者吸痰前提高氧浓度,以防吸痰时发生低氧血症。咯血时轻拍健侧背部,嘱患者不要屏气,以免诱发喉头痉挛,使血液引流不畅形成血块,导致窒息。

(4)保持口腔清洁,咯血后为患者漱口,擦净血迹,防止口咽部异物刺激引起激烈咳嗽而诱发咯血。

(5)及时清理患者咯出的血块及污染的衣物、被褥,有助于稳定患者情绪,增加患者安全感,避免患者精神过度紧张而加重病情。

(6)加强用药护理。

①垂体后叶素可收缩小动脉,减少肺血流量,从而减轻咯血。但也能引起子宫、肠道平滑肌收缩和冠状动脉收缩,故冠心病、高血压患者及孕妇忌用。静滴时速度勿过快,以免引起恶心、便意、心悸、面色苍白等不良反应。

②年老体弱、肺功能不全者在应用镇静剂和镇咳药后,应注意观察呼吸中枢和咳嗽反射是否受抑制,以早期发现呼吸抑制导致的呼吸衰竭和因不能咯出血块而发生的窒息。

2.健康教育

(1)强调清除痰液对减轻症状、预防感染的重要性。

(2)教会患者排痰的方法及注意事项。

(3)介绍止血药的作用和不良反应。

3.康复指导

(1)深呼吸和有效咳嗽:方法同上。

(2)腹式呼吸。

①患者取舒适体位,可取坐位或半卧位,两膝半屈使腹肌放松,一手放于腹部,一手放于胸部。

②用鼻缓慢深呼吸,膈肌放松,尽力挺腹,使其鼓起。

③缓慢呼气,腹肌收缩,腹部下凹。

④动作要领:肩背放松,腹部吸鼓呼瘪,吸时经鼻,呼时经口,深吸细呼。

⑤训练时注意:a.避免用力呼气或呼气过长,以免发生喘息、憋气、支气管痉挛;b.深呼吸练习时以每次练3～4次吸/呼为宜,避免过度通气。

(3)缩唇呼吸。

①指导患者取舒适体位。

②经鼻深吸气,呼气时将嘴唇缩起呈吹口哨状,缓慢呼气4～6秒。

③吸气与呼气时间比为1∶2,尽量深吸慢呼。

④每天2次,每次10～20分钟,每分钟7～8次。

4.饮食

(1)大量咯血患者禁食,小量咯血者予少量温凉流质饮食。

(2)多饮水,多食富含纤维素食物,以保持排便通畅,避免排便时腹压增加引起咯血。

(三)住院期间

1.护理处置

(1)卧床休息,保持室内空气流通,维持适宜的温湿度,避免诱发咳嗽的因素。

(2)严密观察痰液的量、颜色、性质、气味和体位的关系,观察痰液静置后是否有分层现象,记录 24 小时痰液排出量。观察咯血的颜色、性质及量。病情严重者观察患者缺氧情况,是否有发绀、气促等表现。注意患者有无发热、消瘦、贫血等全身症状。

(3)体位引流护理。体位引流是利用重力作用促使呼吸道分泌物流入气管、支气管排出体外的方法。

①引流前准备。向患者解释体位引流的目的、过程和注意事项,测量生命体征,听诊肺部明确病变部位。引流前 15 分钟遵医嘱给予支气管舒张剂,备好排痰纸巾或一次性容器。

②引流体位。引流体位的选择取决于分泌物潴留的部位和患者的耐受程度,原则上抬高病灶部位,使引流支气管开口向下,有利于潴留的分泌物随重力作用从支气管和气管排出。先引流上叶,然后引流下叶后基底段。如果患者不能耐受,及时调整姿势。头部创伤、胸部创伤、咯血、严重心血管疾病和患者状况不稳定者,不宜采用头低位进行引流。

③引流时间。每次 15～20 分钟,每天 1～3 次,总治疗时间 30～45 分钟,一般于饭前进行,早晨清醒后立即进行效果最好。如需在餐后进行,为防胃食管反流、恶心和呕吐等不良反应,应在餐后 1～2 小时进行,尤其是留置胃管者。如果多个部位需要引流,可先从病变严重或积痰较多的部位开始,逐一进行。

④引流时应有护士或家人协助,观察患者有无出汗、脉搏细弱、头晕、疲劳、面色苍白等表现,评估患者对体位引流的耐受程度,如患者心率超过 120 次/分,出现心律失常、高血压、低血压、眩晕或发绀,应立即停止引流并通知医生。

⑤体位引流过程中鼓励并指导患者做腹式深呼吸,辅以胸部叩击或震动等措施。协助患者在保持引流体位时进行咳嗽,提高引流效果。

⑥引流结束后,帮助患者采取舒适体位,给予清水或漱口液漱口。观察患者痰液的性质、量及颜色,听诊肺部呼吸音的改变,评价体位引流的效果并记录。

(4)用药护理。支气管扩张剂,常用的药物有异丙托溴铵和沙丁胺醇。异丙托溴铵常见的不良反应为眼压升高、头痛、恶心、口干、局部刺激等,青光眼患者慎用。沙丁胺醇主要不良反应为头痛、震颤、心动过速等。用药前向患者讲解药物不良反应,观察患者生命体征及是否耐受。

(5)口腔护理。因有大量痰液产生,故在饭前饭后清洁口腔,咳痰后用清水或漱口液漱口。

2.健康教育

(1)帮助患者及家属了解疾病发生、发展和治疗、护理的过程,与患者家属制订长期防治计划。

(2)介绍相关药物作用及不良反应。

3.康复指导

(1)深呼吸和有效咳嗽:方法同上。

(2)腹式呼吸:方法同上。

(3)缩唇式呼吸:方法同上。

(4)体位引流:根据病变部位及患者的耐受程度,为患者制定具体的引流措施,并指导实施。

4.饮食

(1)给予高热量、高蛋白质、富含维生素饮食,避免冰凉食物诱发咳嗽,少食多餐。

(2)鼓励多饮水,每天 1 500 mL 以上,以提供充足的水分,使痰液稀释,利于排痰。

(四)出院前 1~3 日

1.护理处置

(1)根据患者病情取舒适体位,保持室内空气新鲜、定时通风,维持适宜的温湿度,注意保暖。

(2)严密观察痰液的量、颜色、性质、气味和体位的关系,痰液静置后是否有分层现象,记录24 小时痰液排出量。观察咯血的颜色、性质及量。

(3)按医嘱使用抗生素、祛痰剂及支气管舒张剂,观察药物疗效及不良反应。

(4)根据病情,继续给予体位引流,观察引流痰液性质、颜色及量。

(5)口腔护理:因有大量痰液产生,故在饭前饭后清洁口腔,咳痰后用清水或漱口液漱口。

(6)心理护理:患者因长期咳嗽,咳大量脓性痰和反复咯血,会出现各种消极心理,与患者及家属沟通,关心、安慰患者,讲解疾病相关知识,让患者树立战胜疾病的信心,促进疾病康复。

2.健康教育

(1)告知患者支气管扩张与感染密切相关,应积极防治麻疹、百日咳、支气管炎及肺结核等呼吸道感染,及时治疗呼吸道慢性病灶,如扁桃体炎、鼻窦炎等。

(2)向患者说明加强营养对机体康复的作用,使患者主动摄取必需的营养素。

3.康复指导

强调清除痰液对减轻症状、预防感染的重要性,指导患者及家属学习和掌握有效咳嗽、胸部叩击、雾化吸入及体位引流的排痰方法,长期坚持,以控制病情的发展。

(1)深呼吸和有效咳嗽:方法同上。

(2)腹式呼吸:方法同上。

(3)缩唇式呼吸:方法同上。

(4)体位引流:方法同上。

(5)胸部叩击。叩击时避开乳房、心脏和骨突部位,患者侧卧位,叩击者使掌侧呈杯状,以手腕力量,从肺底自下而上、由外向内、迅速而有节律地叩击 5~15 分钟。

(6)气道湿化。其包括湿化治疗和雾化治疗。湿化治疗是通过湿化器装置,将水或溶液蒸发成水蒸气或小液滴,以提高吸入气体的湿度,达到湿润气道黏膜、稀释痰液的目的。雾化治疗又称气溶液吸入疗法,指应用特制的气溶液装置将水分或药物形成气溶胶的液体微滴或固体颗粒,使之吸入并沉积于呼吸道和肺泡靶器官,达到治疗疾病、改善症状的目的。雾化吸入同时也具有一定的湿化稀释气道分泌物的作用。

①防止窒息。干结的分泌物湿化后膨胀,易阻塞支气管,治疗后要帮助患者翻身、拍背,以及时排除痰液,尤其是体弱、无力咳嗽者。

②避免湿化过度。过度湿化可引起黏膜水肿和气道狭窄,使气道阻力增加,甚至诱发支气管痉挛;也可导致体内水潴留而加重心脏负荷。湿化时间不宜过长,一般以 10～20 分钟为宜。

③控制湿化温度。一般控制在 35～37 ℃。在加热湿化过程中既要避免温度过高灼伤呼吸道和损害气道黏膜纤毛运动,也要避免温度过低出现寒战反应。

④防止感染。按规定消毒吸入装置和病房环境,严格无菌操作,加强口腔护理,避免呼吸道交叉感染。

4.饮食

(1)给予高热量、高蛋白质、富含维生素的食物,如瘦肉、蛋、蔬菜、水果等,避免辛辣刺激及冰凉食物,以免诱发咳嗽,少食多餐。

(2)鼓励多饮水,每天 1 500 mL 以上,以提供充足的水分,使痰液稀释,利于排痰。

(五)出院日

1.护理处置

(1)与患者及家属共同制订居家康复计划,例如:居室环境要求;家庭氧疗;有氧训练;有效咳嗽、咳痰;活动耐力训练;呼吸训练;饮食康复计划;心理支持疗法。

(2)教会患者自我监测和调护。

(3)教会患者体位引流的方法及注意事项。

2.健康教育

(1)保持居室内空气新鲜,定时通风。避免烟雾、灰尘及刺激性气体的刺激。

(2)戒烟酒,香烟、酒精刺激性大,容易引起激烈咳嗽,导致支气管扩张加重。

(3)选择合适的体育锻炼项目,提高机体免疫力,从而减少支气管扩张、反复感染的机会。

(4)避免受凉,预防感冒。

(5)指导患者自我检测病情,学会识别病情变化的征象,一旦发生症状加重,应及时就诊。

(6)强调清除痰液对减轻症状、预防感染的重要性,指导患者及家属学习和掌握有效咳嗽、胸部叩击、雾化吸入及体位引流的排痰方法,长期坚持,以控制病情的发展。

3.康复指导

(1)深呼吸和有效咳嗽:方法同上。

(2)腹式呼吸:方法同上。

(3)缩唇式呼吸:方法同上。

(4)体位引流:方法同上。

(5)胸部叩击:方法同上。

(6)气道湿化:方法同上。

4.饮食

(1)给予高热量、高蛋白质、富含维生素的食物。少食油腻、高胆固醇食物,禁食辛辣刺激食物。

(2)饮食调理以防燥护阴、滋阴润肺为原则,多食鲜藕、梨、蜂蜜、银耳、百合、绿豆等食物。

第七节　尘肺病合并自发性气胸

(一)住院第 1 日

1.护理处置

(1)准备好床位,立即给予患者绝对卧床休息,避免激烈运动、用力排便、剧咳、打喷嚏等,以免气道压力突然增高而造成肺与胸膜破裂。

(2)给氧。根据患者缺氧的严重程度选择适当的给氧方式和吸入氧流量,保证患者 $SaO_2>90$ %。对保守治疗的患者,需要给予高浓度吸氧,以促进胸膜腔内气体的吸收。

(3)严密监测患者呼吸频率、患侧胸痛、干咳和呼吸困难程度,患者有无烦躁不安、冷汗、发绀、呼吸浅快,甚至发生呼吸衰竭的征象。必要时遵医嘱给予止咳镇痛药。

(4)监测神志、瞳孔、生命体征、血氧的变化和 24 小时出入量,做好病情记录。

(5)备好胸腔排气及胸腔闭式引流物品,协助做好排气或胸腔闭式引流。

(6)排气护理。闭合性气胸压缩小于 20 %无明显症状的患者,限制活动、卧床休息即可,不需排气,一般 2~4 周可自行吸收;如压缩大于 20 %,有气短等症状,应考虑抽气,部位常选择患侧锁骨中线第二肋间,局限性气胸则要选择相应的穿刺部位。操作前认真评估患者,向患者说明穿刺目的、程序和注意事项,消除顾虑。对精神过于紧张的患者,做好心理疏导工作,必要时给予镇静止痛药物。操作过程中严密观察患者的反应,如出现头晕、面色苍白、出汗、心悸、胸部压迫感或剧痛、血压下降、晕厥等胸膜刺激反应,或出现连续性咳嗽、咳泡沫痰或咯血现象,提示穿刺针损伤肺组织,应立即停止穿刺;一次抽气量 800~1 000 mL,抽气速度不可太快,避免复张性肺水肿的发生,并密切观察病情变化。如抽气后不久患者又出现胸痛、气急等症状,提示有张力性气胸的可能。

(7)胸腔闭式引流护理。将患者置于半卧位,自然呼吸、咳嗽;保持引流装置的密闭及通畅,水封瓶应位于胸部以下 60~100 cm,不可倒转,应确保玻璃管下端在水面下 2~3 cm;妥善放置、固定引流系统,防止踢到;患者翻身活动时防止管路受压、打折、扭曲、脱出;引流液黏稠或引流血液时,应根据病情定时挤压引流管。鼓励患者适当深呼吸,有利于胸内气体排出,促进肺复张。严密观察水封瓶内水柱波动及伤口情况,有无皮下气肿,胸痛剧烈时遵医嘱给予止痛药;处理伤口及引流瓶更换无菌生理盐水时应注意无菌操作。搬动患者时须用两把血管钳将引流管双重夹紧,防止在搬动过程中发生引流管滑脱、漏气或引流液反流等意外情况。更换引流瓶时须注意连接管与接头处消毒,更换前用双钳夹紧引流管近心端,更换完毕检查无误后再放开。

(8)基础护理。皮肤护理、管道的护理。

(9)心理护理。自发性气胸患者由于肺扩张能力下降、疼痛、缺氧等,容易产生焦虑、紧张心理,因此护理人员应多巡视病房,尽量陪伴在患者身边。尤其是在严重呼吸困难期间,允许患者提问和表达焦虑情绪,同时告知患者有关疾病知识和治疗方法及其疼痛产生的原因,消除患者对治疗和疾病本身的恐惧,增加患者的信心,使患者更好地配合治疗。即使在非常紧急的情况下,也要在实施操作的同时用简单明了的语言进行解释。

2.健康教育

(1)向患者或家属讲解疾病的相关知识、各项检查的知识。

(2)告知胸腔闭式引流的目的、操作程序及注意事项。

(3)告知患者避免激烈活动、用力排便、激咳、打喷嚏、屏气等。

(4)告知患者勿牵拉引流管及发生意外脱管的紧急处理措施。

3.康复指导

鼓励患者每2小时进行一次深呼吸、咳嗽和吹气球练习,以促进受压萎缩的肺扩张,加速胸腔内气体流出,促进肺尽早复张。

4.饮食

给予高蛋白质、低脂肪、易消化、富含维生素的食物,如鸡蛋、鱼类、牛奶等。适当进食动物肝脏、肺脏及肾脏。多吃新鲜蔬菜和水果,如西红柿、菠菜、柑橘、猕猴桃等。

(二)住院 2～3 日

1.护理处置

(1)患者取半坐卧位。

(2)保持引流装置的密闭及通畅,观察水封瓶内水柱有无波动,伤口情况,有无皮下气肿等。

(3)正确更换引流装置及引流瓶内无菌生理盐水。

(4)监测患者呼吸、胸痛、咳嗽、呼吸困难情况。

(5)基础护理。皮肤护理、管道的护理。

(6)做好患者心理护理,与患者、家属做好沟通。

2.健康教育

(1)告知患者勿牵拉引流管及发生意外脱管的紧急处理措施。

(2)向患者及家属介绍目前患者情况,并告知患者保持大便通畅,避免激烈活动、激咳、打喷嚏、屏气等。

(3)告知患者及家属相关检查的目的及注意事项。

3.康复指导

鼓励患者每2小时进行一次深呼吸、咳嗽和吹气球练习,以促进受压萎缩的肺扩张,加速胸腔内气体流出,促进肺尽早复张。

4.饮食

给予高蛋白质、低脂肪、易消化、富含维生素的食物,如鸡蛋、鱼类、牛奶等。适当进食动物肝脏、肺脏及肾脏。多吃新鲜蔬菜和水果,如西红柿、菠菜、柑橘、猕猴桃等。

(三)住院期间

1.护理处置

(1)患者取半坐卧位,根据病情可适当在床边活动。

(2)保持引流装置的密闭及通畅,观察水封瓶内水柱有无波动,伤口情况,有无皮下气肿等。

（3）正确更换引流装置及引流瓶内无菌生理盐水。

（4）监测患者呼吸、胸痛、咳嗽、呼吸困难情况。

（5）基础护理。皮肤护理、管道的护理。

（6）做好拔除胸腔闭式引流管的准备，观察引流管拔除适应证，在引流管无气体逸出且患者无呼吸困难等症状1～2天后，可夹闭引流管，夹管期间严密观察患者有无呼吸困难和胸痛等症状。

2.健康教育

（1）告知患者床边活动注意事项。

（2）保持大便通畅，避免激烈活动、激咳、打喷嚏、屏气等。

（3）做好夹管及拔管前的指导工作。

3.康复指导

（1）深呼吸及有效咳嗽。鼓励患者每2小时进行一次深呼吸、咳嗽和吹气球练习，以促进受压萎缩的肺扩张，加速胸腔内气体流出，促进肺尽早复张。

（2）腹式呼吸。

①患者取舒适体位，可取坐位或半卧位，两膝半屈使腹肌放松，一手放于腹部，一手放于胸部。

②用鼻缓慢深呼吸，膈肌放松，尽力挺腹，使其鼓起。

③缓慢呼气，腹肌收缩，腹部下凹。

④动作要领：肩背放松，腹部吸鼓呼瘪，吸时经鼻，呼时经口，深吸细呼。

⑤训练时注意：a.避免用力呼气或呼气过长，以免发生喘息、憋气、支气管痉挛；b.深呼吸练习时以每次练3～4次吸/呼为宜，避免过度通气。

（3）缩唇呼吸。

①指导患者取舒适体位。

②经鼻深吸气，呼气时将嘴唇缩起呈吹口哨状，缓慢呼气4～6秒。

③吸气与呼气时间比为1∶2，尽量深吸慢呼。

④每天2次，每次10～20分钟，每分钟7～8次。

4.饮食

给予高蛋白质、低脂肪、易消化、富含维生素的食物，如鸡蛋、鱼类、牛奶等。适当进食动物肝脏、肺脏及肾脏。多吃新鲜蔬菜和水果，如西红柿、菠菜、柑橘、猕猴桃等。

（四）出院前1～3日

1.护理处置

（1）患者取半坐卧位，根据病情可适当在床边活动。

（2）监测患者呼吸、胸痛、咳嗽、呼吸困难情况。

（3）基础护理。皮肤护理、管道的护理。

（4）拔管护理。观察引流管拔除适应证，在引流管无气体逸出且患者无呼吸困难等症状1～2天后，夹闭引流管1天患者无气急、呼吸困难，X线透视或X线胸片示肺已全部复张，可拔除引流管。拔管前做好患者及物品的准备，拔管后注意观察有无胸闷、呼吸困难、切口处漏气、渗血、出血、皮下气肿等情况,如发现异常及时处理。

(5)做好心理护理和与患者、家属的沟通。

2.健康教育

(1)告知相关检查目的。

(2)告知拔管程序及注意事项。

(3)告知患者保持大便通畅,避免激烈活动、激咳、打喷嚏、屏气等。

(4)告知患者家庭氧疗的目的、方法及注意事项。

3.康复指导

(1)深呼吸和有效咳嗽:方法同上。

(2)缩唇式呼吸:方法同上。

(3)腹式呼吸:方法同上。

(4)八段锦。

①两手托天理三焦。

②左右开弓似射雕。

③调理脾胃臂单举。

④五劳七伤往后瞧。

⑤摇头摆尾去心火。

⑥两手攀足固肾腰。

⑦攒拳怒目增气力。

⑧背后七颠百病消。

4.饮食

给予高蛋白质、低脂肪、易消化、富含维生素的食物,如鸡蛋、鱼类、牛奶等。适当进食动物肝脏、肺脏及肾脏。多吃新鲜蔬菜和水果,如西红柿、菠菜、柑橘、猕猴桃等。

(五)出院日

1.护理处置

(1)与患者及家属共同制订居家康复计划,例如:居室环境要求;家庭氧疗;有氧训练;有效咳嗽、咳痰;活动耐力训练;呼吸训练;饮食康复计划;心理支持疗法。

(2)教会患者自我监测和调护。

2.健康教育

(1)疾病知识指导:指导患者避免气胸诱发因素。

①避免抬举重物、激烈咳嗽、屏气、用力排便,采取有效的预防便秘措施。

②注意劳逸结合,在气胸痊愈后的1个月内不进行激烈运动,如打球、跑步等。

③保持心情愉快,避免情绪激动。

④劝导吸烟者戒烟。

(2)病情监测指导:告知患者一旦出现突发性胸痛,随即感到胸闷、气急,可能为气胸复发,应及时就诊。

3.康复指导

(1)深呼吸和有效咳嗽:方法同上。

(2)缩唇式呼吸:方法同上。

(3)腹式呼吸:方法同上。

(4)气功八段锦:方法同上。

(5)有氧训练:步行、快走、慢跑、打太极拳等。

4.饮食

给予高蛋白质、低脂肪、易消化、富含维生素的食物,如鸡蛋、鱼类、牛奶等。适当进食动物肝脏、肺脏及肾脏。多吃新鲜蔬菜和水果,如西红柿、菠菜、柑橘、猕猴桃等。

第九章　社区护理

第一节　社区慢性病患者护理的相关理论与应用

在社区慢性病管理的护理实践中,需要用理论和模式来指导实践,以提高实践的科学性、可行性和有效性。本节主要介绍在慢性病管理中常用的理论和模式。

一、社会认知理论

(一)理论产生的背景与主要观点

早在 20 世纪 60 年代,美国著名心理学家班杜拉(Bandura)便提出了社会认知理论,主要用于帮助解释人类复杂行为的获得过程。班杜拉认为,人们对其能力的判断在其自我调节系统中起主要作用,并由此于 1977 年首次提出"自我效能感"的概念。班杜拉在总结前人的研究时发现,过去的理论和研究把主要注意力集中于人们知识获取或行为的反应类型方面,而忽视了支配这些知识和行为之间相互作用的过程。班杜拉提出的社会认知理论认为,通过操控个体的个人因素、行为归因及环境因素来影响行为本身的变化,其核心思想强调人类的行为是个体与环境交互作用的产物,可归纳为以下四个观点。

1.观察学习

班杜拉认为,人类的大多数行为是个体通过观察他人(榜样或示范)对所受刺激发生的反应并得到强化而完成的学习,即观察学习。观察学习包括四个基本过程:注意过程、保持过程、产出过程和动机过程。注意过程指个人对外部环境的一些事物产生了兴趣;保持过程指个人将观察到的信息符号化,并将它们编码后储存在记忆中;产出过程是个人将储存的记忆符号选择、转化和表现为具体的操作和行为的外显过程;动机过程是个人通过记忆中的符号表征预计行动产出的结果,并在诱因的驱动下产出某种行为的愿望。班杜拉特别强调,行动的发生以内在意愿(动机)为前提,并且这种内在意愿在很大程度上决定了观察、保持和行为再生成过程。

2.强化行为

强化行为形成后的巩固或终止取决于行为的强化(外部强化和内部强化)。外部强化来自他人的反应或其他的环境因素,若是正面反应,此种行为就会受到正强化,继续实行,反之则终止。内部强化即自我调节,即人能依照自我确立的内部标准来调节自己的行为。自我调节包括自我观察、自我评价和自我体验三个阶段,它体现了个体在行为形成中具有主观能动性。

3.自我效能感

自我效能感是指人们对于自己是否有能力控制影响其生活的环境事件的信念,即个体对自己能否在一定水平上完成某一活动所具有的能力判断、信念或主体自我把握与感受。自我效能感是社会认知理论的核心内容。该理论认为,从个体的认知到行为的转变主要取决于自我效能感和预期结果。预期结果是指对采纳健康行为益处的感知。自我效能感对行为的形成、改变极为重要,效能感越强,行为形成、改变的可能性就越大。

班杜拉认为,有四个方面的因素影响自我效能感的形成和改变。①个体的行为结果。以往的成功经验能够提升个人的自我效能感,而多次的失败会使之降低。②模仿或替代。在社会生活中,许多知识经验不是通过亲身实践获得的,而是通过观察与模仿他人行为而习得的。榜样的行为和成就给观察者展示了达到成功所需要采取的策略,提供了比较与判断自己能力的标准。看到与自己接近的人成功能促进自我效能感的提高,增加实现同样目标的信心。③他人评价及言语劝说。在直接经验或替代经验的基础上进行劝说和鼓励的效果最大,而缺乏事实依据的言语劝告对形成自我效能感效果不明显。④身心状态。个体对生理、心理状态的主观知觉影响自我效能感的判断。疲劳或疼痛、焦虑、害怕、紧张等易降低个体的自我效能感。其他如个人的性格、意志力等对自我效能感也有影响。

4.交互作用

根据社会认知理论的观点,个体的行为既不是单由内部因素驱动的,也不是单由外部刺激控制的,而是由行为、个人、环境三者之间的交互作用所决定的。因此,社会认知理论又被称作交互决定论。交互决定论认为,人有能力影响自己的命运,同时也承认人不是自己意愿的自由行动者。

(二)理论的应用

社会认知理论阐述了健康行为改变的社会心理学机制及促进其行为改变的方法,从理论上解释了人类复杂的行为,强调了认知性因素在行为改变中的作用。该理论作为一个实用的理论框架,广泛应用于解释健康行为的发生及影响因素,以及设计、实施改变健康行为的干预项目。该理论已被广泛应用于戒烟、成瘾行为、体育锻炼、疾病预防和康复等各行为干预领域。例如,某社区护士想帮助一组肥胖妇女减肥,护士指导她们要减少食物的摄入量,选择健康食品,以及加强体育锻炼。护士通过介绍有关均衡饮食和积极锻炼方面的可靠信息,一起分享真实的案例和成功减肥先后的照片对比,以此帮助她们确定减少食物摄取量和增加运动量能够达到减肥的预期结果,并维持其动机水平,以促成她们的目标行为。

自我效能感的提高广泛应用于关节炎、糖尿病、心脑血管疾病、高血压、终末性肾病、癌症、精神疾病等慢性病的康复治疗和护理中。目前,国内外许多学者认为在自我效能感的基础上进行慢性病的自我管理很重要,包括发展基础练习、认知训练、解决问题能力、思想交流能力等方面。例如,对慢性病患者进行健康教育时,以自我效能感理论为依据,帮助患者学习自我管理知识、技能和提高自信心,以及针对患者自我效能感水平和活动表现来制定个体化的护理干预措施等。

二、Orem 自理缺陷护理理论
(一)理论产生的背景与主要观点

Orem 自理缺陷护理理论(Orem's self-care deficit theory of nursing)由美国著名护理理论家多萝西娅·奥瑞姆(Dorothea Orem,以下简称"奥瑞姆")提出。20 世纪 50 年代末,奥瑞姆在美国健康教育福利部教育工作办公室从事护理咨询工作,曾参加如何完善及提高护理教育的研讨会,并深受启发和鼓舞,开始对护理现象及本质进行探讨。她逐渐认识到,人们无法照顾自己时就需要护理。正是基于这种思想,奥瑞姆创立和发展了自理缺陷护理理论,在

1971年出版的《护理：实践的概念》(*Nursing：The Concept of Practice*)一书中首次公开阐述，并多次再版使该理论内容更加完善。奥瑞姆理论由三个相互联系的理论组成，即自理理论、自理缺陷理论和护理系统理论，并分别阐明了什么是自理，何时需要护理，以及如何提供护理三个方面的问题。

1.自理理论

自理理论解释什么是自理，人有哪些自理需求，以及影响满足自理需求的因素。主要包括以下概念。

(1)自理。自理即自我护理，指个体为维持生命和健康所采取的一系列调节活动。正常成年人能进行自理活动，依赖他人照顾的个体，如婴幼儿、老年人和残疾人等则需要他人协助或代替完成自理活动。

(2)自理能力。其指个体完成自理活动的能力。个体的自理能力通过学习和实践而不断得到提升。自理能力存在个体差异，同一个人在不同的生命阶段或处于不同的健康状况下，自理能力也会有所改变。

(3)治疗性自理需求。指个体应该采取行动以满足自己当前正面临的维持生命和健康的所有自理需求。自理需求包括三个方面：①普遍的自理需求，指所有人在生命周期的各个发展阶段都存在的，与维持自身正常结构和完整功能有关的需求，如摄入足够的空气、水和食物，维持正常的排泄功能等；②发展的自理需求，指人生命发展过程中各阶段特定的自理需求或在某特定的情况下出现的新需求，如婴儿期或失业时的特殊自理需求等；③健康不佳时的自理需求，指个体在疾病、受伤或残疾时，或者在诊断或治疗过程中产生的需求，如高血压患者要定时测量血压、遵医嘱服药等。

2.自理缺陷理论

自理缺陷是指个体受到部分或全部的限制，而使个体自理能力无法满足部分或全部的自我照顾。这是奥瑞姆理论的核心部分，阐明了个体在什么时候需要什么样的护理。奥瑞姆认为，在某一特定的时期内，个体有特定的自理能力和治疗性自理需求，当这种自理需求大于自理能力时就需要护理活动的参与。自理缺陷是这部分的核心，当个体的自理需求超过了自理能力或依赖性照顾能力时，就出现了自理缺陷。由于自理能力与自理需求之间的平衡被破坏，个体需要借助外界力量——护士的帮助来恢复平衡。因此，自理缺陷的出现是个体需要护理的原因。

3.护理系统理论

奥瑞姆在理论中阐明了如何通过护理帮助个体满足其治疗性自理需求。护士根据个体的自理需求和自理能力的不同，分别采用三种不同的护理系统，即全补偿系统、部分补偿系统和辅助-教育系统。对同一个患者，可能会在不同的阶段，依据其自理能力和治疗性自理需求的变化而选择不同的护理系统。

(1)全补偿系统，指个体不能参与自理活动，由护士完成其治疗性自理需求，个体处于完全被动状态。在此系统中，护士需要进行全面的帮助，以满足个体在氧气、水、营养、排泄、卫生、活动及感官等各个方面的需求。该系统适用于病情危重，需绝对卧床休息、昏迷、高位截瘫的患者。

（2）部分补偿系统，指在满足患者治疗性自理需求的过程中，患者有能力进行部分自理活动，其余部分需要护士提供护理来完成。例如，会阴侧切产后，产妇可以自己进食，但需要护士提供会阴伤口消毒等。

（3）辅助-教育系统，指患者能进行自理活动，但必须在护士提供咨询、指导或教育的条件下才能完成。例如，高血压患者需要在护士的帮助下正确监测血压，遵医嘱服药，控制体重等。

（二）理论的应用

在应用奥瑞姆理论的实践中，社区护士应注意发挥理论的指导作用，只有全面评估慢性病患者的自理需求和自理能力，才能根据个体的不同状况采取不同的护理系统。如对社区中患有高血压、糖尿病等慢性病患者的护理中，社区护士应侧重发挥教育、支持和指导等作用，帮助患者树立自理意识，积极调动和激发其主观能动性，最大限度地挖掘其自理潜能，尽可能地让其作为一个独立自主的个体参与到家庭和社会生活中。奥瑞姆理论的应用有利于发挥慢性病患者在维持、促进和恢复健康中的主体作用，提高自理能力，进而使其通过有效的自我护理达到控制疾病、预防并发症和改善生活质量的目的。

三、行为改变的相关理论与模式

（一）理论与模式产生的背景与主要观点

随着健康心理学领域对疾病的关注点从治疗和干预转向对疾病的预防，以及全球性和区域性健康促进战略的全面制定和实施，健康行为及健康行为改变理论越来越受到护理学、心理学、公共卫生学、社会学等多学科研究者的重视。健康行为指个体为了预防疾病，保持自身健康所采取的行为，包括改变健康危险行为（如吸烟、酗酒、不良饮食及无保护性行为等），采取积极的健康行为（如经常锻炼、定期体检等），以及遵医行为。行为改变理论可指导行为干预和健康教育，逐步改变人们的不良行为，建立健康的行为习惯，最终达到提高健康的目的。从心理社会角度构建的健康行为改变理论对健康行为的预测、预防和干预具有极其重要的作用，而有效的行为干预必须建立在相应的理论基础之上。20 世纪 50 年代研究者建立健康信念理论模式以来，健康行为改变理论经历了蓬勃发展的时期，经过专家学者的不断探索和扩展，先后提出了多种理论或模式，有代表性的健康行为改变理论有理性行动理论/计划行为理论、健康信念模式、健康促进模式和跨理论模式，目前广泛应用于各个领域之中。

1.理性行动理论/计划行为理论产生的背景与主要观点

理性行动理论/计划行为理论的理论源头可以追溯到菲什拜因（Fishbein）的多属性态度理论。该理论认为，行为态度决定行为意向，预期的行为结果及结果评估又决定行为态度。后来，美国学者菲什拜因和阿耶兹（Ajzen）发展了多属性态度理论，于 1975 年提出了理性行动理论。理性行动理论认为，行为意向是决定行为的直接因素，它受行为态度和主观规范的影响。由于理性行动理论假定个体行为受意志控制，严重制约了理论的广泛应用，因此为扩大理论的适用范围，阿耶兹于 1985 年在理性行动理论的基础上增加了知觉行为控制变量，初步提出计划行为理论。阿耶兹于 1991 年发表了《计划行为理论》一文，标志着计划行为理论的成熟。

计划行为理论有以下几个主要观点：①非个人意志完全控制的行为不仅受行为意向的影响，还受执行行为的个人能力、机会及资源等实际控制条件的制约，在实际控制条件充分的情况下，行为意向直接决定行为；②准确的知觉行为控制反映了实际控制条件的状况，因此它可作为实际控制条件的替代测量指标,直接预测行为发生的可能性,预测的准确性依赖知觉行为控制的真实程度;③行为态度、主观规范和知觉行为控制是决定行为意向的三个主要变量,态度越积极、重要他人(如配偶、家人、朋友等)支持越大、知觉行为控制越强,行为意向就越大,反之就越小;④个体拥有大量有关行为的信念,但在特定的时间和环境下只有相当少量的行为信念能被获取,这些可获取的信念也叫突显信念,它们是行为态度、主观规范和知觉行为控制的认知与情绪基础;⑤个人及社会文化等因素(如人格、智力、经验、年龄、性别、文化背景等)通过影响行为信念间接影响行为态度、主观规范和知觉行为控制,并最终影响行为意向和行为;⑥行为态度、主观规范和知觉行为控制从概念上可完全区分开来,但有时它们可能拥有共同的信念基础,因此它们既彼此独立,又两两相关。

下面具体解释计划行为理论三个主要变量的含义,以进一步阐明理论的内涵。

(1)行为态度,是指个体对执行某特定行为喜爱或不喜爱程度的评估。依据菲什拜因和阿耶兹的态度期望价值理论,个体拥有大量有关行为可能结果的信念,称为行为信念。行为信念包括两部分,一是行为结果发生的可能性,即行为信念的强度,二是行为结果的评估。行为强度和结果评估共同决定行为态度。

(2)主观规范,是指个体在决策是否执行某特定行为时感知到的社会压力,它反映的是重要他人或团体对个体行为决策的影响。与态度的期望价值理论类似,主观规范受规范信念和顺从动机的影响。规范信念是指个体预期到重要他人或团体对其是否应该执行某特定行为的期望;顺从动机是指个体顺从重要他人或团体对其所抱期望的意向。

(3)知觉行为控制,是指个体感知到执行某特定行为容易或困难的程度,它反映的是个体对促进或阻碍执行行为因素的知觉。它不但影响行为意向,也直接影响行为本身。知觉行为控制的组成成分也可用态度的期望价值理论类推,它包括控制信念和知觉强度。控制信念是指个体知觉到的可能促进或阻碍执行行为的因素,知觉强度则是指个体知觉到这些因素对行为的影响程度。

2.健康信念模式产生的背景与主要观点

健康信念模式是由霍克巴姆(Hochbaum)于 1958 年在研究了人的健康行为与其健康信念之间的关系后提出的,1974 年经贝克(Becker)及其同事修改、发展、完善成为健康信念模式。健康信念模式强调,信念是人们采取有利于健康的行为的基础,人们对健康、疾病持有什么样的信念,就会采取相应的行为,从而影响个体健康。此模式主要用于预测人的预防性健康行为和实施健康教育,健康信念模式成为欧美国家健康促进的最常用理论模式之一。健康信念模式主要包括三部分内容:个人感知、修正因素、行为的可能性。

(1)个人感知。其包括对特定疾病易感性、严重性和威胁性的认识。个体对疾病的易感性和严重程度的认识共同决定了个体对疾病威胁性的感知,个体相信有严重后果时,才会感到该疾病对自己的威胁,进而才有可能采取健康行为。个体对疾病的威胁性评价越高,采取健康行为的可能性就越大。

(2)修正因素。其指影响和修正个体对疾病感知的因素。修正因素包括:人口统计学变量,如年龄、性别、民族等;社会心理变量,如个性、社会阶层、同伴间的影响等;结构变量,如个体所具有的疾病和健康知识、此前对疾病的了解等。修正因素还包括行为的提示因素,即健康行为产生的诱发因素,如媒体对疾病防治的宣传、家人或朋友的劝告、医师的警示等。修正因素越多,个体采纳健康行为的可能性就越大。

(3)行为的可能性。个体是否采纳预防性健康行为,取决于感知到行为的益处是否大于行为的障碍。其理论的中心是个体信念影响个体的行为。一个人如果认为某一疾病的易感性及严重程度高,预防措施的效果好,采取预防性措施的障碍少,其健康信念就强,易采取医护人员所建议的预防性措施。

3.健康促进模式产生的背景与主要观点

健康促进模式由美国护理学者娜勒·潘德(Nolar Pender)于1982年提出,并于1996年和2002年进行修订。该模式提出了影响个人进行健康促进活动的生物、心理、社会等三方面因素,强调了认知因素在调节健康行为中的作用。模式包含三大要素:个人特征和经验、对行为的认知和情感、行为结果。

(1)个人特征和经验。包括先前相关行为和个人因素。先前相关行为是指通过感知的自我效能、益处、障碍及与该活动相关的情感来影响后续的行为;而个人因素则分为生理、心理和社会文化三个方面,如年龄、性别、种族、文化程度、自我激励、对健康的定义等。

(2)对行为的认知和情感。在该模式中,这部分是最主要的行为促成因素,由对行为益处的认知、对行为障碍的认知、对自我效能的认知、行动相关情感、人际间的影响及情景的影响共同组成,包括个人、社区和社会在健康促进中的地位和影响方式,这些因素可以由护理活动修正,从而影响健康促进行为。

(3)行为结果。包含行动计划的承诺、即刻需求和个人喜好、健康促进行为。整个健康促进模式的最终目标是使个体形成健康促进行为,并整合为健康促进生活方式。

4.跨理论模式产生的背景与主要观点

跨理论模式是由美国心理学教授普洛查斯卡(Prochaska)于20世纪80年代初在整合了若干行为干预理论的基本原则和方法的基础上提出的。跨理论模式是一个有目的的行为改变模式,它把重点集中在行为改变方面的个体决策能力上,而非社会的、生物学的影响力。它是在综合多种理论的基础上形成的一个系统研究个体行为改变的方法。该理论模式提出,个体的行为变化是一个连续的过程而非单一的事件,是在人们真正做到行为改变之前朝向一系列动态循环变化的阶段变化过程发展。对所处不同阶段的个体应采取不同的行为转换策略,促使其向行动和保持阶段转换。该理论模式试图去解释行为变化是如何发生的,而不仅仅讨论为什么会发生。它描述了人们如何改变一个不良行为和获得一个积极行为的过程。

跨理论模式的内容架构分为四个部分:变化阶段、变化过程、自我效能和决策平衡。跨理论模式的四个组成部分结合了三个维度的变化,即变化阶段、变化过程和变化水平。变化阶段反映了人们在何时产生行为改变,变化过程体现了人们的行为改变过程,贯穿变化阶段和变化过程中的自我效能和决策平衡反映影响人们行为改变的因素,这些因素体现了不同的变化水平。

(1)变化阶段。变化阶段是跨理论模式的核心,指的是行为发生的时间,各行为变化阶段的划分参考行为改变的时间性、动机和恒心层面。跨理论模式把人的行为改变过程分为五个主要行为变化阶段,揭示了其他行为改变理论所忽略的关键环节。这五个行为变化阶段分别是前意向阶段、意向阶段、准备阶段、行动阶段和保持阶段。这些变化阶段反映了个体行为变化的意图,不同个体可能会以不同的变化率通过各个阶段向前变化,也可能会倒退,并且可能会选择在行为变化统一体的不同变化点重新进入,这些阶段的运动可以被看作循环往复的。

(2)变化过程。其包括内隐性与外显性的活动,是个人为修正其行为所运用的认知、情感、行为和人与人之间的策略和技巧,既为问题行为者提供了改变行为的重要策略,也提供了群体健康行为产生的干预方法和策略。了解变化过程是促使问题行为者成功进行行为变化的关键,了解个体处在哪个行为变化阶段,然后运用恰当的策略或变化过程来促进其行为转变。

(3)自我效能。跨理论模式中运用的自我效能结构,整合了班杜拉的自我效能感理论和施夫曼(Shiffman)的对行为改变的故态复萌阶段与保持阶段的应对模型。环境性诱因与自信心是自我效能中两个重要的伴随结构。其中,自信心代表了在特定情景下,人们拥有的信心使其能应对高危险而不是退回到不健康行为或者高危险习惯中。环境性诱因反映在中等困难情形下参与一个特定行为的欲望强度。环境性诱因和自信心在变化阶段中的作用是相反的。环境性的自信心在预测个体进入准备阶段和行动阶段的能力上胜过其他人口统计学变量。环境性诱因始终是预测行为的故态复萌和退回到早期变化阶段的最好变量。

(4)决策平衡。其描述了个体行为改变发生与否的原因及其重要性,它是跨理论模型的决策部分。跨理论模型通过经验测试,逐渐形成决策平衡的稳定结构,即正面因素和负面因素,也称为行为改变的知觉益处和知觉障碍,这是跨理论模式中两个重要的中间结果变量。知觉益处是行为改变的积极方面,或者是行为改变的益处和理由(行为改变的原因);知觉障碍是行为改变的消极方面,或者是行为改变的障碍(不发生改变的原因)。一般来说,个体决定从一个阶段发展到下一个阶段的行为变化是建立在对采取健康行为的知觉益处和知觉障碍权衡的基础之上的。行为变化阶段的早期对健康行为的知觉益处较低,并且随着行为变化阶段的发展而增长;知觉障碍在行为变化的早期较高,并且随着阶段的发展而降低。

(二)理论与模式的应用

1.理性行动理论及计划行为理论的应用

理性行动理论主要用于分析态度如何有意识地影响个体行为,关注基于认知信息的态度形成过程,其基本假设认为人是理性的,在做出某一行为前将综合各种信息来考虑自身行为的意义和后果。例如,某糖尿病患者如果认为她的丈夫或孩子希望她进行体育锻炼,而她又有遵从他们意愿的动机,她坚信体育锻炼对控制自身的病情有积极的效果,她就会早点儿起床,每天从繁忙的日程安排中抽出时间锻炼。

计划行为理论不仅可以用来解释和预测行为,还可以用来干预行为。在应用计划行为理论的研究中发现,行为态度、主观规范和知觉行为控制对行为意向的预测率保持在 40 %～50 %,行为意向和知觉行为控制对健康行为改变的贡献率为 20 %～40 %。该理论已经在饮食、锻炼、吸烟、饮酒等健康相关行为的研究中得到了广泛的应用,并成功地预测了佩戴汽车安全带、定期体检和自我检查乳腺等健康行为的发生。

2.健康信念模式的应用

该模式最初用于解释人们的预防保健行为,特别是分析哪些因素影响慢性病患者的遵医行为,后被广泛应用于各种健康相关行为的改变,如饮食控制、个人卫生行为、乳腺癌及宫颈癌的常规检查等领域。此模式考虑了个体的认知水平和影响个体认知的内外因素,也考虑了传媒和医护工作者对个体的影响。社区护士的目标和职责是使个体对自身及所患的慢性病有正确和充分的认识,促进慢性病患者实施健康行为。

3.健康促进模式的应用

这个模式可以用来解释生活方式或探究特定的健康促进行为,并对健康促进行为的决定因素提出实证支持。健康促进生活方式包含的健康行为有两种:一种是健康保护行为,其目的是消除或降低疾病发生的概率,如交通事故的预防、环境污染的控制等;另一种是健康促进行为,其目的是积极地增进个体健康、自我实现和自我满足,以促使个体趋于正向且适度的安适状态。健康促进行为包括规律运动、休闲活动、休息、适当营养、压力管理、健康责任、发展适当的社会支持系统,以及自我实现等。

4.跨理论模式的应用

跨理论模式改变了传统的一次性行为事件的干预模式,其为分阶段的干预模式,根据行为改变者的需求提供有针对性的行为干预策略和方法。该模式应用于慢性病管理领域,主要包括两个方面:一方面,用于改变人们的不良行为,如戒烟、戒酒、戒除药物滥用、控制体重、减少饮食中高脂肪的摄入量等;另一方面,用于帮助人们培养有益健康的行为,如定期锻炼身体、合理膳食、压力管理等。

行为改变理论适用领域广泛,在解释和预测行为方面有非常重要的指导作用。但是,每种理论都只是从某一角度来阐明行为改变的规律,不可能解决行为干预的所有问题,在行为预测和预防干预上均存在着一定的不足和局限。现在,越来越多的研究已经尝试将两种或者多种理论结合,并开始将其逐步应用于行为改变上。有研究提出,综合运用健康信念模式和理性行动理论解释结核病筛检行为。因此,在进行行为干预时应先分析可能影响目标行为的因素,找出能更好解释这一行为的一种或几种理论模型,从而在这些理论模型的指导原则下进行行为干预,以取得更有效的干预结果。此外,各种行为是受社会、文化、经济等诸多因素影响的,在实践时须充分考虑到各种影响因素的差异,制定出适合我国或当地情况的理论框架。

第二节　社区老年人的保健与护理

一、概述

(一)社区老年人保健与护理的基础知识

1.老年人与人口老龄化

(1)老年人。发达国家65岁以上,发展中国家60岁以上的人称为老年人。人的衰老受遗传、环境和社会生活诸方面影响而有较大的差异,从生理、心理、社会全方位确切定义老年人确实比较困难。一般来说,老年人的概念应按大多数人的变化规律,从生理年龄上来定义。联合国于1956年将65岁作为老年人的划分标准,与许多国家的退休年龄一致,但由于发展中国家人口结构比较年轻,因此发展中国家将60岁作为老年人的界限。

从60岁或65岁到死亡这段时间称为老年期。随着人类生活水平的提高,平均寿命不断延长,老年期是一段较长的时期,而且在老年期的不同阶段,老年人的生理、心理方面亦有很大差别。因此,通常将老年期划分为不同阶段。联合国卫生组织把它划分为:60～74 岁为年轻老年人,75～89 岁为老老年人,90 岁以上为长寿老年人。我国将老年期划分为:60～89 岁为老年期,90 岁以上为长寿期,而 45～59 岁为老年前期。

(2)老年人口系数。老年人口系数是指老年人口数量占人口总数的比例。

$$老年人口系数=\frac{老年人口数量}{人口总数}\times100\%$$

老年人口系数是判断社会人口是否老龄化和老龄化程度的指标。就一个国家或地区而言,老年人口系数越大,老龄化程度越深,老年人口越多,老龄问题就越显重要。但就世界范围或各地区横向比较来说,由于人口的基数不同,各国老年人口系数与老年人口绝对数是不平衡的。我国有 14 亿的庞大人口基数,虽然与其他发达国家相比老年人口系数不大,但老年人数量是世界上最多的,面对的问题也更多。

(3)人口老龄化。社会人口中老年人口系数超过一定的水平,发达国家 7 %以上,发展中国家 10 %以上,则称人口老龄化或人口老年化。社会人口达到了老龄化的标准,这个社会称为老龄化社会或老年化社会。根据老年人口系数的大小,将社会人口发展分为几个阶段(表 9-1)。

表 9-1 社会人口发展的划分标准(老年人口系数)

社会发展阶段	发达国家/ %	发展中国家/ %
青年型社会	<4	<8
成年型社会	4～7(不包括 7)	8～10(不包括 10)
老年型社会	≥7	≥10

(4)老年人口负担系数。老年人口负担系数是指老年人口数量占劳动人口总数的比例。

$$老年人口负担系数=\frac{老年人口数量}{15～60 岁的人口总数}\times100\%$$

15 周岁以下和 60 周岁以上的人口数量占劳动人口的比例称为抚养系数,即抚养比,包括少年儿童人口负担系数和老年人口负担系数。这一指标只是根据年龄划分来计算的,并不一定反映实际抚养与被抚养的比例,故又称为年龄负担系数。老年人口负担系数客观反映了老年人在劳动人口中的比重,是用来反映社会负担情况的一个重要指标,也是计算和预测老年人经济负担和老年社会保障负担系数的基本数据。

2.老年人失能与长期照护

(1)失能与日常生活活动能力。老年人失能是指各种原因导致的老年人完全或部分丧失生活自理能力的情况。日常生活活动(activities of daily living,ADL)是指躯体为满足日常生活活动所需要的一种最基本、最具共同性的生活能力。ADL 量表是常用的自理能力评估工具,其中将老年人的日常生活自理能力分为工具性日常生活活动能力(使用交通工具、购物、做家务、洗衣、做饭、打电话、处理钱物、服药)和基本的日常生活活动能力(行走、洗澡、如厕、穿衣、梳洗、进食)。有些老年人平时可能从来都不做饭、不洗衣等,因此基本的日常生活活动能力更能反映老年人自理能力和需要照护的情况。此外,评估自理能力的常用工具还有 Barthel 指数、Katz 指数、功能活动问卷等。量表评估内容各有侧重,测评结果需与老年人生理、心理和社会活动状况进行全面考虑,慎重判断。老年人失能状况的评估是养老机构入驻资格评审、分级护理、居家养老服务补贴等的重要依据之一,可根据实际服务提供的现状和环境设施条件来选择适当的量表作为评估的工具。此外,在评估工作中,还须结合老年人的失智情况进行综合考虑。

(2)长期照护。老年人长期照护是指为完全或部分失能、失智的老年人,配合其功能或自我照顾能力,提供不同程度的照顾措施,使其保持自尊、自主及独立性和享有品质生活,既包括普通的日常生活照顾,也包括专业的保健护理服务。长期照护具有专业性、长期性、连续性等特点,是团队的整合性服务,需要专业的护理人员、非专业人员、社会工作者和家庭等积极参与,以帮助照护对象及其家庭维持生活和应对生活问题。长期照护服务场所可以是医院、护理院、康复中心、临终关怀机构、养老机构、社区日托机构、家庭等。当前,我国老年人长期照护服务主要来自家庭,以生活照顾为主。

(3)正式照护。其主要是指由护士、养老护理员或其他通过正规培训、持有相应上岗证书的专业人员提供的专业照护服务。正式照护人员均接受过不同时间的专业培训和教育,能提供安全有效的专业性服务。由于对正式照护人员的教育类型不同,其服务权限亦不同,如养老护理员提供以日常生活照料为主的各类养老护理服务,不能涉及医疗护理服务,如注射、导尿等。

(4)非正式照护。其主要是指由家庭成员、亲属、朋友、邻居、保姆等提供的照顾服务。他们通常没有经过专门的训练,主要协助日常生活照顾。以家庭成员为主的非正式照护队伍是老年人长期照护的主要力量,他们承担了大部分繁重的日常照顾工作。为支持非正式照护队伍,一些国家实行了喘息服务制度。

(5)社会养老与家庭养老。社会养老是指养老费用由社会养老保障体系承担,包括各类商业保险。家庭养老是指养老费用由家庭承担,包括老年人个人储蓄。各国养老保障制度不同,我国老年人养老还是以家庭养老为主。

(6)机构养老与居家养老。机构养老是指老年人居住在养老机构内,费用由家庭和(或)社会养老保障体系支付。居家养老则指老年人居住在家中,养老费用由家庭和(或)社会养老保障体系支付。我国机构养老床位不足 3 %,完善的养老服务体系有待逐步建立和发展。

3.社区老年人保健与护理的目标

(1)增强老年人自我照顾能力。增强自我照顾能力是老年人护理始终贯彻的一个理念,是提高老年人生活质量的保证。社区护士通过社区健康教育和护理服务提高老年人自护和互助的能力;老年人通过坚持正确的身体锻炼、合理的营养延缓衰老,尽可能长地维持生活自理的能力;而伤残老年人则通过适当的康复治疗和适当的辅助设备恢复自理能力。

(2)延缓恶化和衰退。老年人器官功能退化,多患有慢性病,慢性病又促使器官功能退化。社区护士应正确治疗、护理老年患者,预防并发症,尽量稳定病情,尽可能延缓恶化和衰退。

(3)提高生活质量。社区护士应协助老年人参与各种社区活动,并提供必要的帮助,使老年人在娱乐、社交、心理及家庭等各方面的需要获得满足,以提高老年人的生活质量。

(4)支持濒死患者保持舒适及尊严。对濒死老年人以更多的身体、心理、社会支持,缓解疼痛,增加舒适度,让其能安详而宁静地离开人世。

4.社区护士在社区老年保健与护理中的作用

社区护士是社区老年保健的主要力量,负责组织并实施社区老年人健康教育计划,开展老年患者的护理服务,培训老年服务人员,参与社区老年保健的总体规划等工作。在不同的场合、不同的时间及不同的情况中,社区护士扮演着护理服务、咨询、教育、组织、管理、协作、研究等不同的角色,承担各种角色的责任。

(1)社区老年人健康教育。社区护士与社区工作人员合作,了解社区老年人口组成特点、患病情况、社区经济、文化环境、生活习俗及社区卫生资源等,确定优先干预的健康问题;制订健康教育计划;根据实际情况,通过各种途径,如专题讲座、板报、图片、印刷资料、录像、示范、操作练习、个别指导、咨询、正反案例的现身教育等实施健康教育计划,向社区人群传播健康知识和技能;同时对健康教育过程和结果进行恰当的评价,不断反馈,提高健康教育的成效。社区护士与社区工作人员通过健康教育,使老年人树立健康意识,获得健身防病及治疗康复知识,改变不良行为,减少行为危险因素,增进老年人健康。

(2)社区老年患者护理。护士在社区卫生服务机构、家庭或养老、托老机构中为老年人提供护理技术服务,如注射、换药、给氧、鼻饲、导尿、灌肠、压疮护理及各种专科护理。同时,在紧急情况下,如老年人突然昏迷、骨折、脑血管意外等,社区护士还必须做好院前急救工作,这对维持患者生命,避免不应有的病情恶化,以及对后续医院治疗、预后有着积极的意义。

(3)临终关怀。许多老人都希望能在自己熟悉的居住环境中,在亲人陪伴下,度过生命最后的日子,良好的社区护理是满足老人临终需求的基础。社区护士开展社区死亡教育,为临终老人提供各种护理,控制疼痛,缓解症状,实施心理支持,尽最大可能使老人处于舒适状态,维护老人尊严,使老人安详而宁静地离开人世,并对家属哀伤心理提供心理支持。

(4)指导、培训工作。老年人有自身的生理、心理特点,老年人的家属、保姆及为老年人服务的志愿者、养老护理员、社会工作者需要掌握老年知识及一般护理技能,社区护士承担相应的培训和指导工作。

(5)组织协调工作。社区老年保健工作需要协调多部门开展工作,如老年人之间,老年人与家庭之间,社区不同机构、不同组织之间,以及为老年人服务的各种专业人员之间的协调。另外,还需要卫生部门、民政部门等多部门的相互配合。社区护士在社区老年保健工作中扮演组织管理角色,协调各方关系,与社区工作人员合作,对老年保健工作中人员、物资及各种活动进行指导和安排。

(6)研究工作。社区护士需要有敏锐的观察力,以发现老年人疾病的早期表现、心理变化及社区中的环境问题、家庭问题、威胁健康的各种危险因素等;积极开展社区护理研究工作,研究老年人身体、心理健康及影响因素;研究社区老年人健康干预策略、干预实施和干预效果;研究社区老年保健制度建设和保障决策等问题。

（二）养老服务相关制度与政策

1.老年人的社会保障

国家建立的养老保险制度和多种形式的医疗保险制度,保障了老年人的基本生活和基本医疗需要。无劳动能力、无生活来源、无赡养人和抚养人的,或者其赡养人和扶养人确无赡养能力或者扶养能力的,城市老年人由当地人民政府给予救济,农村老年人由农村集体经济组织负担保吃、保穿、保住、保医、保葬的"五保"供养。此外,救助制度还可以在一定程度上对老年人的基本生活和基本医疗进行保障。

我国老年人的养老保障可分为五个层次:自我保障、政府保障、差别性职业养老保险、劳动单位负责及市场提供。

自我保障包括家庭保障和个人保障,也就是养老经费和服务源于家庭或个人的储蓄,是养老保障的基础,是中国数千年来的历史文化传统,是当前中国社会现实格局的必然选择。

政府保障是指政府作为直接的责任主体,向所有老年人提供最基本的收入保障,是普惠式的国民养老保障制度,可以让老年人分享社会经济发展的成果,覆盖面广,体现了社会保障的公平性,如满足最低生活需要的贫困救济、老年津贴等。

差别性职业养老保险指由政府主导,统一政策规范、统一税制优惠,由雇主与雇员分担缴费责任,缴费高低与个人工资水平和缴费年限有关,待遇标准依缴费多少而有所不同,个人缴费又与就业情况相关,是一种兼顾公平与效率的制度安排。

补充保障是职业福利的重要组成部分,是指劳动者所在单位提供的补充养老保险,包括企业年金和非企业单位补充养老保险,缴费由雇主或者雇主与雇员共同承担,政府实施鼓励政策,不具体干预。我国目前实施的企业补充养老保险属于这一层次的保障。

市场提供主要是指各种商业保险公司提供的商业人寿保险服务,完全是市场行为,通过市场提供的产品以市场交易的方式来完成,政府在商业保险的法律框架内进行监管,缴费由个人或家庭承担,是一种社会化的自我保障。

第一、第二层面的养老保障是基础,越向高层次发展,保障水平越高。目前我国老年人自我保障层面的人口占大多数,包括家庭保障在内的自我保障在今后较长时间内仍将发挥重要作用。

（1）养老保险。养老保险是社会保障制度的主要组成部分,是老年人社会保障的核心内容。养老保险是社会为了防止老年风险而建立的社会保险制度,其核心就是向老年人支付养老金。养老金是养老保险的产物,是在政府立法规定的范围内依法征缴的,用于支付劳动者老年退休、丧失劳动能力与生活能力时维持生活、代替工资的延期支付资金,是养老保障得以建立并正常运行的物质基础和前提保证。

我国从 20 世纪 80 年代开始实行养老保险制度,经历了从无到有,逐步改革、完善的过程。社会养老保险体系包括了城镇企业职工基本养老保险、城镇居民养老保险和新型农村居民养老保险三项基本制度,也体现了我国社会养老保险的三个发展阶段。2011 年 7 月 1 日,《中华人民共和国社会保险法》正式实施,为老年人的社会保障提供了法律依据。该法规定,基本养老保险实行社会统筹与个人账户相结合,基本养老金由统筹养老金和个人账户养老金组成,国家建立基本养老金正常调整机制,根据职工平均工资增长、物价上涨情况,适时提高基本养老保险待遇水平。个人跨统筹地区就业的,其基本养老保险关系随本人转移,缴费年限累计计算,个人达到法定退休年龄时,基本养老金分段计算、统一支付。

(2)社会救济与社会福利。社会救济是国家对无劳动能力和生活来源,以及自然灾害或其他经济社会等原因导致生活困难者,给予临时或长期物质帮助的一种社会保障制度,主要包括自然灾害救济、失业救济、孤寡病残救济和城乡困难户救济等。社会救济是社会保障体系的组成部分,是社会成员享有的基本权利,是国家应履行的保证公民在非常时期生活权利的法律责任,是政府解决特殊社会问题的重要手段,是稳定社会和经济秩序的一种重要机制,也是社会和谐的必要保证。

社会福利所包含的内容十分广泛,老年人的社会福利主要是指政府出资为生活困难、无依靠或残疾等特殊老年群体提供生活保障而建立的制度,内容涉及医疗护理、娱乐健身、生活照顾、社区服务等。国家颁布的《中华人民共和国老年人权益保障法》(1996年)、《农村五保供养工作条例》(2006年)等法律法规为老年人的基本生活提供了保障。有关法律法规规定,对城市孤寡老人、符合供养条件的残疾人实行集中供养,对农村孤寡老人、符合供养条件的残疾人实行集中供养与分散供养相结合的措施,集中供养一般通过社会福利院、敬老院、疗养院等福利机构来实行。社会福利制度也在不断改革,近年来积极推进社会福利社会化,开展基本养老服务体系建设。此外,部分省市建立了高龄老人生活补贴制度,以保障老年人的基本生活。

(3)社会互助。社会互助是指在政府的鼓励和支持下,社会团体和社会成员自愿组织和参与的扶弱济困活动,是社会保障体系的补充。社会互助有提供资金与提供服务两个方面。资金来源包括国内外社会捐赠、互助基金和义演、义赛、义卖等活动筹资;服务提供包括邻里互助、团体互助和慈善事业等。社会互助的主要形式:工会、妇联、老年协会等群众团体组织的群众性互助互济活动;民间公益事业团体组织的慈善救助活动;城乡居民自发组织的各种形式的互助组织活动;等等。

老年人的社会互助一直是我国政府积极倡导的,自2003年始,全国老龄委发起了"银龄行动",组织老年知识分子开展为老年人服务的志愿活动。在此基础上,一些地区开展"银龄互助"项目,利用基层老年协会的力量,组织和发挥年轻老年人的作用,为社区高龄老年人提供服务。另外,一些社区组织离退休老人,组成社区老年人互助队,为老年人提供探访、心理慰藉等服务。

(4)老年人长期照护保障。上述老年人社会保障,特别是养老金保障制度是我国老年人长期照护保障的基本来源,但就目前老年人的养老金收入来看,不足以支付其失能时的长期照护费用。我国老年人长期照护没有纳入社会保障体系,老年人长期照护依赖于老年人家庭和老年人自身的积蓄。当前,老年人长期照护机构、队伍建设及长期照护保险亟待研究。

2.相关政策

(1)医疗部门相关政策。老年人医疗保健服务分为医院与社区两部分,综合性医院门诊服务中基本上有老年人优先就诊的政策。《关于城市社区卫生服务补助政策的意见》(财社〔2006〕61号)规定,政府对社区卫生服务进行补助,老年保健、健康教育、卫生信息管理等公共卫生服务列入政府补助范围,中央财政从2007年起安排专项转移支付资金,按社区服务人口进行补助。卫生部(现国家卫生健康委员会)、财政部相继出台有关文件,使农村老年人的基本医疗保健服务得到保证。在此基础上,各地社区卫生服务都有为老年人服务的优惠政策,除免费建立和管理健康档案、免费体检、免费的慢性病信息管理、免费的健康教育工作外,有些社区为高龄老人提供定期的免费家庭出诊、基本医疗药费补贴、特殊老人医疗费用减免等政策。

(2)民政部门相关政策。除了社会保险法、老年人权益保障法等国家的法律法规对老年人生活、权益进行保障,各地政府非常重视养老问题,将养老服务纳入经济社会发展规划,出台系列优惠政策,推进社区养老服务体系建设。①扶持机构建设。许多地区充分发挥政府投入的带动作用,采取建设补贴、床位补贴、入住人数补贴及综合补贴等多种方式,对社会力量兴办养老机构进行资助,调动社会力量参与养老服务事业的积极性。如《浙江省民办养老服务机构省级专项补助资金使用管理办法》(浙财社字〔2009〕50号)中指出,民办非营利养老机构新增床位补助3 000元/床,租用床位补助500元/(床·年)(不超过5年),加上市、区级的配套补助,一些地区达到每床补贴10 000元左右。②推动居家养老服务体系建设。对于如何为居家的老年人提供生活照料、家政服务、康复护理和精神慰藉等方面的服务,各地纷纷出台政策、举措,如建立居家养老服务指导中心或者服务机构、社区服务网络建设、社区服务设施建设、社区养老服务中介组织培育等。③建立社区养老服务信息平台。各地以各种形式建设社区养老服务信息平台,如杭州市以"一册三网"(社区服务手册与互联网、电视网、电话网)为平台,搭建养老服务社会化信息网络。此外,许多地区建立呼叫中心,利用紧急求助铃,以及"一按灵""一键通""一号通"等形式,或者拓展"96156""96345"等电话服务网的服务功能,将生活服务、医疗急救、家庭防盗等服务延伸到家庭中,为居家老年人提供服务。④促进养老护理队伍建设。在推进养老服务社会化的过程中,各地把养老护理服务队伍建设摆在工作的突出位置,各级财政予以补助支持,开展养老护理专业知识和职业技能培训,逐步建立养老护理员职业资格认证制度,并与促进"4050"人员、下岗失业人员、农村进城务工人员就业和再就业相结合,建立持证上岗制度,促进养老护理队伍建设和发展。

(三)人口老龄化现状与面临的社会问题

1.人口老龄化现状

(1)世界人口老龄化现状。联合国《世界人口政策2007》中的数据显示,世界人口发展普遍从高出生率、高死亡率向低出生率、低死亡率过渡,其结果是全世界人口年龄构成明显提高。近一二十年来,所有发达国家及包括中国在内的一批发展中国家,都面临着前所未有的老龄化浪潮。据联合国统计,全球目前有将近7亿人口的年龄在60岁以上,这一数字预计到2025年将翻一番,并在2050年达到20亿,占全球总人口的比例将超过20%。到2050年,非洲老龄人口将从4 200万上升到2.05亿;亚洲从3.38亿增加到12.27亿;欧洲从1.48亿增加到2.21亿;美洲从9 600万增加到3亿。在欧洲,目前每100名劳动人口需抚养36名老年人口,到2025年,将达到每100名劳动人口抚养52名老年人口。2005年,发展中国家60岁以上人口已达8.1%,预计2050年将增加到20.1%。

世界上许多国家老龄化程度不断加深,有些国家人口出生率下降,人口出现负增长,养老负担不断增大。为减轻老龄化带来的巨大社会经济压力,发达国家主要采取以下三方面的政策。①增加劳动力总量。鼓励更多女性参加工作,提高法定退休年龄,不提倡甚至不允许提前退休。2002年至2006年,全世界共有41个国家提高了法定的退休年龄。在发达国家中,60

%的国家将男性退休年龄提高到 65 岁以上。②减缓社会福利系统压力。建立更全面的强制性参保制度,提高享受社会福利的门槛,收紧保障范围,有 40 %的国家将女性能够享受老龄人口福利的年龄标准提高到 65 岁以上。③鼓励多生育。提高对婴幼儿的补贴标准,使年轻父母能够将养育子女与维持或提高生活水准相互结合,鼓励多生育,如俄罗斯、法国、德国等都采取了这项措施。但相关调查结果显示,这些措施并没有取得预期效果,而试图减少老年人社会福利的政策都会激起公众的强烈不满甚至公开抗议,推迟退休年龄的政策也得不到老年人的认可。

人口老龄化是社会进步的表现,是社会经济不断发展、医疗卫生条件不断改善、科学和文明程度不断提高、人口平均预期寿命不断延长的结果。然而,老年人口的增多,必然会对社会经济发展产生巨大的影响。国际经验表明,随老龄化的进展,养老金支出、医疗保险金支出增加,社会矛盾全面显现,社会负担显著增加。由于未富先老,发展中国家所面对的老龄化问题将更为严峻。

(2)我国人口老龄化现状。我国 2010 年第六次人口普查显示,60 岁以上老年人口数量已达 1.78 亿,占人口总数的 13.26 %,较 2000 年上升了2.93 个百分点,其中 65 岁以上老年人口占 8.87 %,比 2000 年普查上升 1.91 个百分点。从历次人口普查来看,我国处在老龄化逐步加快的阶段。与世界人口老龄化相比,我国人口老龄化有以下特点。①老年人口数量多。虽然我国的老年人口系数与发达国家相比要低得多,但人口的庞大基数决定了我国老年人数量是世界上最多的。目前中国的人口老龄化问题主要是老年人口的数量问题,而非老年人口占总人口的比例。②人口老龄化速度快。我国计划生育政策效果的凸显及平均预期寿命的延长,加快了人口的老龄化。1998 年联合国卫生组织人口资料显示,65 岁以上人口的比例从 7 %上升到 14 %,法国用了 127 年,瑞典 85 年,美国 72 年,日本 24 年,而中国仅用 25 年左右的时间。我国是世界上人口老龄化速度最快的国家之一。③各地区人口老化程度极不平衡。我国地域广阔,各地区经济发展不平衡,各地区人口老龄化差异较大。上海于 1982 年老年人口系数即已达11.5 %,表明上海 20 世纪 80 年代即已进入老龄化社会;而青海在 1990 年仍属青年型社会,老年人口系数为5.13 %。此外,城乡人口老化程度也不一样,据第五次全国人口普查,2000 年全国共有 65 岁及以上的老年人口 8 811 万人,城乡分别为 2 873 万人和5 938 万人;从老年人口占各自总人口的比重看,城乡分别为 6.30 %和 7.35 %。从第六次人口普查数据来看,人口流动增加,农村劳动人口向城市迁移,农村老龄化、空巢化加重,再加上农村老年人社会保障水平的不足,农村老龄化问题更应引起重视。此外,劳动人口向发达地区的流动,导致各地老龄化趋势的变化也需引起人口决策部门的重视。④未富先老。我国人口老龄化超前于经济社会的现代化,是在人均收入水平较低、综合国力有限、社会保障体系不健全的条件下提前进入老龄化社会的,这与发达工业化国家形成明显的反差。我国现有经济发展还不能适应如此迅速的人口结构变化,人口快速老化缺乏强有力的经济和社会发展方面的支持,老年人的供养、保健将面临挑战。⑤其他。由于历史因素,我国老年人口的文化素质低,文盲、半文盲比重高,受传统观念影响,女性老年人受教育程度和经济独立性都较男性老年人低。

2.我国人口老龄化面临的社会问题

社会人口老龄化所带来的问题,不仅是老年人自身的问题,还牵涉到政治、经济、文化和社会发展诸方面的问题。"未富先老",国家财力薄弱,缺乏解决老龄问题的经济基础,人口的快速老龄化和庞大的老年人口数量会对中国的社会关系、经济发展、文化传统、价值观念、道德规范等各方面带来冲击。

(1)社会负担加重。随着老年人口数量的增加,我国老年人口负担系数增大。2000年,老年人口抚养比约为6∶1;2010年,这个比例已经变为5∶1;预计到2030年,这个数据将刷新为2∶1。20年间纳税人与老年人的比例从5∶1降至2∶1,也就是说两个劳动人口就要供养一个老年人,社会负担加重。

(2)家庭养老功能减弱。家庭户规模继续缩小,第五次人口普查,我国内地平均每个家庭户的人口为3.44人,比1990年人口普查的3.96人减少了0.52人。而2010年第六次普查显示,全国平均每个家庭户人口为3.10人,比2000年普查少0.34人。大家庭已逐渐为核心家庭所代替,养老负担将越来越多地依赖社会。

(3)社会文化福利事业跟不上老年人的需要。我国经济不发达,社会福利及社会保障体系不完善,远远不能满足老龄化社会中老年人日益增长的需求。人口快速老龄化对养老保险和医疗保险基金支出影响巨大。在现有的养老保障体系中,养老保险资金主要源于基本养老保险、企业年金和个人储蓄,由于我国现行养老金制度还不完善,历史负担沉重,养老保障体系覆盖面窄,且存在着养老资金来源单一、收入不稳定、个人社会保障账户不充实及转制成本、隐性债务和基金缺口等问题。此外,老有所乐、老有所为、老有所学、老有所教的社区福利文化事业也亟待建设和完善。

(4)医疗护理不能满足日益增长老年人的需要。老年人慢性病患病率高,恢复慢,日常的医疗、保健、康复等卫生服务需求大。但由于我国老年人经济收入水平低,特别是农村老年人,没有退休金和医疗保障,往往不能承受医院的高额医疗服务费用。而我国社区医疗护理服务尚难以提供快捷、经济、有效、全程服务。随着老年人口的快速增长,以及高龄老年人的增多,医疗护理系统面临挑战。

二、老化的相关理论与应用

老化的生物学理论对衰老机制的阐述有遗传学说、免疫学说、自由基学说、神经-内分泌学说、体细胞突变论、差错灾难论、应激论等,这些已在老年护理学等相应课程中体现。老化的社会学理论,如撤退理论、活动理论、社会情绪选择理论等,对老年人保健的科学研究与老年人福利政策的制定,以及老年人健康教育与提供服务有着重要的影响。

(一)撤退理论

1.理论产生的背景

撤退理论最早由科学家于1961年在《变老》一书中提出,后经其他社会学家、老年学家发展完善。撤退理论概括了老年人口参与社会生活的总趋势,成为有影响的老年社会学理论。

2.理论的主要观点

(1)老年人与社会相互脱离具有代表性。随着年龄的增长,社会与个人之间的往来关系减少,这是不可避免的。撤退的主要形式有两个:①来自社会方面的撤退,即社会通过一定的退休制度,使老年人口退出原来的工作岗位,由成年人口接替,达到撤退的目的;②来自个人的撤退,即人在成年期形成的各种社会关系在进入老年期后,由于社会工作的撤退而减弱,逐渐从原有的社会角色中撤退以适应老年期的社会生活。

（2）撤退过程有其生物的和心理的内在原因，并且不可避免。伴随老化，老年人的体力、智力衰退，记忆能力、创造性思维能力及参与社会的活动能力下降，难以适应先前的高负荷的角色功能，保持他们社会地位的动机逐渐减弱，再加上社会对老年人角色期待的影响，老年人自身接受撤退或按撤退规则来指导自己的行为规范是合情合理的，也是必然的。社会紧缩老年人的编制则是要把老年人占据的位置和承担的角色让给年轻人。

（3）撤退过程不仅使老年人欢度晚年，同时也是社会的需要。伴随衰老，老年人参与社会活动减少，撤退成为一个自我循环的过程。社会也需采取一定的撤退措施，将权限由老年一代转交给成年一代。老年人从原有的社会角色中撤离，晚年生活得到满足，老年人与社会相互疏远的过程，保证了个人的满足感和社会制度的延续性。个人或社会不准备撤离，可能会产生脱节现象，但在大多数情况下，社会需要首先倡导撤离。

3.理论在社区护理中的应用

老年人必定要从一定的社会角色中退出，社会也必然需要一定的撤退机制。老年人个人与社会同步撤离，有较好的协调机制，才能使个人与社会处于一种和谐状态，老年人安享晚年生活，社会代际交替、和谐发展。个人与社会撤离不同步，则会影响老年人个人的身心健康和发生社会角色的冲突，就可能使老年人患上"离退休综合征"。因此，社区护士可以借鉴撤退理论，做好老年人在老年期角色转换过程中的身心健康服务。

（1）引导个人角色撤退顺应社会期待。人的社会角色的转换是一个自然的过程，在一定社会制度下，个人社会角色撤退是可期待的，如退休年龄、退出政坛的年龄等，是一个普遍的、明确的撤退时间。在这一时限内，社区护士在社区健康教育中可利用撤退理论，促使老年人在社会机制下提前做好撤退准备，从心理上接受撤退现实，并做好撤退后的准备，以适应社会角色变迁，避免"离退休综合征"的发生。除离退休这样一个跨度较大的角色变迁外，老年人在老年期还将面临其他角色的变换，如丧偶、患病、失能等情况，老年人还须不断从原有角色中撤退，对于如何选择新角色功能，撤退理论可提供较好的理论指导。

（2）根据个人角色撤退现状改善社会功能。由于身体、心理及文化和专业修养的不同，个人从社会角色中撤退的愿望和社会对其的期望有个体差异。虽然退休了，有部分老年人仍然选择继续工作、参与社会活动等；有些老年人虽然离开了工作岗位，但仍然希望有一定的空间发挥他们的社会作用。因此，社区可以创造一定的社会活动条件，培育老年人组织，如老年人志愿服务组织、老年人书画协会等，社区护士可以根据老年人的身心状况做好康复护理，协助老年人参与社会活动，满足老年人的社会心理需要。

（二）活动理论

1.理论产生的背景

撤退理论在老年社会学理论研究中具有重要意义，产生了很大的影响。班尼迪克大学老年和人类发展研究中心对老年人进行研究，提出了与撤退理论完全相反的结论，认为老年人无论是生活的满足程度还是活动水平都没有或者很少减退。许多调查结果也表明，多数人在老年期并没有从他们的社会角色中完全撤离，而是继续他们在中年期就已建立的社会职务与角色，从事生活与社会活动，维持他们原先的生活方式，尽可能保持早年养成的习惯、人格特征、生活方式等。活动理论(activity theory)以欧内斯特·伯吉斯(Ernest Burgess)为代表,与撤退理论相反,该理论认为老年人若要获得使他们感到满意的老年生活,就必须维持足够的社会互动。

2.理论的主要观点

(1)大多数老年人仍然保持活动和社会参与。活动理论认为,社会与个人的关系在中年期和老年期并没有截然的不同,老年期同样有着活动的愿望,个体在社会中的角色并不因年龄的增长而减少。一个人只要在生理和心理上有足够的能力,他就可以扮演其角色、履行其义务。老年人的活动水平、参与活动的次数或者与社会疏远的情况受过去生活方式和社会经济状况的影响,而不是一个不可避免的、内在的必然过程。例如,一个经常被动、退缩的人不会因为退休而变得更为活跃,一个经常参加许多社会活动的人也不会因为退休或移居他地而停止活动。

(2)活动是老年期生活的需要。维持或开展适当的体力、智力和社会活动,可促进老年人晚年生活幸福。参加经济活动、社会活动、健身活动对老年人身心健康与生活满足产生正面的影响,老年人的社会参与层面越高,他的精神和生活满意度也会随之增加。活动理论强调参与活动与社会互动,认为老年人应该积极参与社会,用新的角色取代因丧偶或退休而失去的角色,通过新的参与、新的角色替代改善老年人因社会角色中断而引发的情绪低落,将自身与社会的距离缩小到最低限度。老年人应该尽可能地保持中年人的生活方式,积极参与力所能及的一切社会活动,保持活力,赢得社会的尊重。对于一个正在变老的人,活动变得尤其重要,因为其健康和社会福利有赖于继续参加活动,并在社会互动中找到生活的意义、人生的价值,取得积极的、恰当的自我形象,获得良好的生活满足感。

(3)老年人有责任保持自身的活动程度。进入晚年,不一定变得"没有角色可扮演",老年人应当有新的角色,同其他生命周期一样,在社会活动中做出应有的贡献。老年人退休后的社会角色及其社会发展都有赖于自己的活动程度,老年人有责任去保持自己的活跃程度,新角色的建立要靠他们自身的努力,而不是由社会提供。

3.理论的应用

(1)协助开创其他补偿性角色来取代失落的角色。由于现实生活往往剥夺了老年人期望扮演的社会角色的机会,使得老年人所能活动的社会范围变窄,活动程度变小,从而使老年人对自身存在的价值产生迷茫,因此应有补偿性的活动来维持老年人在社会及心理上的适应。如老年人退休,就应有职业以外的活动补充;如老年人丧偶或亲友死亡,就应有其他人际交往的弥补。活动理论可以帮助人们理解、尊重社区老年人在社区生活中的各种表现,有针对性地开展健康服务,指导老年人参与社区活动,如参与老年人活动中心、老年大学、老年服务中心、志愿者等组织的活动。

(2)尽可能长地维持老年人的活动能力。活动是保证老年期生活质量的基础,社区护理应从心理上充分调动老年人的主观能动性,从身体功能上做好保健和康复服务,尽可能长地维持老年人的肢体功能,并提供必要的辅具和设施,帮助老年人参与社区活动,维持老年人的健康。另外,"活动"并不仅仅指躯体的行为活动,也包括心理活动和心灵的领悟,对完全失能的老年人,也应该从心理的角度,促进老年人保持积极的态度,以使其获得良好的生活满足感。

(三)社会情绪选择理论

1.理论产生的背景

由于年龄的增长,老年人在生理和一些心理功能方面呈现下降趋势,尤其是在某些认知能力方面趋于减退。但老年人在情绪方面并不像认知能力那样呈现出减弱的趋势,许多研究表明,整个成年人阶段情绪幸福度是上升的。这种在身体健康、认知能力等方面下降,而情绪及幸福感却维持在较高水平的矛盾现象称为"老化的悖论"。个体如何在生理功能下降情况下将情绪和幸福感维持在较高水平? 在未来时间洞察力改变的情况下,又如何调整社会目标及选择社会同伴? 以斯坦福大学教授卡斯滕森(Carstensen)为代表的学者提出了社会情绪选择理论,对此给出了全面、合理的解释。

2.理论的主要观点

(1)老年人偏向于选择情绪管理目标。人类的社会目标有两大类:知识获得目标和情绪管理目标。人们感到未来时间很充足时,会更多地关注未来导向的目标,即与知识追寻有关,追求新知识,学习获得性行为;当感到时间非常有限时,则表现为情绪导向的社会目标,通过与他人交往来实现情绪状态的优化,包括寻找生活意义的欲望,获得亲密的情感和追求生命的真谛,以及体验情感上的满足,是现实导向的目标。一般而言,年轻人未来时间比较充裕,以获取知识为目标;老年人则相反,以情绪管理为目标。情绪调节的目标旨在控制纷繁的情绪状态,关注生命的意义和情感的亲密性,表现为回避消极情绪状态,趋向积极情绪状态。

获取知识和调节情绪的动机共同组成了生命过程中激发社会行为目标的动力系统,在具体情境中,知识获得的目标与情绪调节的目标会相互竞争,个体在权衡两类目标的重要性后才能做出选择,进而产生相应的行为。

(2)未来时间洞察力影响社会目标选择。未来时间洞察力是个体对未来时间的认知、体验和行动倾向的一种人格特质。在社会情绪选择理论中,未来时间洞察力侧重于个体对将来一段时间的有限性或无限性的知觉,这种知觉会对个体当前的行为产生影响。个体的一生都由各种社会目标指导,如寻求新奇事物、感情需要、扩展个人视野等,不同社会目标的相对优先性随个体对未来时间洞察力的变化而变化。当感到生命中(或事件)剩余时间很充裕,知识获得目标放在首位,人们更愿意结识新朋友、扩大社交圈子,努力为自己的未来建立广泛的人际关系。当感到未来时间很有限时,情绪管理目标变得相对重要,人们优先选择与较为熟悉的社会伙伴在一起。年龄越大,个体越喜欢与熟悉、亲密的同伴接触。

(3)老年人偏向选择较小的社会关系网络。老年人对未来时间洞察力的改变偏向选择以情绪管理为导向的社会目标,势必影响老年人社会网络的组织结构。研究发现,老年期个体的社会网络会缩小,情绪亲密的社会伙伴会继续维持,而次要的社会伙伴慢慢被排除在外,年龄越大,越趋向于与相对亲近的人保持联系,如家庭成员、亲密朋友等。随着年龄增大,个体缩小社会关系网络,之所以优先选择亲密的社会伙伴,是因为他们能够提供可信赖的情感回报,对老年人自身健康和主观幸福感是有益的。研究证实,家庭支持和朋友支持对提高老年人的主观幸福感和生活满意度都有重要作用,但家庭支持比朋友支持的作用更大,特别是在情感支持上。

(4)老年人更重视积极情感体验。社会情绪选择理论认为:个体越接近人生终点,就越关注社会互动的质量,并越有目的地改善社会关系中的情感成分,关注事件的积极信息,关注自已的情绪满意度。虽然老年人总体认知资源较少,但他们用目标一致的方式分配认知资源,从而成功地管理情绪,并保持积极的情绪体验。如果老年人不太关注将来,那么他们晚年生活将是高质量的,退休、死亡之类的事件不会对他们造成过大的负面影响。

3.理论的应用

(1)在社区健康管理中重视与老年人的情感交流。社会情绪选择理论认为,老年人优先选择情绪管理目标,更重视其中的情感体验。在老年人社区健康管理中,健康知识学习、健康行为建立的健康教育干预,需要社区护士与老年人有更多的沟通,特别是情感上的交流。例如,戒烟、戒烟带来的不确切好处与吸烟带来的实际身体和人际交流情感上的体验相比,权衡未来时间的有限性,老年人往往选择后者而拒绝戒烟。在老年人戒烟干预上,社区护士需要对戒烟带来的不良体验予以补偿,包括生理上和情感上的补偿,重视情绪管理策略,这样才能促进健康目标的达成。

(2)加强社区支持。社会情绪选择理论认为,随着年龄的增长,老年人社会关系网络缩小,优先选择亲密的社会伙伴,趋向于与相对亲近的人保持联系。随着家庭的小型化,空巢、独居老人增多,社区活动、邻里互助为老年人提供了一定的社会活动空间,促进老年人建立一定的社交网络,补偿家庭支持的不足。一方面,社区护士应在健康服务上促进老年人参与社区活动;另一方面,社区护士应成为老年人社会网络的一员,经常与老年人交流治疗、康复、保健活动的心得,提高老年人的情绪满意度。

(3)重视积极信息的作用。社会情绪选择理论认为,老年人在注意、记忆和情绪的选择上更关注积极信息和积极情感的体验。在老年人健康管理中,重视积极信息对老年人健康行为的促进作用,如在老年糖尿病患者的管理上,善于发现老年人一些积极的因素,如血糖较之前控制要好、能注意饮食、开始运动锻炼等,比经常说老年人没有控制好血糖、饮食尚不规范、运动量不够等负面信息的效果要好。另外,在健康教育的榜样作用上,也应多选择一些正面的案例。比如,介绍某百岁老人的生活方式比吸烟导致肺癌而死亡的个案信息更能引起老年人的积极情感体验,更能促进教育目标的达成。另外,对长寿老年人的介绍也使老年人对未来时间洞察力发生改变,延长对未来时间的预期,有利于健康积极行为的建立。

三、社区老年人的健康管理

为深化医药卫生体制改革,促进基本公共卫生服务逐步均等化,2009 年以来,国家启动实施基本公共卫生服务项目,免费为城乡居民提供建立居民健康档案、健康教育等 11 类 41 项服务,社区老年人健康管理是其中之一。本节主要介绍《国家基本公共卫生服务规范(2011 年版)》中社区老年人的健康管理内容、流程、要求及考核指标,梳理当前社区老年人健康管理现状,思考社区老年人健康管理的发展。

(一)国家老年人健康管理服务规范

1.服务对象

辖区内 65 岁及以上常住居民。

2.服务内容

每年为老年人提供 1 次健康管理服务,包括生活方式和健康状况评估、体格检查、辅助检查和健康指导。

（1）生活方式和健康状况评估。通过问诊及老年人健康状态自评了解其基本健康状况、体育锻炼、饮食、吸烟、饮酒、慢性疾病常见症状、既往所患疾病、治疗及目前用药和生活自理能力等情况。

（2）体格检查。其包括体温、脉搏、呼吸、血压、身高、体重、腰围、皮肤、浅表淋巴结、心脏、肺部、腹部等常规体格检查，并对口腔、视力、听力和运动功能等进行初步测量、判断。

（3）辅助检查。其包括血常规、尿常规、肝功能（血清谷草转氨酶、血清谷丙转氨酶和总胆红素）、肾功能（血清肌酐和血尿素氮）、空腹血糖、血脂和心电图检测。

（4）健康指导。根据体检情况，告知健康体检结果并进行相应健康指导，主要有：①将发现已确诊的原发性高血压和 2 型糖尿病等患者纳入相应的慢性病患者健康管理；②对体检中发现有异常的老年人建议定期复查；③进行健康生活方式及疫苗接种、骨质疏松预防、防跌倒措施、意外伤害预防和自救等健康指导；④告知或预约下一次健康管理服务的时间。

3.服务的基本要求

（1）开展老年人健康管理服务的乡镇卫生院和社区卫生服务中心应当具备服务内容所需的基本设备和条件。

（2）加强与村（居）委会、派出所等相关部门的联系，掌握辖区内老年人口信息变化。加强宣传，告知服务内容，使更多的老年人愿意接受服务。

（3）每次健康检查后及时将相关信息记入健康档案。具体内容详见《城乡居民健康档案管理服务规范》健康体检表。对已纳入相应慢性病健康管理的老年人，本次健康管理服务可作为一次随访服务。

（4）积极应用中医药方法为老年人提供养生保健、疾病防治等健康指导。

4.考核指标

（1）老年人健康管理率：老年人健康管理率 $= \dfrac{\text{接受健康管理人数}}{\text{年内辖区内 65 岁以上常住居民}} \times 100\%$。

（2）健康体检表完整率：健康体检表完整率 $= \dfrac{\text{抽查填写完整的健康体检表数}}{\text{抽查的健康体检表数}} \times 100\%$。

（二）社区老年人健康管理现状与展望

1.社区老年人健康管理现状

（1）普遍开展老年人健康信息管理。随着各地公共卫生服务均等化相关政策的实施，社区卫生服务普遍建立了有关慢性病管理、健康档案管理的信息化管理平台，开展相关信息的管理，其管理人群中老年人占有很大比例。另外，各地全面启动老年人健康体检工作，通过开展健康体检掌握老年人健康状况及主要危险因素，逐步为老年人建立个人健康档案，实施老年人健康管理，实现无病早预防，有病早发现、早干预、早治疗，提高健康水平，改善老年人生活质量的目标。

（2）老年人健康干预工作逐步开展。老年人健康管理的目的是促进老年人健康，当前有关利用社区老年人体检资料分析老年人健康问题及危险因素，以及对某一类型的老年人群进行护理方面的研究报道较多。但如何利用老年人健康信息,对社区老年人开展规范化的群体与个体健康干预相结合的健康教育研究不多。除国家老年人健康管理规范外,健康管理技术标准、健康干预评价标准及老年人健康风险预测、转诊规范等研究尚需不断深入。

(3)老年人参与健康管理的积极性有待提高。随着国家卫生体制的改革,社区卫生服务快速发展,队伍素质较快提升,社区慢性病管理和老年人体检工作较好开展,相关工作逐步得到社区老年人的信任,但离"健康守门人"的目标还有距离。在社区健康管理工作中,老年人还处于被动接受阶段,相互联系、沟通的渠道并不多,老年人对健康管理意义的认识和参与活动的积极性还有待提高。

2.社区老年人健康管理展望

(1)健康管理信息技术与网络服务技术平台有望得到建立和完善。目前,社区老年人健康体检信息逐步实现计算机管理,各地区局域网络在不断建立和完善中,为老年人健康信息的利用提供了技术基础。社区卫生服务健康信息管理逐步规范发展,结合网络信息技术,社区老年人健康档案网络化将逐步推进。同时,在信息录入方面也将更加便捷,可以利用手机等工具随时随地与网络沟通。当然,随着互联网技术的发展和完善,隐私保护也会得到加强。

(2)网络化健康信息管理为老年人健康服务。老年人健康信息管理逐步网络化,各级医疗机构及老年人自身可以共享信息,为老年人的日常保健和医疗、护理提供方便。随着社区卫生服务工作的完善,个人健康信息通过网络实现系统化的信息管理,信息可以随着户籍迁移,使之更好地为健康服务。

(3)老年健康管理产业发展。以健康管理为平台,理论研究与实践探索相结合,互联网技术和医疗、护理技术相互渗透,以学术、技术为引领,健康管理产业将得到发展。有关老年人健康产品、相关软件与设备,以及以中医为特色的预防保健体系将会得到进一步发展。

(4)老年人健康水平提高。利用健康管理平台,老年人与社区卫生服务人员关系更加密切,整合社区资源,以健康信息管理为中介的常规化老年人健康干预工作不断推进,社区老年人健康评估、健康干预计划、干预措施实施与干预效果评价过程不断循环,提高老年人的健康水平。

四、老年人居家安全问题及护理

跌倒、误吸、噎食是老年人常见的意外事件,可导致老年人骨折、吸入性肺炎,甚至危及老年人生命,是老年人居家的重要安全问题。

(一)临床特征

《老年人跌倒干预技术指南》指出,跌倒是指突然的、不自主的、非故意的体位改变,指倒在地上或更低的平面上。据报道,65岁以上老年人中有1/3的人、80岁以上老年人中有1/2的人每年发生过一次跌倒,在这些跌倒的人中,约有一半发生反复跌倒,其中约1/10的人有严重后果,如髋关节骨折、其他骨折、软组织损伤、头颅损伤等。跌倒是活动受限、日常生活活动能力下降和入住机构或医院的独立危险因素。虽然跌倒频繁发生并有潜在的严重后果,但往往被人们忽视,因此社区护士在社区健康护理中需要强调跌倒的预防。

老年人易发生误吸、噎食,尤其是脑卒中、帕金森病、阿尔茨海默病等慢性病患者更易发生。误吸指进食时在吞咽过程中有数量不一的液体或固体食物进入声门以下的气道。误吸可引起剧烈咳嗽、吸入性肺炎,甚至窒息死亡。噎食通常是指食物堵塞咽喉部或卡在食管的第一狭窄处,引起窒息。噎食的主要表现为:①进食突然中断;②不能说话;③呼吸停止而迅速发生缺氧症状;④用手按住喉部并用手指指向口腔。

(二)相关因素

1.跌倒的相关因素

老年人跌倒的原因主要是老年人自身生理病理方面的因素和环境因素,如运动功能失调、虚弱、眩晕、视力障碍、直立性低血压、药物不良反应、饮酒过量等,还可为环境光线过暗或强光刺激、扶手不稳、地面不平整或潮湿打滑、家具摆放位置不当、室内外障碍物等。

2.误吸、噎食的相关因素

老化和疾病因素导致吞咽功能障碍是误吸、噎食的基础,食物性状、进食习惯也是影响因素。误吸、噎食的主要原因有以下几种。

(1)吞咽功能减退。正常吞咽动作需口、咽、食管共同参与,在神经、肌肉的协调下完成。随着年龄的增长,老年人咽喉部感知觉减退,神经肌肉的协调功能变差,吞咽反射减低,再加上咀嚼功能下降,唾液分泌减少致食物润滑作用降低,容易发生噎食。同时,吞咽过程中防止异物进入气道的反射性动作减退,容易发生误吸。此外,脑血管意外等疾病也是重要的影响因素。

(2)进食习惯不良。坐位略前倾位进食,便于吞咽。仰卧进食、边进食边谈笑、进食速度过快、大口进食等不良习惯易导致误吸,也容易发生噎食。

(3)食物性状影响。进食过于黏稠、粗糙、干燥的食物易发生噎食,如牙齿不好的老年人大口进食糯米团子,由于食物本身的黏性,老年人难以嚼碎而吞咽块状食物,易发生噎食。另外,水和汤类食物可使一些高龄老年人和发生过脑血管意外的患者发生误吸。

(三)护理措施

1.预防跌倒

(1)评估老年人跌倒的危险因素。对老年人的身体状况如视力、平衡能力、活动能力、疾病、用药,以及居住环境中外在影响因素,如照明不良、地面不平或有障碍物、桌椅家具不稳、设施不全或缺陷等进行评估,根据具体情况跟进措施,改善环境,尽量减少跌倒的影响因素,避免老年人跌倒。

(2)做好心理护理。老年人常有不服老和不愿麻烦别人的心理,对一些力所不能及的事情也要自己尝试去做,如爬高、搬重物等,这会增加老年人跌倒等意外事件发生的可能性。因此,要做好心理疏导工作,使老年人正确掌握自己的健康状况和活动能力。

(3)活动柔和。老年人日常活动或体育锻炼时动作要柔和,避免突然转身、闪避、跳跃等,外出行走步伐要慢,尽可能用双脚来支撑身体重心。

(4)防止直立性低血压。老年人从卧位或蹲位站立时动作要慢,平时避免长时间站立。

(5)消除环境中的危险因素。比如地板防滑,桌椅不摇晃,照明设施良好且方便,衣、裤、鞋大小合适,拐杖、轮椅等设施完好。

(6)提供必要的帮助。如提供拐杖,专人扶持,在浴盆、便池边安装扶手,高龄老年人外出有人陪伴。

（7）坚持锻炼。坚持有规律的锻炼活动，保持良好的骨骼、关节和肌肉功能，提升机体的平衡能力。

2.跌倒应急处理

（1）不急于搬动老人。老人跌倒不先扶起老人，以免不当措施导致二次损伤。

（2）迅速检查伤情。检查意识是否清楚，询问跌倒过程、受伤部位、是否有口角歪斜、是否有偏瘫等；检查局部组织是否有淤血、出血、肿胀、压痛、畸形；检查肢体活动，注意有无骨折和脊柱受伤；检查有无头痛、胸痛、腹痛等。

（3）求救并保持呼吸道通畅。有意识不清或疑有骨折、内脏损伤的情况，迅速拨打急救电话。对意识不清的老人，注意清理老人口腔的分泌物、呕吐物，头侧转，解开衣服领扣，保持呼吸道通畅。心跳、呼吸停止者迅速进行心肺复苏。

（4）正确处理局部伤情。有骨折者予以固定；出血者予以止血；扭伤、挫伤者局部制动、冷敷；脊柱有压痛疑有骨折者，避免搬运时脊柱扭曲。在初步的处理后，迅速送往医院。

（5）做好病情观察。对无明显组织损伤的老人，扶老人起来，并观察血压、脉搏等情况。

3.预防噎食、误吸

（1）尽量坐位进食。老年人宜坐立、上身略前倾位进食。尽量协助卧床老人坐位进食，不能坐位者抬高床头，头转向一侧进食。

（2）细嚼慢咽。小口进食，细嚼慢咽，不催促或限制老人进食时间。

（3）养成良好的进食习惯。进食期间集中注意力，勿谈笑，避免边看电视边进食。咳嗽、多痰、喘息患者，进食前协助排痰、吸氧，减少喘息，避免进食中咳嗽。

（4）合理加工和选择食物。老年人食物宜细、软，避免过于干燥、粗糙及大块的食物，食物去刺、剔除骨头。喝稀食易呛咳者，可将食物加工成糊状。

4.噎食急救

患者坐位或立位，抢救者站在患者身后，一手握拳顶住上腹部，另一手握在拳头外，用力向后向上冲击。如患者意识不清，则行卧位上腹部冲击法，患者平卧头侧转，施救者双手置患者上腹部，向下向上冲击。

第三节　社区妇女儿童的保健与护理

一、概述

（一）社区妇女儿童保健的重要性

妇女儿童的健康状况不仅直接影响家庭及社会的健康水平，而且决定了一个国家未来的综合素质。但由于受到社会、经济、文化及生理等因素的影响，妇女儿童的整体健康及生存状况相对较差，依然是社会的脆弱人群，这使得妇女儿童对促进健康有着持久的需求，对公共卫生服务的需求较大。因此，妇幼卫生状况和水平是反映一个国家或地区发展程度最基本、最重要的指标。

1.妇女儿童是需要社会关照的特殊群体

妇女在历时 30 年左右的生育期中,要经历妊娠、分娩、产褥、哺乳及避孕等生理过程,而儿童则要经历新生儿期、婴幼儿期、学龄前期、学龄期及青春期的生长发育才能进入成年阶段。由于妇女和儿童处于不同时期,从生理特点、健康状况到生存方式都有与普通成人不同的健康需求,他们是一支脆弱的群体,需要社会特殊的关照。因此,占社会总人口 2/3 以上的妇女儿童的保健成为社区卫生服务的重要内容之一。

2.妇女儿童的健康关系到综合国力的提高

妇女的健康直接关系到后代的健康和出生人口的素质,而儿童的健康则直接决定了一个国家未来的综合素质。因此,加强妇女儿童保健是发展生产力最重要的投资,并关系到综合国力的提高。

3.妇女儿童健康是衡量卫生系统绩效的重要指标

妇女儿童的健康水平是反映医疗卫生综合效果的重要指标,WHO 将孕产妇死亡率和婴儿死亡率作为评价卫生系统绩效的指标,旨在强调大力发展社区卫生服务,促进母婴安全,提高妇女和儿童的健康水平。

(二)社区妇女儿童保健的内涵

社区妇女儿童保健指针对妇女儿童不同阶段的生理、心理特点及保健需求,以预防为主,以保健为中心,以维护妇女儿童的身心健康和促进母婴安全为目标,以群体为对象,针对妇女儿童在不同阶段存在的健康问题,提供良好的健康教育和健康服务,以提高妇女儿童的健康水平。

WHO 在 20 世纪 90 年代提出了生殖健康的概念,生殖健康是指在生命所有阶段的生殖功能和生殖过程中,生理、心理和社会适应状态良好,没有疾病和虚弱。生殖健康的内涵是人们能够进行负责、满意和安全的性生活,不担心传染疾病和意外妊娠;能生育,并有权决定是否生育和生育的时间;能安全妊娠和分娩,保障婴儿存活并健康成长;能知情选择和获得安全、有效、可接受的节育措施。由此可见,生殖健康涵盖了母亲安全、计划生育、性健康、儿童生存与发展等多个方面,强调维护妇女儿童的合法权利和地位,重视男性在促进妇女儿童健康方面的责任和义务,赋予妇幼保健更深刻的含义和更广阔的范围。

(三)妇女儿童保健相关的政策与法规

我国的妇幼保健法制建设得到了党和国家的一贯重视。1949 年中国人民政治协商会议第一届全体会议通过的《共同纲领》第 48 条规定:"注意保护母亲、婴儿和儿童的健康。"十一届三中全会后,妇幼保健法制建设迅速发展,在政策的引导下,各地建立三级妇幼保健网,健全了分级分工和逐级转诊等制度,促进了我国妇幼保健事业的发展。

1.《全国城市围产保健管理办法》

1987 年原卫生部颁布了《全国城市围产保健管理办法(试行)》,旨在促进母婴的健康与安全,实现优生优育,提高民族健康水平。该管理办法是在总结 20 世纪 70 年代到 20 世纪 80 年代城市围产保健工作经验的基础上制定的,系统规定了围产保健的具体内容、保健机构分工及保健管理措施等,目的是进一步提高管理水平,明确各级医疗保健机构的职责,做到临床和保健相结合,以降低孕产妇死亡率、围产儿死亡率、残疾儿出生率和提高新生儿的健康素质。这一管理办法已于 2011 年 6 月 23 日废止。

2.《农村孕产妇系统保健管理办法》

1989 年原卫生部颁布了《农村孕产妇系统保健管理办法(试行)》,该管理办法在总结农村开展孕产妇系统保健管理工作经验的基础上制定,对农村孕产妇从怀孕开始到产后 42 天进行系统的检查、监护和保健指导。通过建立健全村、乡、县三级医疗保健网,实行统一的管理,做到预防为主,防治结合,达到降低孕产期合并症、并发症和难产的发病率,降低孕产妇、围产儿死亡率,提高出生人口素质的目的。该办法指出,农村孕产妇系统保健应以提高产科质量为中心,以筛选高危孕妇为重点,实行分级分工管理,提高保健质量。

3.《中华人民共和国母婴保健法》

1994 年第八届全国人民代表大会常务委员会第十次会议通过了《中华人民共和国母婴保健法》,1995 年正式实施。该法律的颁布旨在保障母婴健康,提高出生人口素质,是我国贯彻《儿童权利公约》,保护儿童权利的重大举措和后续行动。《中华人民共和国母婴保健法》贯彻以保健为中心、保健和临床相结合、面向群众、面向基层和以预防为主的工作方针,系统规定了婚前保健服务、孕产期保健服务及新生儿期保健服务的具体内容,规定了各级医疗机构的职责,并对边远贫困地区妇女儿童的保健服务给予了法律的保证。《中华人民共和国母婴保健法》的颁布标志着我国母婴保健工作由行政管理步入法制管理的轨道。

4.《中国儿童发展纲要》

2021 年国务院颁布了《中国儿童发展纲要(2021—2030)》,涉及儿童健康、安全、教育等多个方面,具体措施如下:①合理安排儿童作息,保证每天睡眠时间为小学生 10 小时、初中生 9 小时、高中生 8 小时。②将性教育纳入基础教育体系和质量监测体系,增强教育效果。③探索制定国家儿童基本药物目录,及时更新儿童禁用药品目录。④杜绝"毒跑道""毒校服",保障游戏游艺设备及大型游乐设施安全。⑤网络游戏、网络直播、网络音视频、网络社交等网络服务提供者,针对未成年人使用其服务依法设置相应的时间管理、权限管理、消费管理等功能,不得为未满十六周岁儿童提供网络直播发布者账号注册服务。⑥实施国家统一的未成年人网络游戏电子身份认证,完善游戏产品分类、内容审核、时长限制等措施。⑦鼓励国有企事业单位、街道、村集体举办公办幼儿园。加强非营利性民办园收费监管,遏制过度逐利行为。⑧建设一批优秀中职学校和优质专业,放宽中职招生地域限制。⑨建立健全科学的教育评价制度体系。探索增值评价,克服唯分数、唯升学倾向。⑩推进采取年龄标准优先、身高标准补充的儿童票价优待政策。⑪尊重儿童的知情权、参与权,重视听取并采纳儿童的合理意见。⑫指导帮助家庭调适亲子关系,缓解育儿焦虑,化解亲子矛盾。建设家庭教育信息化共享平台,开设网上家长学校和家庭教育指导课程。⑬推动将 3 岁以下婴幼儿照护服务费用纳入个人所得税专项附加扣除,加强住房等支持政策,减轻生育养育教育负担。⑭严格管控诱导未成年人无底线追星、拜金炫富等存在价值导向问题的不良信息和行为。⑮加强互联网营业场所和娱乐场所执法,查处违规接纳未成年人、提供含有禁止内容的曲目和游戏游艺设备等违规行为。建设一批国家儿童友好城市。⑯督促落实监护责任,禁止早婚早育和早婚辍学行为。⑰加强对企业、其他经营组织或个人、网络平台等吸纳儿童参与广告拍摄、商业代言、演出、赛事、节目制作、网络直播等的监督管理。

5.《中国妇女发展纲要》

2021年,国务院颁布了《中国妇女发展纲要(2021—2030年)》,该纲要提出:到2030年,男女平等基本国策得到深入贯彻落实,促进男女平等和妇女全面发展的制度机制创新完善;妇女平等享有全方位全生命周期健康服务,健康水平持续提升;妇女平等享有受教育权利,素质能力持续提高;妇女平等享有经济权益,经济地位稳步提升;妇女平等享有政治权利,参与国家和经济文化社会事务管理的水平逐步提高;妇女平等享有多层次可持续的社会保障,待遇水平稳步提高;支持家庭发展的法规政策体系更加完善,社会主义家庭文明新风尚广泛弘扬;男女平等理念更加深入人心,妇女发展环境更为优化;法治体系更加健全,妇女合法权益得到切实保障;妇女的获得感、幸福感、安全感显著提升。围绕健康、教育、经济、参与决策和管理、社会保障、家庭建设、环境、法律8个领域,该纲要提出75项主要目标和93项策略措施。

6.《中华人民共和国人口与计划生育法》

2001年,第九届全国人民代表大会常务委员会第二十五次会议通过了《中华人民共和国人口与计划生育法》,该法律的颁布旨在实现我国人口与经济、社会、资源、环境的协调发展,加强母婴保健,提高人口素质。该法律指出,应当积极开展以人为本的计划生育优质服务,保障妇女享有计划生育权利,坚持实行计划生育基本国策,提倡晚婚晚育,依法保障女婴和女孩的生存发展权利。该法律的颁布标志着国家以法律的形式确立了计划生育基本国策的地位。

7.《孕前保健服务工作规范》

2007年,原卫生部发布了《孕前保健服务工作规范(试行)》,该工作规范发布的背景是2003年颁布的《婚姻登记条例》将婚前医学检查由强制性改为自愿性。该工作规范强调以提高出生人口素质,减少出生缺陷和先天残疾发生为宗旨,为准备怀孕的夫妇提供以健康教育与咨询、健康状况评估、健康指导为主要内容的保健服务。孕前保健不但是婚前保健的延续,更是孕产期保健的前移。

(四)社区妇女儿童保健的现状及展望

我国政府一向致力将保障妇女儿童健康作为经济和社会发展的重要组成部分,通过颁布一系列与妇幼保健相关的法律法规,极大地促进了我国妇幼保健事业的发展。1980年和1986年,原卫生部颁布《妇幼卫生工作条例》,由妇幼(婴)保健院、所(站),妇女保健所(院),儿童保健所,计划生育技术指导所及妇产(婴)医院组成的妇幼卫生专业机构为妇女及儿童提供保健服务,大大改善了妇女儿童的健康状况。到1991年,我国婴儿死亡率下降至50.2‰,孕产妇死亡率下降至80.0/10万。

从20世纪90年代开始,我国政府通过签署国际公约,颁布两纲及《母婴保健法》促进了我国妇幼保健工作的法制化发展。1997年,国务院在《关于卫生改革与发展的决定》中提出大力发展社区卫生服务,完善县、乡、村三级卫生服务网,将妇幼保健作为社区"六位一体"功能的重要组成部分。在政策的引导下,全国建立健全妇幼保健服务网络,改善了妇幼卫生管理与服务,制定了妇幼保健工作方针,强调以保健为中心,以保障生殖健康为目的,实行保健和临床相结合,面向群体,面向基层,实施"降消"项目、中国妇女健康行动,开展出生缺陷防治和爱婴行动,加强儿童疾病防治,加强基层妇幼卫生工作,实施母子系统保健项目及综合性妇幼卫生保健项目等一系列行动和措施,切实改善了妇女儿童的健康水平。从妇幼卫生监测数据看,2007

年与 2000 年比较,全国婴儿死亡率由 32.2‰降到 15.3‰,5 岁以下儿童死亡率由 39.7‰降到 18.1‰,孕产妇死亡率由 53.0/10 万降到 36.6/10 万,均已实现两纲的目标要求。我国妇女儿童健康状况不断改善,妇幼卫生主要指标不断改善,得到了国际社会的充分肯定和尊重。

尽管我国在妇女保健方面做了大量的工作,婴儿死亡率和孕产妇死亡率有了明显降低,但与政府承诺的目标相比,还有一定的差距。"儿童优先,母亲安全"仍是我国妇女儿童保健工作的首要任务,除降低孕产妇死亡率、婴儿死亡率外,更重要的是尊重妇女儿童的权利,转变服务理念,为妇女儿童生命的各个阶段提供优质服务。继续完善和提高以生殖健康为核心的围生期保健、青春期保健和围绝经期保健,加强妇女精神卫生保健、劳动环境保护及传染性疾病的防治仍然是未来社区妇女保健的重要内容。继续加强出生缺陷和先天性畸形的防治,以及加强传染性疾病和非传染性疾病的防治,重视儿童精神卫生和心理发育,预防环境对儿童的不良影响,促进儿童的全面发展是未来社区儿童保健的重要内容。

二、社区妇女儿童保健的相关理论与应用

(一)弗洛伊德的性心理发展理论

1.理论产生背景

弗洛伊德是奥地利精神病学家,被誉为"现代心理学之父"。1905 年,他通过精神分析法观察人的行为,创建了性心理发展理论。弗洛伊德认为,性本能是个性发展过程中具有重要意义的因素。他的理论注重儿童性心理发展,认为儿童对自己身体的关注建立于与他人关系。

2.理论的主要观点

弗洛伊德认为,儿童从出生到成年要经历五个发展阶段,儿童在这些阶段中获得的经验决定了他们成年的人格特征。

(1)口唇期。口唇期指从出生到 1 岁,婴儿期所有的愉悦来自口唇的活动,婴儿通过吸吮、咬、咀嚼、吞咽等活动来获得快乐与安全感。这种口唇的满足有助于婴儿情绪及人格的正常发展。

(2)肛门期。肛门期指 1～3 岁,随着肛门括约肌的发育和排便控制能力的形成,1～3 岁儿童愉悦的中心转移到排泄所带来的快乐及自己对排泄的控制,这段时期的排便环境和氛围会对儿童的个性产生深远的影响。

(3)性蕾期。性蕾期指 3～6 岁,该期儿童对性器官开始产生兴趣,他们察知两性的区别并感到好奇。这段时期女孩容易产生"恋父情结",男孩则容易产生"恋母情结",健康的发展在于与同性别的父亲或母亲建立起性别认同感。

(4)潜伏期。潜伏期指 6～12 岁,该期儿童早期的性欲冲动被压抑到潜意识领域,精力和能量都放在知识的获取和玩耍上,儿童的兴趣不再限于自己的身体,转而注意周围环境的事物。因此,该期儿童的愉悦感主要来自对外界环境的体验,这对以后的人际交流产生重要影响。

(5)生殖期。生殖期指 12 岁以上,随着青春期的来临,儿童生殖系统开始成熟,性激素开始分泌,潜意识中的性欲冲动开始涌现。生殖器官成为主要关注的中心和愉悦的源泉,注意力转移到性伴侣上,但他们同样会将能量放在寻求友谊和自我发展上。

3.理论的应用

性心理发展理论的主要贡献在于发现了潜意识,以及其在人类的个性发展及行为中所起的作用。性心理发展理论有助于社区护士正确理解和评估不同年龄阶段儿童外在的焦虑、紧张、恐惧等不良情绪和反常行为所折射出的内心需求,以采取针对性措施。例如:在口唇期应促进母乳喂养,当婴儿患病禁食时,如果没有医学禁忌证,应指导给予安慰奶嘴;在肛门期,护士应指导家长培养儿童良好的排便习惯;在性蕾期,鼓励家长参与照护过程,鼓励儿童对性别认同;在潜伏期,注意保护儿童的隐私,同时引导儿童将精力投入学习和运动;在生殖期,提供必要的性知识教育,女孩来月经要进行经期卫生指导等。根据不同年龄阶段的心理发展特点提供有效的护理措施,促进儿童的健康发展。

(二)埃里克森的心理社会发展理论

1.理论产生背景

埃里克森(Erikson)是美籍丹麦裔心理学家,他的理论建立在弗洛伊德的精神心理理论基础上,强调文化及社会环境对人发展的影响,他认为生命的历程就是不断达到心理社会平衡的过程。埃里克森用生物学中的"关键时期"和"后生性"这两个概念来描述儿童个性发展关键时期中的核心冲突。每一阶段核心冲突的顺利解决都建立在解决前一阶段核心冲突的基础上。

2.理论的主要观点

埃里克森将人的一生分为八个心理社会发展阶段,每个阶段都有一些特定的发展问题,这些问题的解决影响着儿童健康人格的形成和发展。他将儿童时期心理社会发育分为五个阶段。

(1)婴儿期(0~1岁)。"信任与不信任"是该期心理社会发展的关键问题。健康人格的首要特征是建立一种基础信任感,信任感的形成标志儿童完成了婴儿期最重要的任务,也是儿童在此期最满意的体验。与弗洛伊德的"口唇期"相对应,这段时期是婴儿对各种感官刺激的感受期。婴儿不仅用口,还用视觉、抓取等方式接触外界事物。信任感的建立必须与具体的人和事物相联系,因此该期照护者持续的关爱至关重要,这有助于儿童信任感的发展。反之,当婴儿缺乏信任体验或基本需求没有得到满足时,就会产生不信任感,婴儿会把对外界的恐惧和怀疑情绪带入以后的发展阶段。因此,这一阶段,婴儿对环境和未来产生信心是最理想的发展结果。

(2)幼儿期(1~3岁)。"自主与羞怯或怀疑"是该期心理社会发展的关键问题。随着小儿对自己的身体、行为、环境的控制能力加强,他们希望实践新获得动作技能,如走、爬、跳,并用自己的脑力进行选择,做出决定,逐渐建立自主感。此期与弗洛伊德的"肛门期"相对应,自主感的建立以肛门括约肌自主控制能力的形成为标志。此期儿童开始独立探索,通过模仿他人的动作和行为进行学习。当这种自主行为受到他人嘲笑、羞辱或当他们在本来有能力自理的领域被强迫依赖他人时,消极的怀疑和羞怯感就会形成。此期因尚未形成社会规范的概念,儿童的任性行为达到高峰,喜欢说"不"来满足独立自主的需要。因此,该阶段理想的发展结果是自我控制。

(3)学龄前期(3~6岁)。"主动与罪恶感"是该期心理社会发展的关键问题。随着身体活动能力和语言的发展,此期儿童有强烈的想象力和好奇心,开始主动探索周围的世界,因而产生一种自我意识。该期与弗洛伊德的"性蕾期"相对应,主要特征是活跃的入侵性行为。该期儿童不再只听从他人的指示,他们乐于自己创造游戏活动,有时会违背父母和他人的意愿行事,同时又因其行为或想象被指责而容易产生罪恶感。此期给予儿童积极鼓励和正确引导有助于自主性的发展。因此,该期积极的结果是建立儿童的方向感和目标感。

(4)学龄期(6～12岁)。"勤奋与自卑"是该期心理社会发展的关键问题。此期是儿童成长过程中的决定性阶段,儿童学习大量的文化知识和技能,并在完成任务中获得乐趣,该期相当于弗洛伊德的潜伏期。该期是儿童社会关系形成的决定性阶段,儿童在该期学会和他人竞争、合作,在实践中出色完成任务并受到鼓励时,可获得自我价值感和勤奋感。但如果对他们的期望过高,或当他们认为自己未能达到他人为自己设立的标准时,就会产生一种自卑感。此期顺利发展的结果是学会与他人竞争,求得创造与自我发展。

(5)青春期(12～18岁)。"自我认同与角色混淆"是该期心理社会发展的关键问题。此期青少年关注自我,开始建立自我认同。该期与弗洛伊德的生殖期相对应。此期由于体格生长发育迅速,青少年开始关注自己在他人眼中的形象,他们将自我观念和价值标准与社会观念整合,并开始职业规划。随着自我认同的建立,他们不再依赖父母和同伴的看法,真正开始独立。如果不能很好解决核心冲突,则会产生角色混淆。该期的理想结果是奉献和忠诚他人,并实现自身价值和理想。

3.理论的应用

心理发展理论有助于护理人员认识儿童发展过程中所面临的问题或矛盾,认识到疾病常常引起这些矛盾的激化并影响儿童心理的正常发展。借助此理论,护理人员可以准确认识影响儿童健康的问题,采取有效的护理措施。在婴儿期,鼓励父母多陪伴婴儿,对住院的婴儿,护理人员应经常抱抱;在幼儿期,指导父母鼓励幼儿自己动手吃饭、穿衣、刷牙等,促进其自主感的发展;在学龄前期,鼓励儿童表达自己的感受,尊重儿童做出的决定;在学龄期和青春期,指导其积极应对学习的压力,树立正确的价值观和人生观。

(三)皮亚杰的认知发展理论

1.理论产生背景

皮亚杰(Piaget)是瑞士心理学家,他通过对儿童行为的长期观察提出了儿童认知发展理论。该理论认为,儿童的智力源于他们的动作和行为,儿童对经常变化的外部环境不断做出新反应,促进了智力的发展。

2.理论的主要观点

皮亚杰认为逻辑思维能力的发展有四个主要阶段,每个阶段的出现都有一定的顺序性和连续性,必须建立在前一阶段认知发育的基础上。智力的发展过程是逐渐成熟的、程序化的,分为以下四个阶段。

(1)感觉运动阶段。感觉运动阶段指0～2岁,该阶段受感官活动指导,形成简单的学习过程,这一过程分为六个亚阶段,儿童从反射性活动逐渐形成简单的、重复的行为。本阶段的主要特征是形成自主协调运动,能够在将自己同环境区分开时,形成自我观念的雏形。在感觉运动的后阶段,儿童开始运用语言和象征性思维。

(2)前运算阶段。前运算阶段指2～7岁,该阶段儿童能用语言、符号、象征性游戏等来表达外部事物,主要的认知发育特征是以自我为中心,此期的儿童只能够站在自身的角度看待事物,其行为往往没有明确的理由。该阶段儿童的思维是具体的、有形的,儿童会根据事物与自己的联系或用途来解释事物。

(3)具体运算阶段。具体运算阶段指7～11岁,在该阶段,儿童的思维逐步变得有逻辑性,能够对事物进行分类、整理、排序和组织,但尚不能进行抽象思维。此期儿童不再以自我为中心,而是能够考虑他人的利益,即开始有社会化的概念。

(4)形式运算阶段。形式运算阶段指11～15岁,该阶段以适应性和灵活性为特征,青少年可进行抽象思维,运用抽象符号,并能通过系列观察得出逻辑性的结论。尽管他们有时会将理想和现实混淆,但仍然能够处理和解决一些现实的矛盾。

3.理论的应用

皮亚杰理论过于强调人类发展的生物学因素,忽视了导致个体差异和认知发育差异的因素,但该理论为了解儿童的思维提供了框架。认知发展理论可帮助护理人员了解不同发展阶段儿童的思维和行为方式,采取合适的语言和方式与其沟通,设计合适的活动及有激发性的健康教育方案。例如,根据儿童的认知发展特点提供相应的玩具、故事书、绘本,并提供适合的读物解释治疗和健康照护过程等。

(四)科尔伯格的道德发育理论

1.理论产生背景

科尔伯格(Kohlberg)是美国儿童发展心理学家,他继承了皮亚杰的理论,提出了道德发展阶段理论。科尔伯格借助道德两难的问题情景来探讨儿童对道德判断的内在认知心理历程。

2.理论的主要观点

科尔伯格认为,儿童的道德判断随其认知发展的程度而改变,根据儿童至青少年的道德发展,按道德推理思维的不同,其分为三个时期六个阶段。

(1)前习俗阶段(1～6岁)。该阶段儿童已了解有关是非善恶的社会准则和道德要求,但他们是从行动的结果及与自身的利害关系来判断是非的。该阶段又分为两个时期。①惩罚与服从导向期:儿童认为凡是权威就是好的,遭到权威批评的就是坏的。他们道德判断的理由为是否受到惩罚或服从权力,而不考虑惩罚或权威背后的道德准则。②工具性的相对主义导向期:儿童首先考虑的是准则是否符合自己的需要,有时也包括别人的需要。人际关系常被看成是交易的关系,对自己有利的就好,不利的就不好。好坏以自己的利益为准。

(2)习俗阶段(6～12岁)。在习俗阶段儿童有了满足社会的愿望,比较关心别人的需要。该阶段包括两个时期。①好孩子导向期:儿童认为一个人的行为正确与否,主要看他是否为别人所喜爱,是否对别人有帮助或受别人称赞。②法律和规则导向期:遵守规则,完成任务,尊重权威,维持社会规则才是正确的行为。

(3)后习俗阶段(12～19岁)。在后习俗阶段,儿童开始对道德价值和道德原则做出自己的解释,而不受权威和规则制定者的控制。该阶段分为两个时期。①社会契约导向期:在该阶段,个人看待法律较为灵活,认识到法律、社会习俗仅是一种社会契约,是可以改变的,而不是固定不变的。②普遍的道德原则导向期:该阶段个人在判断道德行为时,不仅考虑适合法律的道德准则,同时也考虑未成文的、有普遍意义的道德准则。道德判断已超越了某些规章制度,儿童更多地考虑道德的本质,而非具体的准则。

3.理论的应用

科尔伯格从发展心理学的角度来论述道德发展,强调道德发展是认知发展的一部分,道德判断同逻辑思维能力有关,且社会环境对道德发展有着巨大的刺激作用。因此,在对儿童进行道德教育时,应根据儿童的认知和道德发展阶段,循循善诱地促进其发展;学校、家庭和社会要创造良好的条件,通过开展各种道德教育活动,促进儿童道德判断能力的发展。

三、社区妇女儿童的健康管理

根据原卫生部颁布的《国家基本公共卫生服务规范(2011年版)》,妇女和儿童保健是公共卫生服务的重要内容之一,对孕产期妇女和儿童提供系统的保健管理,有利于降低孕产妇死亡率和婴儿死亡率,改善妇女和儿童的健康状况。

(一)新生儿健康管理

1.新生儿家庭访视

社区护士在新生儿出院后,根据"出生报告制"合理安排时间,及时进行家庭访视,并建立新生儿健康管理卡和预防接种卡。社区护士对新生儿进行三次家庭访视,在新生儿出院后3天内进行初次访视,第二次访视在新生儿出生后2周,第三次访视在出生后第4周。每次访视要详细填写访视记录,评估新生儿的健康状况,并对家长进行健康指导。

(1)新生儿健康状况评估。了解围生期情况、新生儿出生情况、预防接种情况,在开展新生儿疾病筛查的地区了解新生儿疾病筛查情况等。观察家居环境,重点询问喂养、睡眠、大小便情况。观察精神、面色、呼吸、皮肤、五官、黄疸、脐部情况、外生殖器、臀部等。进行体格检查,为新生儿测量体温、身长、体重等。

(2)建立《0～6岁儿童保健手册》。

(3)新生儿保健指导。根据新生儿的具体情况,有针对性地对家长进行母乳喂养、沐浴、脐部护理、预防接种和常见疾病预防的指导。如新生儿未接种卡介苗和第一针乙肝疫苗,应提醒家长尽快补种。如未接受新生儿疾病筛查,告知家长到具备筛查条件的医疗保健机构补筛。

(4)异常新生儿的管理。对低出生体重、早产、双多胎或有出生缺陷的新生儿,根据实际情况增加访视次数。对体温超过38.5℃或物理降温4小时无效,体温低于35℃或不吃奶、呼吸频率过快(超过60次或出现呼吸暂停)、瞳孔发白、怀疑先天性白内障,眼睛分泌物过多,婴儿对声音无反应等要给予转诊。

2.新生儿满月健康管理

新生儿满28天后,指导家长利用接种第二针乙肝疫苗的时机,带新生儿在乡镇卫生院、社区卫生服务中心进行随访。重点询问和观察新生儿的喂养、睡眠、大小便、黄疸等情况,对其进行体重和身长测量、体格检查和发育评估。

(二)婴幼儿健康管理

婴幼儿的健康管理均应在乡镇卫生院、社区卫生服务中心进行,偏远地区可在村卫生室、社区卫生服务站进行,时间分别在3个月、6个月、8个月、1岁、1岁半、2岁、2岁半、3岁,共8次。有条件的地区,建议结合儿童预防接种时间增加随访次数。

1.婴幼儿健康状况评估

询问上次随访到本次随访之间的婴幼儿喂养、患病等情况,定期进行体格检查,测量身高、体重、胸围、头围等,以评估婴幼儿生长发育和心理行为发育状况。

2.婴幼儿生长发育监测

(1)生长发育评价指标有以下几项。

体重。体重是衡量儿童营养状况和生长发育的重要指标。儿童的体重可根据以下公式粗略计算:1～6 个月婴儿的体重(kg)=出生体重+月龄×0.7;7～12 个月婴儿的体重(kg)=6+月龄×0.25;2～12 岁儿童的体重(kg)=年龄×2+8。

身高(身长)。儿童出生时身长平均为 50 cm,出生后前半年平均每月增长 2.5 cm,后半年平均每月增长 1.25 cm,至 6 个月时身长平均 65 cm。1 岁时身高平均 75 cm,2 岁以后每年增长5～7 cm。婴儿期身长的增长以躯干为主,幼儿期开始以下肢为主。至青春期,进入生长发育的第二个高峰,体格迅速增长。2～12 岁儿童的身高可根据以下公式粗略计算:身高(cm)=年龄×7+70。

头围。头围的大小反映了大脑和颅骨的发育。出生时头围为 33～34 cm,前半年每月大约增加1.5 cm,后半年每月增加 0.5 cm。6 个月时平均头围 43 cm,1 岁时 46 cm,2 岁时达48 cm。

胸围。胸围反映了肺与胸廓的发育。出生时儿童的胸围为 32 cm,比头围小 1～2 cm,1 岁时胸围约等于头围,以后胸围超过头围。

头颅。头颅由 6 块扁骨组成,骨与骨之间形成囟门。前囟是一菱形间隙,出生时大小1.5～2 cm(对边中点的连线长度),1 岁半前闭合。后囟呈三角形间隙,在出生后 6～8 个月闭合。

牙齿。儿童在 4～10 个月开始出牙,1 岁尚未出牙视为异常,2～2.5 岁出齐,乳牙共20 颗。6 岁左右开始出第一颗恒牙,7～8 岁乳牙按萌出顺序开始脱落代以恒牙。

(2)生长发育的评价。

标准差法。其又称均值离差法,是我国评价儿童体格生长状况最常用的方法。标准差法以体格生长指标(按年龄)的均值为基准值,以标准差为离散度,划分评价等级。一般认为均值2 个标准差(包含 95 %的总体)范围内的被检儿童为正常儿。

百分位法。世界各国常用的评估儿童体格生长的方法。百分位数法是以体格生长指标(按年龄)的中位数(即第 50 百分位 P50)为基准值,一般认为第 3～97 百分位(包含 95 %的总体)范围内的被检儿童为正常儿。

曲线图法。也称生长发育图法。根据儿童体格生长指标(按年龄)参考值的均值±2 个标准差(或第3及第 97 百分位的数值),绘制两条标准生长曲线。将被检儿童的体格测量数值按年龄标识,并连成一条曲线,与标准生长曲线进行比较,以评价个体儿童的生长发育状况及群体儿童的生长趋势。

指数法。其指对两项指标的相互比较,综合评价儿童的体格生长、营养状况和体型。儿童常用的指数是 Kaup 指数。Kaup 指数表示单位面积的体重数,<12 为营养不良,12～13.4 为偏瘦,13.5～18 为正常,19～20 为营养优良,>20 为肥胖。计算公式如下。

$$Kaup\ 指数 = \frac{体重(kg)}{[身长(cm)]^2} \times 10^4$$

3.婴幼儿保健指导

对家长进行母乳喂养、辅食添加、心理行为发育、意外伤害预防、口腔保健、常见疾病防治等健康指导。

4.进行贫血及听力筛查

在婴幼儿 6~8 个月、18 个月、30 个月时分别进行血常规检测。在 6 个月、1 岁、2 岁、3 岁时使用听性行为观察法进行听力筛查。

5.定期预防接种

在每次进行预防接种前均要检查有无禁忌证,若无,体检结束后接受疫苗接种。我国免疫规划疫苗包括乙肝疫苗、卡介苗、脊髓灰质炎疫苗、百白破疫苗、麻疹疫苗和白破疫苗等,2008年原卫生部发布了扩大免疫规划,在以上规划疫苗的基础上,将甲肝疫苗、流脑疫苗、乙脑疫苗及麻腮风疫苗也纳入国家免疫规划,要求对适龄儿童进行常规接种。

(三)学龄前儿童健康管理

社区卫生机构为 4~6 岁儿童每年提供一次健康管理服务。散居儿童的健康管理服务应在乡镇卫生院、社区卫生服务中心进行,集体儿童可在托幼机构进行。

1.学龄前儿童健康状况评估

询问上次随访到本次随访之间的膳食、患病等情况,进行体格检查,测量身高、体重等,进行血常规检测和视力筛查,评估儿童生长发育和心理行为发育状况。

2.学龄前儿童保健指导

对家长进行合理膳食、心理行为发育、意外伤害预防、口腔保健、常见疾病防治等健康指导。

3.健康问题处理

对健康管理中发现的有营养不良、贫血、单纯性肥胖等情况的儿童应当分析原因,给出指导或转诊的建议。对口腔发育异常(唇腭裂、高腭弓、诞生牙)、龋齿、视力异常或听力异常儿童应及时转诊。

(四)学龄期儿童及青少年健康管理

社区卫生机构为学龄期儿童及青少年每年提供一次健康管理服务,包括健康状况的评估、保健指导及健康问题处理。

1.儿童及青少年健康状况评估

询问上次随访到本次随访之间的营养、患病等情况,进行体格检查,测量身高、体重等,进行血常规检测、口腔检查及视力筛查,评估儿童及青少年生长发育和心理行为发育状况。

2.儿童及青少年保健指导

对儿童及青少年进行合理膳食、心理行为发育、口腔保健、常见疾病防治、性知识教育等健康指导。

3.健康问题处理

对健康管理中发现的有骨骼畸形、贫血、单纯性肥胖、性发育异常、学习困难等情况的儿童及青少年应当分析原因,给出指导或转诊的建议。

(五)孕前健康管理

社区卫生服务机构或医疗保健机构应为准备怀孕的夫妇提供健康教育与咨询、健康状况评估及健康指导等主要保健服务。

1.健康教育与咨询

通过询问、讲座及健康资料的发放等,向计划怀孕的夫妇讲解孕前保健的重要性,介绍孕前的保健服务内容及流程,提供健康教育服务。

2.健康状况检查

通过询问既往疾病史、孕育史、家族史、营养、职业、生活方式、运动情况及社会心理等了解准备怀孕夫妇的一般情况;在知情选择的基础上进行孕前医学检查,主要包括体格检查,实验室检查如血尿常规、肝功能、阴道分泌物检查等,以及辅助检查如心电图、B超等,必要时进行激素和精液检查。与此同时,对可能影响生育的疾病进行专项检查:严重的遗传性疾病,如地中海贫血;可能引起胎儿感染的传染病及性传播疾病,如乙型肝炎、结核病、弓形体、风疹病毒、巨细胞病毒、单纯疱疹病毒、梅毒螺旋体及艾滋病病毒等;精神疾病;其他影响妊娠的疾病,如高血压病和心脏病、糖尿病及甲状腺疾病等。

3.健康指导

遵循普遍性指导和个性化指导相结合的原则,对计划怀孕的夫妇进行怀孕前、孕早期及预防出生缺陷的指导。

(六)孕期健康管理

目前,我国已建立了对孕产妇进行系统保健管理的三级网络,实行孕产期系统保健的三级管理。在城市开展了医院三级分工和妇幼保健机构三级分工,实行孕产妇划片分级分工,并健全转诊制度。在农村开展了由县医院和县妇幼保健站、乡卫生院、村妇幼保健人员组成的三级分工。通过三级分工,一级机构为孕产妇提供定期检查,一旦发现异常,及早将高危孕妇转诊至上级医院进行监护处理。

1.孕早期健康管理

在怀孕 12 周前,到孕妇居住地的乡镇卫生院、社区卫生服务中心为孕妇建立孕产妇保健手册,并进行第 1 次产前检查。

(1)孕妇健康状况评估:询问既往史、家族史和个人史等,观察体态、精神状况和面色等,并进行一般体检、妇科检查和血常规、尿常规、血型、肝功能、肾功能和乙型肝炎等检查,有条件的地区建议进行血糖、阴道分泌物、梅毒血清学试验、HIV 抗体检测等实验室检查。

(2)开展孕早期保健指导:孕早期在对个人卫生、心理和营养保健指导时,要特别强调避免致畸因素和疾病对胚胎的不良影响,同时进行产前筛查和产前诊断的宣传。

(3)高危孕妇筛查:对孕妇进行高危因素筛查,对具有妊娠危险因素和可能有妊娠禁忌证或严重并发症的孕妇,及时转诊到上级医疗卫生机构,并在 2 周内随访转诊结果。

2.孕中期健康管理

在怀孕 16～20 周、21～24 周各进行 1 次产前检查,对孕妇的健康状况和胎儿的生长发育情况进行评估和指导。

(1)孕妇健康状况评估:通过询问、观察、一般体格检查、产科检查、实验室检查等,对孕妇健康和胎儿的生长发育状况进行评估,识别需要做产前诊断和需要转诊的高危孕妇。

(2)开展孕中期保健:除进行孕期心理、运动及营养指导外,还应进行预防出生缺陷的产前筛查和产前诊断的宣传。

(3)高危孕妇筛查:对孕妇进行高危因素筛查,发现有异常的孕妇,要及时转至上级医疗卫生机构;出现危急征象的孕妇,要立即转上级医疗卫生机构。

3.孕晚期健康管理

在怀孕 28~36 周、37~40 周各进行 1 次随访,指导孕妇去有助产资质的医疗卫生机构各进行 1 次产前检查。

(1)孕妇健康状况评估:通过询问、观察、一般体格检查、产科检查、实验室检查等,对孕妇健康和胎儿的生长发育状况进行评估。

(2)开展孕晚期保健指导:对孕产妇进行自我监护、促进自然分娩、母乳喂养等方法,以及孕期并发症和合并症防治等的指导。

(3)高危孕妇筛查:对随访中发现的高危孕妇应根据就诊医疗卫生机构的建议,督促其酌情增加随访次数;随访中若发现有意外情况,建议其及时转诊。

(七)产后健康管理

1.产后家庭访视

乡镇卫生院、村卫生室和社区卫生服务中心(站)在收到分娩医院转来的产妇分娩信息后,应合理安排时间,分别在出院后3~7 天、产后 14 天和 28 天进行三次家庭访视,有异常情况适当增加访视次数。通过家庭访视,进行产褥期健康管理,加强母乳喂养和新生儿护理指导。

(1)产妇健康状况评估:通过观察、询问和检查,了解产妇一般情况,测量体温和血压,检查乳房、子宫、恶露、会阴及腹部伤口恢复等情况。

(2)进行产褥期保健指导:对产妇进行个人卫生、心理、营养、运动、康复及新生儿照护等指导。

(3)异常情况的处理:对母乳喂养困难、产后便秘、痔疮、会阴或腹部伤口等问题进行处理,发现有产褥感染、产后出血、子宫复旧不佳、妊娠合并症未恢复者,以及产后抑郁等问题的产妇,应及时转至上级医疗卫生机构做进一步检查、诊断和治疗。

2.产后 42 天健康检查

在产后 42~56 天,乡镇卫生院、社区卫生服务中心为正常产妇做产后健康检查,异常产妇到原分娩医疗卫生机构检查。

(1)产妇健康状况评估:询问、一般体检和妇科检查,必要时进行辅助检查对产妇恢复情况进行评估。

(2)进行产后保健指导:对产妇应进行性保健、避孕、预防生殖道感染、纯母乳喂养6 个月、婴幼儿营养等方面的指导。

(八)围绝经期健康管理

社区卫生服务机构应为本社区的围绝经期妇女建立健康档案,定期进行妇科疾病的普查,并针对围绝经期的生理和心理改变提供保健指导。

1.完善健康档案

建立围绝经期妇女健康档案,根据围绝经期妇女健康危险因素设计定期体检表,为妇女提供定期体检,以及早发现妇女的健康问题,提出有针对性的防治措施。

2.加强妇科疾病的普查

定期为围绝经期妇女提供妇科疾病的普查,每年一次宫颈细胞学检查、B超检查、血常规和尿常规检查等。

3.围绝经期保健指导

通过开展专题讲座、宣传海报、发放宣传手册等方式,为围绝经期妇女提供关于日常保健、运动、自我监测、心理调适等方面的保健指导。

(九)社区妇幼保健的评价指标

近年来,随着医学与科学技术的发展,社区妇幼保健在理论、技术和方法上取得了很大的进步,妇幼保健工作也取得了巨大成绩。但我国母婴安全工作发展不平衡,各地区的孕产妇死亡率、婴儿死亡率等有很大差异,社区妇幼保健工作在城乡、地区间差距悬殊。因此,需要定期对社区妇幼保健工作进行质量和效果评价,对于明确存在的问题,确定工作重点和采取适宜的应对策略,不断提高妇幼保健质量。

1.社区妇幼保健工作统计指标

该指标用于衡量保健工作数量和质量,包括孕产期保健指标、儿童保健指标和妇科疾病普查普治指标等。

(1)孕产期保健指标。

$$早孕建册率=\frac{辖区内孕12周之前建册的人数}{该地段时间内活产数}\times100\%$$

$$孕妇健康管理率=\frac{辖区内孕期接受5次及以上产前随访服务的人数}{该地段时间内活产数}\times100\%$$

$$孕妇产前检查覆盖率=\frac{期内接受1次及以上产前检查的产妇数}{期内孕妇总数}\times100\%$$

$$产后访视率=\frac{辖区内产后28天内接受产后访视的产妇数}{该地段时间内活产数}\times100\%$$

(2)儿童保健指标。

$$新生儿访视率=\frac{年度辖区内接受1次及以上访视的新生儿人数}{年度辖区内活产数}\times100\%$$

$$儿童健康管理率=\frac{年度辖区内接受1次及以上随访的0～6岁儿童数}{年度辖区内应管理的0～6岁儿童数}\times100\%$$

$$儿童健康体检率=\frac{年度辖区内接受健康体检的儿童数}{年度辖区内应该接受体检的儿童数}\times100\%$$

(3)妇科疾病普查普治指标。

$$普查率 = \frac{期内实查人数}{期内应查人数} \times 100\%$$

$$患病率 = \frac{期内患妇科疾患者数}{期内受检查妇女人数} \times 10万/10万$$

2.社区妇幼保健质量指标

产后出血、产后感染及重度妊娠高血压综合征是威胁产妇生命的三大主要并发症,儿童营养不良是影响儿童正常生长发育的重要并发症。加强这些并发症的防治,是社区妇幼保健的主要任务之一,也是衡量保健质量的重要指标。

女性围绝经期的早期表现比较明显,可通过以下指标判断是否进入围绝经期。

(1)高危孕妇发生率。

$$高危孕妇发生率 = \frac{期内高危孕妇数}{期内孕(产)妇总人数} \times 100\%$$

(2)妊娠高血压综合征发生率。

$$妊娠高血压综合征发生率 = \frac{期内患者数}{同期产妇总人数} \times 100\%$$

(3)产后出血率。

$$产后出血率 = \frac{期内产后出血人数}{同期产妇总人数} \times 100\%$$

(4)产褥感染率。

$$产褥感染率 = \frac{期内产褥感染人数}{期内产妇总人数} \times 100\%$$

(5)死产率。

$$死产率 = \frac{某地某时期孕28周以上死产数}{该地同期孕28周以上死产数 + 活产数} \times 100\%$$

(6)5岁以下儿童中、重度营养不良患病率。

$$5岁以下儿童中、重度营养不良患病率 = \frac{某时期中、重度低体重儿童数}{同期5岁以下儿童数} \times 100\%$$

3.社区妇幼保健效果指标

孕产妇死亡率和围生儿死亡率是衡量妇幼保健工作效果的两个主要指标。为了促进母婴安全,降低这两个死亡率不仅是妇幼工作的主要指标,也是衡量各国卫生系统绩效的主要指标之一。

(1)围生儿死亡率。围生儿死亡是指妊娠满 28 周至出生后 7 天内死亡的胎儿及新生儿。围生儿死亡率计算公式如下。

$$围生儿死亡率 = \frac{孕 28 足周以上死胎、死产数 + 生后 7 日内新生儿死亡数}{孕 28 足周以上死胎、死产数 + 生后 7 日内新生儿死亡数 + 活产数} \times 1\,000\,‰$$

(2)孕产妇死亡率。根据世界卫生组织的定义,孕产妇死亡是指妊娠开始至产后 42 天内,因各种原因引起的死亡,意外死亡如车祸、自杀除外。计算公式如下。

$$孕产妇死亡率 = \frac{年内孕产妇死亡数}{年内孕产妇总数} \times 10\,万/10\,万$$

(3)新生儿死亡率。

$$新生儿死亡率 = \frac{期内生后 28 日内新生儿死亡数}{同期活产数} \times 1\,000\,‰$$

(4)婴儿死亡率。

$$婴儿死亡率 = \frac{某时期内婴儿死亡人数}{同期活产数} \times 1\,000\,‰$$

(5)5 岁以下儿童死亡率。

$$5\,岁以下儿童死亡率 = \frac{某时期 5 岁以下儿童死亡数}{同期活产数} \times 1\,000\,‰$$

(6)妇女某病死亡率。

$$妇女某病死亡率 = \frac{期内某病死亡人数}{同期平均妇女人数} \times 10\,万/10\,万$$

参考文献

[1]张红梅.现代基础护理学[M].2版.长春:吉林科学技术出版社,2019.

[2]柏晶妹.实用临床护理学[M].昆明:云南科技出版社,2014.

[3]林杰.新编实用临床护理学[M].青岛:中国海洋大学出版社,2019.

[4]王美,宋宁,叶美欣,等.新编实用临床护理学[M].长春:吉林科学技术出版社,2017.

[5]时元梅,巩晓雪,孔晓梅.基础护理学[M].汕头:汕头大学出版社,2019.

[6]马媛媛.现代护理学精粹[M].武汉:湖北科学技术出版社,2018.

[7]李玫.精编护理学基础与临床[M].长春:吉林科学技术出版社,2019.

[8]王小萍.精编护理学基础与临床[M].长春:吉林科学技术出版社,2019.

[9]马世香.临床护理学实践[M].天津:天津科学技术出版社,2018.

[10]靳蓉晖,石丽,张艳.实用护理学[M].长春:吉林科学技术出版社,2019.

[11]林丽,王晓琴,李艳.新编临床护理学[M].长春:吉林科学技术出版社,2017.

[12]谭燕青.实用临床内科护理学[M].2版.长春:吉林科学技术出版社,2019.

[13]张连辉,邓翠珍.基础护理学[M].4版.北京:人民卫生出版社,2019.

[14]谷业云.现代临床护理学[M].上海:上海交通大学出版社,2018.

[15]段美丽.实用护理学[M].上海:上海交通大学出版社,2018.

[16]韩清霞,杜永秀,桑俞.临床护理学精要[M].天津:天津科学技术出版社,2018.

[17]张云.实用临床护理学[M].哈尔滨:黑龙江科学技术出版社,2019.

[18]徐翠霞.实用临床护理学[M].天津:天津科学技术出版社,2019.

[19]周香凤,叶茂,黄珊珊.护理学导论[M].北京:中国协和医科大学出版社,2019.

[20]张佩玲,胡丽萍,杨文娟.护理学[M].延吉:延边大学出版社,2017.

[21]刘丽,鹿翠云,杨秀梅.新编临床护理学[M].北京:中国纺织出版社,2018.

[22]梁娟.临床实用护理学[M].天津:天津科学技术出版社,2019.

[23]关忠.现代临床护理学精粹[M].上海:上海交通大学出版社,2018.

[24]高敏,于振香,汪艳,等.临床疾病护理学[M].长春:吉林科学技术出版社,2017.

[25]张荣芝,卫鹏,周颖春,等.实用临床护理学精要[M].哈尔滨:黑龙江科学技术出版社,2018.

[26]王淑君.现代临床护理学[M].哈尔滨:黑龙江科学技术出版社,2019.

[27]赵蕾.临床护理学[M].长春:吉林科学技术出版社,2017.

[28]刘义全,张艳.内科护理学[M].北京:中国医药科技出版社,2019.